장내 미생물이 건강을 좌우한다

대장체크!

스티븐 R. 건드리 지음 | 신동숙 옮김

상상스퀘어

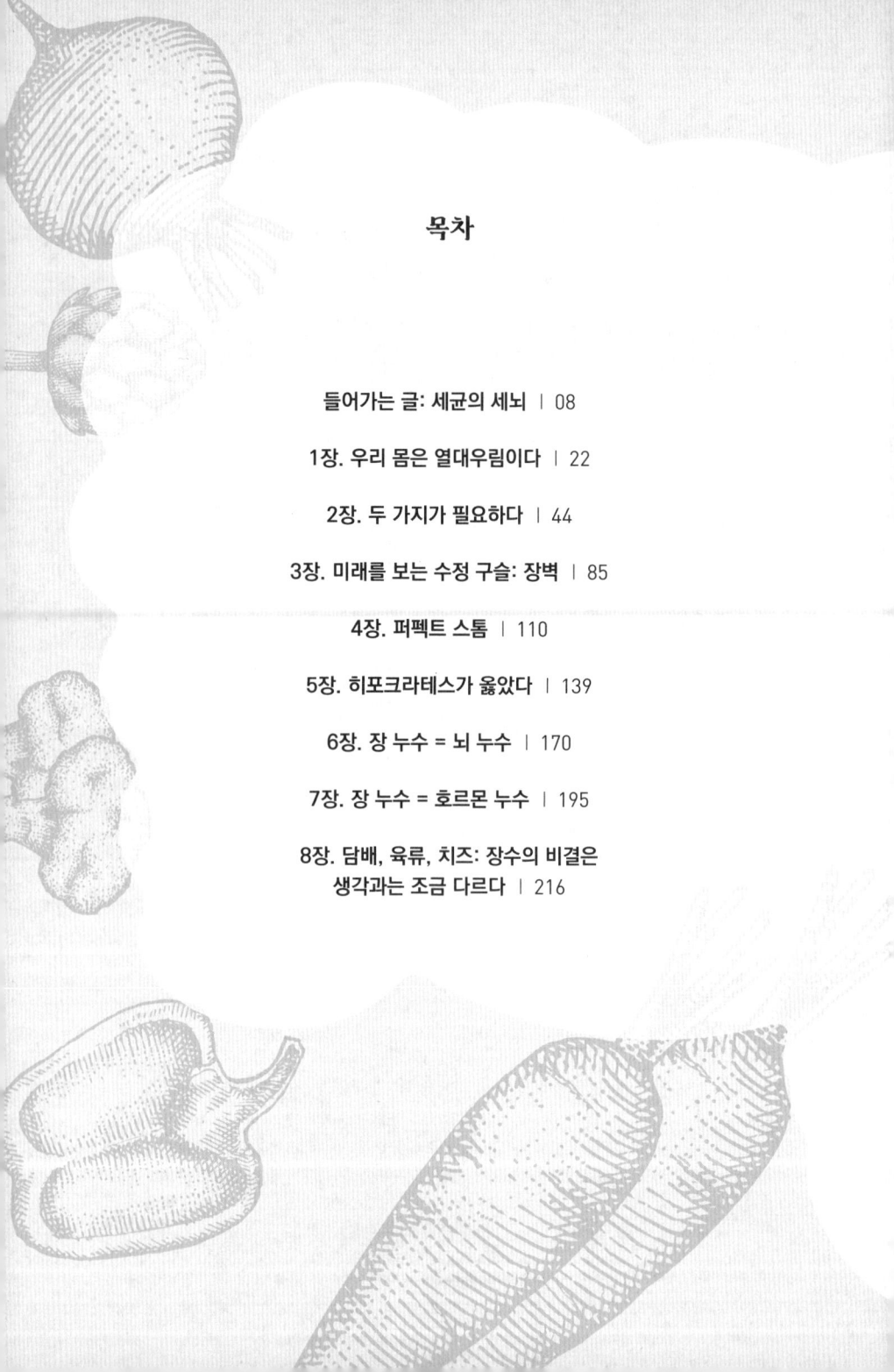

목차

들어가는 글: 세균의 세뇌 | 08

1장. 우리 몸은 열대우림이다 | 22

2장. 두 가지가 필요하다 | 44

3장. 미래를 보는 수정 구슬: 장벽 | 85

4장. 퍼펙트 스톰 | 110

5장. 히포크라테스가 옳았다 | 139

6장. 장 누수 = 뇌 누수 | 170

7장. 장 누수 = 호르몬 누수 | 195

8장. 담배, 육류, 치즈: 장수의 비결은
생각과는 조금 다르다 | 216

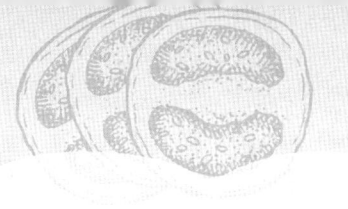

9장. 모든 것에는 제철이 있다 | 246

10장. 대장 체크! 식사 주기 | 260

11장. 플랜트 패러독스 2.0 | 276

12장. 대장 체크! 식사 계획 | 297

레시피 | 339

감사의 글 | 380

주요 용어 | 384

참고 문헌 | 417

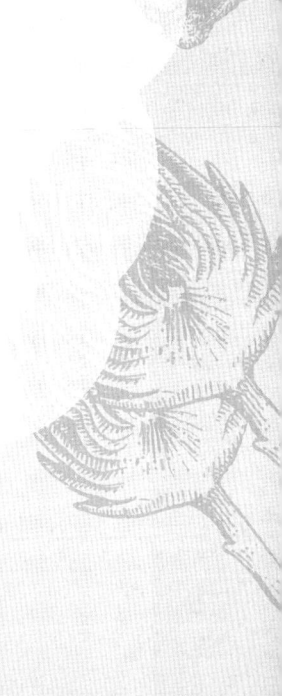

들어가는 글: 세균의 세뇌

인간에게 자유의지가 있다는 믿음은 환상이다. 그러나 운명을 통제하는 광대하고 신비한 우주가 저 바깥이 아니라 우리 몸 안에 있으며, 그 자세한 내막을 우리가 곧 파악하게 될 것이라고 말한다면 받아들일 수 있겠는가? 지금 바로 수긍하기는 힘들지 몰라도, 이 책을 다 읽었을 때쯤에는 이 말이 사실임을 다들 확신할 수 있었으면 한다. 그러면 몸속의 우주가 우리를 안내하고 지원하도록 설계됐다는 사실을 이해할 수 있다. 우리가 모르는 사이에 훼손한 이 우주를 회복할 능력을 얻어, 현재 겪고 있는 모든 증상과 불편함을 치유할 수 있을 것이다.

영화 〈맨 인 블랙Men in Black〉을 본 적이 있는가? 영화의 한 장면에서 퍼그 강아지 모습을 한 프랭크Frank라는 어느 외계인은 주인공들이 찾고 있는 은하계가 지구에 있다면서 이렇게 말한다. "은하계는 오리온의 띠Orion's belt에 있어!" 두 주인공은 이 말을 듣고 어리둥절한 표정을 짓는다. 그도 그럴 것이, 그들은 오리온의 띠가 널리 알려진 별자리인 오리온자리를 뜻하는 것으로 추측했는데, 오리온자리는 지구에 없고 오리온자리의 별은 고작 세 개에 불과하기 때문이었다. 은하계에는 별이 약 1억 개가 있다고 추산되는데, 어떻게 자그마한 별 세 개에 은하계 전체가 들어 있을 수 있겠는가?

프랭크는 계속해서 이렇게 말한다. "답답한 인간들 같으니! 크기는 중요하지 않다는 걸 언제쯤 깨달을까? 엄청나게 중요하다고 해서 꼭 크지만은 않아. 대단히 중요한 것도 크기가 아주아주 작을 수 있다고!"

영화 중후반에 이르면, 내가 그랬던 것처럼 주인공들도 은하계 전체가 예상치 못한 곳에 있을지 모른다는 사실을 깨닫게 된다. 그것이 바로 외계인 프랭크가 전하려던 사실이었다. 생명체가 가득한 별, 태양계, 행성으로 구성된 헤아릴 수 없이 거대한 은하계는 오리온Orion이라는 고양이의 목걸이에 매달려 있었다. 프랭크가 '오리온의 띠'라고 말했던 것은 바로 이 목걸이였다.

영화 속 주인공들은 우리 모두와 똑같은 실수를 저질렀다. 다만 그들이 저 먼 우주를 올려다보며 은하계를 찾으려 했다면, 우리는 그동안 엉뚱한 곳에서 건강과 장수의 비결을 찾으려 해왔다는 점이 다르다. 우리는 가장 중요한 건 당연히 크기가 클 것이며 그래서 우리 밖에 있으리라 추정하고, 바깥에 있는 것들을 탐색하는 데 주력해왔다. 하지만 건강과 행복에 가장 큰 영향을 가장 광범위하게 미치는 요인은 실제로는 가장 작은 것들이다. 그것을 찾으려면 우리 안을 들여다보아야 한다.

실제로 인간의 소화계에는 종류가 최소 1만 종 이상이며 개체 수가 수조 마리 이상인 세균, 그 수가 아직 정확히 밝혀지지 않은 수많은 바이러스, 곰팡이, 기타 미생물들로 이루어진 대집단이 서식하고 있다. 바로 장내 생물군계gut biome다. 그뿐 아니라 우리 몸에는 세균 700여 종으로 이루어진 구강 생물군계와 세균 1천 종으로 이루어진 피부 생물군계도 있다. 앞에서 언급했듯, 이 모든 미생물이 모여 인간의 홀로바이옴holobiome(전체 생물군계)을 이룬다. 이 미생물들에 포함된 유전자는 300만 개 이상인데, 이와 비교해 인간 유전체genome에 포함된 유전자는 2만 3천 개에 불과하다.

인간의 미생물 군집의 규모가 얼마나 거대한지 잠시 한번 따져보자. 현재 지구에 사는 사람 수는 80억 명이 조금 넘는다. 그렇다면 한 사람의 장에 서식하는 세균 수는 지구의 인구보다 1만 2500배나 많다는 뜻이 된다. 사람보다 식물과 비교하는 것이 더 잘 와닿는다면, 이렇게 한번 생각해보자. 최근 조사된 바에 따르면 지구에 있는 나무의 총수는 약 3조 그루다.[01] 사람이 매년 수십억 그루의 나무를 베어내고 있는데도, 이 세상에 있는 나무 수는 그동안 전문가들이 예측했던 것보다 7배 이상이나 많다는 사실이 확인된 것이다. 그런데 한 사람의 장에 서식하는 세균 수는 전 세계 모든 나무 수보다 97조나 더 많다.

내가 의과대학에 다니던 먼 옛날에는 인간의 장이 기본적으로 속이 텅 빈 관이라고 배웠다. 음식물이 장에 들어가면 소화작용이 일어나 단백질, 포도당, 지방이 흡수되고, 남은 찌꺼기는 대변으로 나오는 것이 전부라고 믿은 것이었다. 하지만 지금은 인간의 장이 빽빽한 열대우림과 비슷하며 그 안에는 다양한 생태계, 생물 군락, 여러 신호 체계, 단세포생물의 소통에 쓰이는 언어가 존재한다는 사실이 알려져 있다.

상당히 놀랍게도 장내 미생물은 그런 언어를 이용해서 생각하고 느끼고 행동하는 법, 피부, 근육, 관절, 장기, 세포, 세포기관의 건강을 유지하는 법을 알려주며, 역으로 염증과 질병을 일으켜 우리 몸을 공격하기도 한다. 수십억 마리나 되는 이런 단세포생물들은 우리가 가늠하기 힘든 대단히 충격적인 방식으로 우리를 조종하고 통제한다.

6년 전에 《플랜트 패러독스》를 출간했는데, 당시 상당히 많은 것을 알게 됐다고 생각하며 책을 썼던 기억이 난다. 부족했을지 몰라도 지금껏 내가 올바른 길을 걸어왔다고 생각하며, 이렇게 말할 수 있어서 기쁘다. 그런데 전작이 출판된 이후부터 지금까지, 과학자들은 마이크로바이옴을 구성하는 미생물이 우리 몸의 모든 부위와 상호작용 하고 서로 소통한다는 사실을 밝혀냈으며, 무엇보다도 세포의 발전소인 미토콘드리아를 통제하기 위해 사용하는 다양한 언어에 대해 완전히 새로운 정보를 발견했다. 장내 미생물은 이런 다양한 언어로 소통하면서 건강과 장수의 모든 측면을 통제하는데, 이런 시스템을 해독해서 우리에게 이로운 방향으로 활용하는 법을 이 책에서 배우게 될 것이다.

먼저 이런 작은 미생물이 우리를 어떻게 통제할 수 있는지 보여주는, 말 그대로 작은 사례부터 살펴보자.

톡소포자충증toxoplasmosis(톡소플라스마증)을 유발하는 **톡소포자충** Toxoplasma gondii(**톡소플라스마 곤디**)에 대해 들어봤을 것이다. 톡소포자충은 고양이를 숙주로 삼아 기생하는 단세포생물이다. 임산부들은 고양이 배설물을 가까이하지 말고 고양이 대변을 치우는 일은 배우자에게 맡겨야 한다는 충고를 흔히 듣는다. 임신기에 톡소포자충에 감염되면 태아 건강에 심각한 문제가 생길 수 있기 때문이다. 그런데 사람들 대부분은 톡소포자충이 애초에 어떻게 고양이 배설물에 기생하게 되었는지에 대해서는 굳이 알아보려고 하지 않는다.

지금부터 꽤 흥미로운 이야기를 시작해보고자 한다. 임신 계획이나 고양이 키울 계획 여부에 관계없이, 톡소포자충은 생각보다 훨씬 많은 측면에서 우리 모두와 관련이 있는 단세포생물이다.

톡소포자충의 생명 주기는 두 단계로 나뉜다. 톡소포자충에게는 궁극적으로 도달해야 할 숙주가 있으며, 최종 목적지인 숙주에 도달하기 위해 중간 매개채인 다른 숙주를 활용한다. 톡소포자충의 최종 목표는 고양이로, 호랑이와 집고양이를 포함한 모든 종류의 고양이가 이에 해당한다. 톡소포자충은 고양이의 장에서만 번식할 수 있다. 그리고 모든 생명체와 마찬가지로 이들의 최종 목표는 자신의 유전자를 다음 세대에 전달하는 것이다.

 톡소포자충은 고양이에 접근하기 위해 설치류를 중간 숙주로 사용하는데, 이는 자연스러운 현상이다. 잘 알려져 있듯 설치류는 고양이가 가장 좋아하는 먹이이니 말이다. 어릴 때 내가 가장 좋아했던 만화 〈톰과 제리 Tom and Jerry〉만 생각해봐도 그렇다. 톡소포자충이 설치류의 몸속에 머물면서 고양이에게 잡아먹혀 고양이의 장에 진입할 기회를 노리는 것은 충분히 타당한 행동일 것이다.

 그런데 톡소포자충은 수백만 년에 걸쳐 진화했기 때문에 마냥 앉아서 쥐를 기다리고만 있을 필요가 없다. 쥐의 행동에 변화를 일으켜 쥐가 고양이에게 더 잘 잡아먹히게 할 수 있기 때문이다. 정말일까? 과연 단세포생물이 포유류의 행동을 조종할 수 있을까? 물론이다. 내가 이 책에서 독자에게 꼭 전하고 싶은 중요한 메시지를 한 가지만 꼽는다면, 단세포생물은 우리가 지금껏 생각해온 것보다 훨씬 더 똑똑하며 우리를 통제할 수 있을 뿐 아니라 이미 통제하고 있다는 사실이다. 실제로 우리는 단세포생물들의 끊임없는 통제 아래 있다.

 이런 말을 들으면, 혹시 톡소포자충이 쥐를 마비시켜 더 쉽게 고양이의 먹이가 되도록 만드는 것이라는 생각이 들지도 모른다. 이것도 물론 그럴듯한 방법이지만, 사실 톡소포자충이 상황을 조종하는 방식은 이보다 훨씬 복잡하고 미묘하다. 〈톰과 제리〉에 나오는 제리는 용감하지만, 대부분의 쥐는 선천적으로 고양이를 무서워한다. 쥐는 고양이를 보거나 심지어 고양이 소변 냄새만 나도 근처에 얼씬 못 한다. 실제로 고양이(또는 고양이 소변)에 평생 한 번도 노출되지 않은 쥐에게 고양이 냄새를 맡게 해보면 즉시 도망간다. 고양이에 대한 공포와 이에 연관된 스트레스 반응은 쥐가 선천적으로 가지고 태어나는 생존 본능이다.

그런데 톡소포자충은 이런 공포 반응을 무력화한다. 톡소포자충은 쥐의 뇌에 있는 공포 경로를 조작해서, 쥐가 고양이 소변을 덜 무서워할 뿐 아니라 더 나아가 고양이 냄새에 끌리게 만든다. 그러면 쥐는 도망가기는커녕 '킁킁… 오, 냄새 좋은걸!'이라고 생각하며 오히려 냄새가 나는 곳으로 다가갈 것이다. 머지않아 고양이가 나타날 테니, 그 쥐는 결국 고양이 뱃속에 들어갈 확률이 아주 높아진다.

톡소포자충은 어떻게 이런 일을 벌이는 걸까? 스탠퍼드대학교 생물학, 신경학, 신경외과학 교수이자 내가 존경하는 학자인 로버트 사폴스키Robert Sapolsky는 톡소포자충에 감염된 쥐의 뇌 화학을 연구해 충격적인 사실을 발견했다.[02]

뇌의 편도체amygdala는 인간과 설치류에서 모두 공포 반응과 관련이 있는 영역이다. 톡소포자충은 쥐의 신경계에 침투해 편도체로 이동해서, 뉴런이 다른 뉴런으로부터 정보를 받는 전달받는 부분인 가지돌기dendrite(수상돌기)를 쪼글쪼글하게 만든다. 그러면 편도체 내 공포 회로의 연결이 끊어진다. 그런데 실제 작업은 이보다 훨씬 정교한 수준으로 진행된다. 톡소포자충은 다른 유형의 공포 회로는 내버려두고 오직 포식자에 대한 공포와 관련된 회로만 차단한다.

그러면 쥐는 더 이상 고양이 소변을 두려워하지 않고, 냄새를 맡더라도 스트레스 반응을 보이거나 도망가지 않을 것이다. 이것만으로도 대단한데, 어떻게 쥐가 고양이 소변 냄새에 이끌리게 되는 걸까? 연구에서 밝혀진 바에 따르면 톡소포자충의 유전체에는 도파민의 주요 효소를 만드는 데 필요한 유전자가 있다. 잘 알려져 있듯 도파민은 쾌락, 끌림, 기대, 보상과 관련이 있는 신경전달물질이다. 쥐와 고양이의 사례에서 톡소포자충은 도파민을 생성해 쥐의 뇌로 보냄으로써, 성적인 끌림과 관련된 회로를 활성화한다.

그러면 쥐는 고양이 소변 냄새를 맡아도 포식자에 대한 공포를 일으키는 반응 경로가 비활성화되어 스트레스를 느끼지 않는다. 더 나아가 고양이 소변 냄새를 아주 좋아하게 된다. 공포 회로 대신 성적 매력과 관련된 회로가 활성화되었기 때문이다. 이제 쥐는 위험 요소인 고양이 소변을 향해 달려들어 죽음의 위험을 자초하게 된다.

이 총명한 단세포생물은 포유류의 뇌 화학 작용과 행동을 완전히 장악해 이기적인 목적을 달성했다. 꽤 인상적이지 않은가. 그런데 톡소포자충은 설치류를 넘어 영향을 미친다. 야외 생물학자field biologist들은 2022년에 옐로스톤 국립공원Yellowstone National Park에 사는 회색 늑대 상당수가 톡소포자충에 감염됐다는 사실에 주목하고, 늑대들의 행동도 설치류의 경우처럼 조작되고 있는지 의심했다. 조사 결과 톡소포자충에 감염된 늑대들은 그렇지 않은 늑대들보다 집단 지도자가 될 가능성이 무려 46배나 높았다.[03, 04] 무리의 우두머리는 위험을 감수하는 대담성이 있어야 하는데, 톡소포자충으로 인해 늑대들은 위험을 더 많이 감수했다. 그런데 톡소포자충은 대체 왜 늑대의 행동에 관여하는 걸까? 회색 늑대의 주요 포식자는 쿠거cougar, 즉 고양잇과인 퓨마이기 때문이다.

이 말을 듣고 고양이 대변에 톡소포자충이 있을지 모른다는 사실이 떠오를지 모르겠다. 톡소포자충과 인간은 어떤 관련이 있을까? 사람이 톡소포자충에 감염되면 심각하게 아플 수도 있지만, 톡소포자충을 보균하더라도 아무 증상이 나타나지 않을 때도 많다. 선진국에서는 전체 인구의 약 3분의 1이 톡소포자충에 감염되었다고 추정한다. 이들은 병적인 증상이 없어서 무증상 보균자로 여겨지지만, 그렇다고 톡소포자충의 영향을 전혀 받지 않는다는 의미는 아니다.

실제로 톡소포자충은 이런 잠복 단계에 도파민을 구성하는 효소를 만들어내기 시작한다. 물론 사람이 자기도 모르게 고양이 소변에 이끌리지는 않겠지만, 톡소포자충에 감염된 사람들은 보통 사람들보다 조금 더 충동적이고 규칙을 무시하는 경향이 있으며, 타인을 구하려고 위험을 무릅쓸 가능성이 더 크다. 어쩌면 이른바 영웅으로 불리는 사람들은 모두 톡소포자충의 꼭두각시가 되어 행동하고 있는지도 모른다.[05] 톡소포자충에 감염된 사람은 그렇지 않은 사람과 비교해 난폭 운전으로 인한 교통사고로 사망할 가능성이 두세 배 더 높다.[06] 톡소포자충 때문에 높아진 도파민 수치로 위험을 무릅쓰게 되는 것이다.

한편 톡소포자충과 조현병 사이에도 흥미로운 연관 관계가 있다.[07] 조현병 환자에게서 도파민 수치의 변화가 관찰된다는 사실은 널리 알려져 있다. 그래서 만일 조현병 치료에 사용되는 약물을 톡소포자충에 감염된 쥐에게 투여한다면, 그 쥐는 더 이상 고양이 소변에 매력을 느끼지 않을 것이다.

그런데 톡소포자충은 왜 사람에게 관여할까? 인간의 장에서 번식할 수도 없는데 말이다. 세계의 일부 지역에서는 최근까지도 인간과 유인원이 호랑이를 비롯한 고양잇과 동물들의 주요 먹잇감이었다. 실제로 연구원들이 인간과 가장 가까운 유인원이며 표범의 먹잇감이기도 한 침팬지를 조사한 결과, 톡소포자충에 감염된 침팬지는 보통의 침팬지와 달리 표범 소변에 혐오감을 느끼지 않았다.[08] 톡소포자충은 고양잇과 동물이기만 하면 특별히 종류를 가리지 않아서, 고양이 뱃속에 기생하듯 호랑이와 표범의 장에서도 기꺼이 기생하고 번식한다.

다시 말해 톡소포자충은 설치류를 이용하는 것과 정확히 같은 방식으로 인간을(그리고 인간과 가까운 종인 침팬지들을) 이용한다. 톡소포자충은 두려움을 없애고 위험에 뛰어들게 해서 우리가 호랑이 같은 맹수의 쉬운 먹잇감이 되도록 유도한다. 우리는 인간이 지구에서 가장 발달한 생물이며 인간은 정신으로 행동을 완전히 통제할 수 있다고 생각할지 몰라도, 톡소포자충이라는 단세포생물에게 지배당한 우리는 본질적으로 거대한 실험 쥐에 불과한 존재다.

이로써 주요 논점이 일단락되었을까? 전혀 그렇지 않다. 장담하건대 이제부터 다룰 중요한 내용이 수없이 많다.

톡소포자충의 사례가 드문 현상이 아니라는 점이 중요하다. 인간을 숙주로 이용하는 다른 단세포생물들도 톡소포자충과 마찬가지로 무척 복잡하고 정교하고 지적인 방식으로 우리를 통제한다.

외계인 프랭크가 "답답한 인간들 같으니! 언제쯤이나 깨달을까?"라고 말했듯이, 현미경을 들여다봐야만 보이는 이런 미세한 세계에 대해 우리는 여전히 잘 모른다. 그렇지만 전체를 완벽히 파악할 때까지 기다렸다가 행동에 나서도 될 만큼의 시간적 여유는 없다. 우리는 그동안 인체의 주요 구성요소라고 생각했던 비교적 적은 수의 세포에 치중하느라 이런 미생물들을 간과해왔고 이제는 그 대가를 치르는 중이다. 큰 수에는 힘이 있고 다수의 존재는 쉽게 무시할 수 없다.

그런데 우리는 지금껏 그런 다수의 존재를 무시해왔다. 실은 단순히 다수를 무시하는 수준을 넘어 노골적인 적대감으로 대했다.

지난 50년 동안 우리는 몸 안의 미생물 생태계를 못 본 체하고, 파괴하고, 대폭 감소시키는 새로운 생활방식을 잇달아 도입했다. 그 시기에 자가면역질환, 비만, 정신 질환을 비롯한 주요 질병이 급속히 확산한 것은 결코 우연이 아니다. 실제로 나는 병원에서 이런 환자들을 날마다 진료해왔다.

이 책을 읽으면서 방금 언급한 병과 그 밖의 많은 질환이 그동안 현대적 생활방식을 따르면서 장내 미생물 생태계가 훼손된 것과 직접적으로 연관된다는 사실을 확인하게 될 것이다. 우리 장에 서식하는 미생물들이 화가 나 있으며, 이제 더는 그냥 참고 있지 않을 것이라고 해도 전혀 무리가 없다. 따라서 모든 사람에게 장 검진Gut Check이 절실히 필요하다.

그나마 다행인 것은, 장에 서식하는 미생물 대부분은 톡소포자충처럼 위험을 무릅쓰게 만들지는 않으며 오히려 그 반대에 가깝다는 사실이다. 장내 미생물은 우리가 건강하고 번성하기를 원한다. 그것이 그들에게 최선이기 때문이다. 내가 '장내 유익균gut buddies'이라고 즐겨 부르는 이런 이로운 장내 미생물들은 우리를 숙주인 고양이처럼 여긴다. 즉 그들은 우리의 장에서 번식하면서, 그들의 유전자를 후대에 전달하고 싶어 한다.

이 미생물들과 우리는 공생 관계이며 인간의 몸은 그들의 집이다. 우리는 루이 파스퇴르Louis Pasteur 시대 이래로, 이 미생물들이 우리의 적이며, 우리에게 해를 끼치거나 최소한 그들이 없는 편이 더 낫다고 배워왔다. 그런데 이제 잘 알게 됐듯이, 우리는 이런 미생물들 없이는 건강히 살 수 없다. 우리가 그들을 소중히 대하면 그들도 우리를 잘 돌볼 것이다.

2400년 전에 히포크라테스가 "모든 질병은 장에서 시작된다"라고 했던 말은 전적으로 옳다. 그는 의사들이 탐정이 되는 데 목표를 두어야 한다고 믿었으며, 모든 사람에게 완벽한 건강을 유지할 수 있게 해주는 '자연의 생명력 에너지'가 있다고 생각했다. 그리고 의사의 임무는 자연의 생명력 에너지가 제대로 번창하지 못하는 요인을 파악하고, 추가 개입 없이 그저 이런 요인을 제거할 방법을 환자들에게 알려주는 것이라고 제안했다.

근거 없는 신비한 주장처럼 들릴지 모르지만, 나는 인간의 생명력에 대한 히포크라테스의 견해가 옳다고 믿는다. 나는 환자를 진료하면서 어떤 병이든 근본 원인을 찾아낼 때까지 조사하는데, 근본 원인은 어김없이 늘 장에 있다. 내가 다른 글에서도 언급했듯, 일단 장이 균형 상태를 회복되면 병이 나아지거나 사라진다. 그래서 의사인 나는 셜록 홈스처럼 그저 열심히 탐색하기만 하면 된다. 인간의 자연적 생명력은 우리 장에 머무는 아주 작은 존재들의 은하계다. 그리고 과학자들이 이런 질병의 배후에 어떤 구조가 있는지를 속속 발견하고 있으므로, 나는 히포크라테스의 이론에서 한발 나아가 모든 질병은 장에서 **치료될 수** 있다고 주장하려 한다. 이 책에서 제시하는 **대장 체크!** 프로그램을 실천하면 정말로 가능할 것이다.

  이제 이 미세한 은하계 전체를 탐색할 시간이다. 단단히 채비하고, 지금부터 시작해보자!

1장. 우리 몸은 열대우림이다

성대한 파티를 주최하려 한다고 가정하자. 초대할 손님 목록을 만들면서 생각하니 고려할 사항이 상당히 많다. 대학 동기와 선후배들, 직장 동료들, 그 외에 이런저런 경로로 사귄 친구들까지, 지금껏 살아오면서 만난 다양한 부류의 친구들이 있다. 아울러 배우자의 친구들도 고려해야 한다.

다들 사이가 좋은 편이면 참 좋겠지만 안타깝게도 현실은 그렇지 못하다. 특히 직장 동료와 대학 친구들은 서로를 별로 탐탁지 않게 여기는 것 같다. 예전에 파티를 열었을 때 몇 가지 정치 쟁점을 두고 의견 충돌이 생겨서 분위기가 어색해졌고, 말다툼이 벌어진 적도 몇 번 있었다.

친구들을 무리별로 따로 만나는 게 나을까도 싶지만, 이번 파티는 특별한 일을 기념하려고 준비한 것이어서 사람이 잔뜩 모여 떠들썩하게 즐기는 자리로 만들고 싶다. 그리고 무리 사이에 약간의 경쟁이 있는 것이 꼭 나쁘지만은 않고, 사람들이 모임에 더 집중하는 데 도움이 된다는 사실을 경험상 알고 있다. 더욱이 손님들이 서로 조금씩 다른 음식을 파티에 가져오기 때문에, 친구들이 더 많이 참석할수록 서로를 더 잘 보완하는 효과가 있다. 가령 직장 동료가 가져온 먹음직스러운 아티초크 디핑소스dipping sauce는 대학 친구가 집 근처 상점에서 사온 그레인프리grain-free(알레르기 유발 가능성이 있는 밀, 쌀, 옥수수 등의 곡물이 들어 있지 않다는 뜻—옮긴이) 크래커와 함께 먹어야 그 맛을 제대로 즐길 수 있다. 또 배우자의 친구가 들고 온, 가족이 운영하는 양조장에서 만든 유기농 포도주는 다른 친구가 농장에서 직접 생산한 염소 치즈와 궁합이 아주 잘 맞을지 모른다. 북적거리는 손님들과 다양한 음식이 없는 파티는 분명 뭔가 빠진 느낌이 들 터이다.

고민 끝에 당신은 초대할 손님 목록을 완성하고, 문자로 초대장을 발송한다. 초대 문자를 받은 친구들 대부분은 참석 여부를 답하기에 앞서, '혹시 아무개도 참석하니?'라거나 '한 명 더 데려가도 괜찮을까?', '내가 뭘 가져가면 좋을까?'라고 묻는 문자를 보내올 것이다. 사람들은 대체로 같은 무리의 친구들이 참석한다는 사실이 확실해져야 비로소 참석 의사를 밝히고 어떤 음식을 가져갈지 확실히 전달한다.

잘 믿어지지 않을지 모르지만, 우리의 장 안에서도 매 순간 이와 놀랍도록 비슷한 일이 일어나고 있다. 그렇지만 장의 미생물은 단순히 파티를 열기 위해 모이는 건 아니다. 그들은 함께 일하고, 놀고, 항상성homeostasis, 즉 상호 의존하는 요소 간의 안정적 균형을 유지하기 위해 부단히 노력한다. 다만 이런 작용은 서로 돕고 경쟁하는 다양한 종류의 미생물이 균형을 이루는 건강한 마이크로바이옴microbiome(인체 내의 미생물 생태계)이 형성되어 있을 때만 원활히 이루어진다.

미생물들은 마이크로바이옴의 조합에 따라 우리에게 해가 되거나 이익이 되는 방향으로 협력할 방법을 찾고, 각기 더 큰 계획을 수행하는 데 필요한 조처에 나선다. 미생물들은 서로 밀접한 관련을 맺으며 활동하고 경쟁하기를 좋아하기 때문에, 이들의 다양성이 그 무엇보다도 중요하다. 그런데 각 미생물 종은 자신을 뒷받침해줄 구성원의 수가 충분하다는 사실을 확인하기 전에는 행동에 나서지 않는다.

마이크로바이옴은 어떻게 이 모든 일을 수행하는 걸까? 물론 미생물끼리 소통하기 때문에 가능한 일이며, 과학자들이 이런 소통의 언어를 이해하기 시작한 것은 최근의 일이다.

열심히 일하는 장내 유익균

파티 초대 비유는 잠시 접어두고, 이번에는 마이크로바이옴을 설명할 때 내가 자주 언급하는 열대우림의 비유를 들어보려고 한다. 정확히 말하면 비유라기보다는 공유하는 유사한 특성에 대한 설명이라고 해야겠다. 장 마이크로바이옴은 밀도와 다양성 면에서 열대우림과 상당히 유사해서, 서로 밀접한 관계를 맺고서 경쟁하고 상호 의존하는 다양한 종이 와글거리는 고유의 생태계를 이룬다.

마이크로바이옴은 사람마다 고유의 특성을 띠지만(이에 대해서는 뒤에서 더 자세히 다룬다), 적어도 기능적인 관점에서 건강한 사람의 마이크로바이옴은 핵심 패턴이 모두 같다. 다시 말해 어떤 두 사람의 장에 서식하는 미생물 종의 구성과 분포는 서로 다르지만, 두 사람 모두 건강하다면 마이크로바이옴이 아주 비슷한 방식으로 기능할 것이다. 앞서 언급했듯 이런 측면은 열대우림과 비슷한데, 실제로 전 세계의 열대우림은 각기 고유한 종의 조합으로 구성되지만, 모든 열대우림이 비슷한 패턴을 공유한다.[01]

한편 열대우림과 마찬가지로 마이크로바이옴에도 온갖 특성의 구성원들이 있다. 열심히 일하면서 우리에게 도움을 주는 미생물도 많지만 게으른 미생물도 있으며, 내가 '폭력배'라고 부르는 악당 같은 미생물도 꽤 포함된다. 그리고 열대우림이 그렇듯 마이크로바이옴도 구성원들이 상호 의존한다. 각 미생물은 고유의 역할을 맡지만 다른 미생물과 다양한 방식으로 서로 의지해서 임무를 수행하며, 완전히 독립적으로 활동하는 장내 미생물은 없다!

미생물의 임무는 종종 협력 작업으로 진행되는데, 때로는 한 가지 종의 미생물이 맡은 작업이 완전히 끝나야만 다른 종의 미생물이 일을 시작할 수 있다. 공장의 생산 라인을 떠올리면 이해하기 쉬울 것이다. 라인의 두 번째 작업자와 그 뒤에 있는 모든 작업자는 첫 번째 작업자의 공정이 끝날 때까지는 아무것도 할 수 없다. 그렇지만 일부 미생물 종은 기능적으로 맡은 역할이 비슷해서, 필요한 경우 서로의 일을 대신할 수 있다. 말하자면 첫 번째 공정을 담당하는 작업자가 한 명 이상인 셈이다. 마이크로바이옴의 구성이 사람마다 다른데도 비슷한 기능을 하는 건 바로 이런 특성 덕분이다.

건강을 유지하려면 마이크로바이옴이 몸에 해로운 미생물을 포함해, 아주 다양한 종류의 미생물로 구성되어야 한다. 우리의 목표는 우리를 보호하고 도와주는 유익한 미생물들로 마이크로바이옴을 채우는 것이 아니다. 해로운 미생물을 몸에서 완전히 몰아내는 건 불가능하다. 그러므로 유익한 미생물의 수를 압도적으로 늘려서 해로운 미생물을 견제하는 방향으로 접근해야 한다.

그렇다면 구체적으로 어떤 목표를 추구해야 할지 궁금할 것이다. 건강한 마이크로바이옴의 가장 중요한 세 가지 특성은 안정성, 다양성, 협력과 경쟁의 적절한 균형이며, 이 세 가지 측면도 상호작용한다. 그 말은 미생물의 다양성이 높아질수록 마이크로바이옴이 더욱 안정된 상태가 될 것이라는 뜻이다.

건강한 마이크로바이옴의 세 가지 특성을 더 자세히 살펴보기 전에, 장내 미생물의 다양한 역할을 제대로 이해하고 있는지부터 확인해보자. 우리 대부분은 장내 미생물이 음식물의 소화를 돕는다는 사실을 알고 있으며, 이것은 정확한 사실이다. 그런데 이 과정에서 장내 미생물이 수행하는 복잡한 역할에 대한 정보는 과학자들의 연구로 여전히 날마다 새롭게 밝혀지는 중이다.

장내 미생물은 음식을 처리한 뒤에 비타민, 미네랄, 단백질을 신체 내의 필요한 부위로 보낸다. 그렇다고 모든 장내 미생물이 어떤 종류의 음식물이든 전부 처리할 수 있는 건 아니다. 어떤 세균은 전분의 분해를 전담한다. 또 어떤 세균은 단백질을 발효시키는 법을 잘 안다. 식물 화합물의 일종인 옥살산염oxalate(수산염) [02] 같은 특정 영양소 하나만 발효하는 세균도 있다. 어떤 세균은 아세테이트acetate 같은 짧은사슬지방산SCFA 한 종류가 있어야 뷰티르산butyrate(부티르산, 낙산) [03] 같은 다른 짧은사슬지방산을 만들 수 있는 등, 종류별로 꼭 필요한 역할과 임무가 있다.

이 말은 장의 유익균이 적절히 조화를 이루지 못하면, 아무리 좋은 식단에 맞춰서 식사하더라도 음식에서 모든 영양소를 얻지 못할 것이라는 의미다. 내가 '사람은 먹는 것에 좌우되는 것이 아니라, 장내 유익균이 소화하는 것에 좌우된다'라고 즐겨 말하듯이 말이다. 내가 이 사실을 알게 된 지는 꽤 됐으며 그동안 출판한 책에서도 이 내용을 다뤘다. 그런데 장내 유익균이 단순히 당, 녹말, 단백질, 지방만 처리하는 것이 아니라, 예를 들면 폴리페놀polyphenol처럼, 식품에서 발견되는 가장 중요한 화합물들을 활성화하기도 한다는 사실은 비교적 최근에야 밝혀졌다.

폴리페놀이 세포 노화의 주범인 산화 스트레스oxidative stress로부터 세포를 보호하는 항산화제라는 사실은 오래전부터 널리 알려져 있다. 그런데 나는 최근 폴리페놀에 대한 놀라운 사실 두 가지를 새롭게 발견했다. 하나는 폴리페놀이 항산화 효과와는 완전히 다른 이유에서도 유익하다는 점이고, 다른 하나는 장내 유익균이 적절한 조화를 이루어 폴리페놀을 처리할 수 있는 상태가 아니라면, 폴리페놀은 우리에게 전혀 유익하지 않다는 점이다. 더욱이 폴리페놀은 어떤 유익균이 장에 머물 수 있는지를 규제하고, 혈관 내벽을 파괴하는 해로운 화합물의 생성을 막을 수도 있다.[04]

그런데 이것이 전부가 아니다. 장내 유익균은 호르몬계(내분비계)와 신경계, 그리고 가장 중요하게는 면역계의 상당 부분을 통제한다. 이 말은 장의 미생물 구성이 부적절하면 단순한 위장질환만 생기는 것이 아니라 그보다 훨씬 심각한 병이 생길지 모른다는 의미다. 호르몬의 균형이 깨지고, 정신 건강에 문제가 생기고, 우울과 불안에 시달리고, 면역계 공격의 대상과 시기를 잘못 판단해서 염증과 질환이 광범위하게 나타날지 모른다.

여기서 가장 중요한 건, 마이크로바이옴의 일부가 장 내벽을 통해 몸으로 들어가는 '문을 지키는' 책임을 맡고 있다는 사실이다. 이 '경비원'들은 무엇은 들어보내고 무엇은 차단할지를 결정한다. 장내 유익균이 몸에 불리하게 작용하거나, 아니면 맡은 역할을 충실히 이행할 유익균의 수가 불충분하면, 병원균을 비롯한 온갖 나쁜 미생물이 혈류에 유입돼서 온갖 문제를 일으킬 수 있다.

이렇게 보면 내가 환자들과 함께 노력해서 장내 미생물 생태계와 장벽을 회복시킴으로써 환자들의 피부, 뼈, 관절에 생긴 문제에서부터 심장질환, 알츠하이머병과 치매, 정신 질환, 당뇨, 암, 자가면역질환에 이르는 수많은 질환을 치유할 수 있었던 것은 전혀 놀랍지 않은 일이다. 이런 경험을 통해, 환자들의 질병 중 상당수는 본질적으로 자가면역질환이며, 그 직접적인 원인은 장에 있다는 사실을 깨닫게 됐다.

이 말을 듣고 아마도 '장내 유익균은 어떻게 이 모든 작용을 정확히 제어하는 걸까?'라는 궁금증이 생길 것이다. 당연히 몸의 모든 부분과의 소통하면서 통제한다! 나는 지난 몇 년 동안 이런 소통의 언어를 해석하는 데 주력하면서, 이런 언어의 탁월함과 복잡성에 끊임없이 놀라곤 했다. 독자들도 이 책을 읽으면서 이런 언어에 대해 꽤 많이 배우게 될 것이다.

그 전에, 이제는 건강한 마이크로바이옴이 얼마나 중요한지 이해하게 됐으니 건강한 마이크로바이옴을 특징 짓는 세 가지 요소부터 알아보자.

건강한 마이크로바이옴의 특징

생태적 안정성 ecological stability

생태적 안정성이라는 용어는, 혼란을 겪은 후 균형 상태로 되돌아갈 능력을 갖췄다는 뜻이다. 모든 생태계가 세월의 흐름 속에서 지속할 수 있는 건 이런 생태적 안정성 덕분이다.

심각한 격변이 일어나지 않는 한, 마이크로바이옴은 열대우림과 마찬가지로 생태적 안정성을 유지한다. 일반적으로 장에 서식하는 세균의 조합은 사람마다 고유하며, 오랜 기간 일관적으로 유지된다.[05] 그래서 만약 수십 년의 간격을 두고 수집한 당신의 마이크로바이옴 샘플들을 서로 비교하면, 같은 날에 당신과 나의 마이크로바이옴에서 각각 샘플을 채취해 비교할 때보다 더 비슷한 결과가 나올 것이다.

마이크로바이옴의 생태적 안정성은 지극히 중요하다. 마이크로바이옴이 안정된 사람은 리스테리아listeria 같은 고약한 세균에 감염되거나 광범위항생제를 투여하는 등의 원인으로 생긴 동요에서 더 빨리 회복할 수 있다. 사람에 따라 반응이 다르게 나타나는 경우도 있겠지만, 단기간의 항생제 복용만으로도 마이크로바이옴에 심각한 혼란이 생겨서 그 영향이 최대 2년까지 계속될 수 있다![06] 같은 항생제에 반복해서 노출될 때마다 장의 혼란은 더 심각해지며, 균형 상태로 되돌아가기가 더욱 힘들어진다.[07, 08]

만일 마이크로바이옴이 균형을 되찾을 수 없어서 불안정한 상태가 되면 어떤 일이 일어날까? 앞에서 설명했듯 장에는 수많은 종류의 유익균과 유해균이 고루 섞여 있는데, 마이크로바이옴이 불안정할 때는 새롭게 출현한 해로운 균 몇 가지가 장의 균형을 완전히 무너뜨릴 수도 있다. 나쁜 균들은 빠른 속도로 번식하면서 장을 장악할 방법을 호시탐탐 노린다. 이때 운이 좋으면 병증이 나타나면서 크게 앓을 텐데, 그러면 우리 몸은 이에 대응해 적절한 조처를 취한다. 하지만 이상 징후를 초기에 감지하지 못하면, 유해균이 만성 질환을 일으킬 환경을 만들기에 충분한 시간을 벌게 된다.

마이크로바이옴이 안정되어 있으면, 리스테리아 같은 유해균이 침입해서 병에 걸리더라도, 좋은 균들이 승리해서 훨씬 더 빨리 균형을 되찾을 것이다. 간단히 말해서, 안정적인 마이크로바이옴은 불안정한 마이크로바이옴보다 회복력이 훨씬 더 강하다.[09] 따라서 장내 생태계에 큰 혼란이 일어나 마이크로바이옴이 불안정해지면 병에 걸리기 쉬운 조건이 된다고 볼 수 있다.[10, 11]

그런데 인생에서 마이크로바이옴의 안정화가 필요하지 않은 시기가 단 한 차례 있는데, 바로 유아기다. 유아의 마이크로바이옴은 만 세 살을 넘길 때까지는 무척 빠른 속도로 변화하며, 그래서 유아의 마이크로바이옴은 끊임없이 변화하는 특성을 띤다고 알려져 있다. 논의 중인 주제에서 살짝 벗어난 주제일지 모르지만 중요한 사실이 한 가지 있다. 불과 몇 년 전까지 우리가 믿었던 것과는 반대로, 산모의 구강, 장, 질의 미생물 생태계는 태아의 건강에 중대한 영향을 미친다. 태반에는 심지어 세균도 들어 있다! 임신 기간을 건강히 보내는 산모의 마이크로바이옴은 태아의 성장을 지원하기 위해 자연스럽게 평소보다 훨씬 더 안정적인 상태가 된다.

자연 분만으로 태어나는 아기는 태어날 때 질을 통과하면서 산모의 미생물군과 더 많이 상호작용하며, 이때 세균들이 아기의 장에 뿌리내리면서 마이크로바이옴의 바탕을 이룬다. 그리고 생후 2~3년 동안 아기의 미생물군은 빠르게 변화해서 복잡한 장내 미생물 군집을 형성한다. 이는 생태적 천이^{succession}와 비슷한 현상이다. 천이는 어떤 군락이 시간이 흐르면서 다른 유형의 군락으로 변화하는 것을 뜻한다.[12] 이 과정은 하나의 식물 집단이 다음 차례의 식물 집단이 번성할 수 있는 조건을 허용하면서, 다양한 집단이 자연스럽게 서로를 대체하는 식으로 진행된다.

잠시 숲의 비유로 돌아가보자. 기후가 적당한 곳에 자리한 넓은 들판이 장기간 방치된다면(안타깝게도 오늘날에는 그런 땅을 내버려두는 일이 거의 없지만), 처음에는 키 작은 풀들이 잔뜩 자라서 나직한 풀밭이 형성될 것이다. 풀들이 자란 덕분에 토양이 비옥해지면서 얼마 뒤에는 풀이 덤불을 이루고, 시간이 더 흐르면 나무가 자라고 결국에는 숲이 형성된다. 그렇게 되면 천이, 즉 식물군락의 변화가 중단되면서 그 체계가 안정적으로 유지된다.

아기의 장에서도 이와 같은 일이 일어난다. 엄마에게 물려받은 초기의 '개척자^{pioneer}' 미생물 종은 일련의 체계적인 전환을 거치는데, 각 미생물 군집은 다음 차례의 미생물 군집이 번성할 발판이 된다. 그러다가 마침내 복잡하고 안정적인 미생물 군집이 자리 잡는다. 아기의 장에서 나타나는 이런 변화는 면역계의 발달과 성숙을 위한 것이다. 실제로 유아기는 물론이고 성인기에도 장의 세균들이 위와 장 그리고 몸 전체 면역계의 조직, 세포, 분자적 특성의 바탕을 이룬다.[13]

유아의 마이크로바이옴은 영양 공급원이 모유나 분유에서 고형식으로 바뀌는 과정을 효과적으로 처리하기 위해서도 변화한다. 두세 살쯤 되면 면역계가 형성되고, 다양한 종류의 고형식을 먹기 시작한다. 마이크로바이옴은 그러면서 점점 더 풍부하고 다양하고 안정된 상태가 되며[14], 큰 문제가 없다면 성인기에도 안정화된 상태를 유지한다.

이러한 장기적인 안정화는 저절로 나타나는 것이 아니라, 장내 유익균의 도움이 있어야 진행된다. 장내 미생물은 평형 상태를 유지하기 위해 노력하고 균형이 깨지면 이를 회복하기 위해 더 열심히 노력하는데, 이런 과정은 순환적으로 이루어진다. 예를 들어, 한 종류의 세균이 한계치를 넘어서 증식하고 있다고 가정하자. 한계치 이상으로 증식한 세균이 유익균인지 유해균인지에 상관없이, 특정 세균이 비정상적으로 증식하면 마이크로바이옴의 안정성이 무너질 수 있다.

그런데 다행히도 이를 대비한 계획이 마련되어 있다. 모든 세균은 소화의 결과로 생성되는 물질인 대사산물metabolite(代謝產物)을 생성한다. 이런 대사산물은 신호를 전달하는 분자로 활용되어, 우리가 상상하는 것보다 훨씬 중요한 역할을 한다. 방금 예로 든 상황에서, 특정 세균이 너무 많다는 신호가 전달되면 장 환경이 바뀌면서 그 세균이 증식하기가 예전보다 훨씬 힘든 환경이 된다.[15] 이렇게 해서 금세 균형이 회복된다. 대단하지 않은가?

더 나아가 장내 세균 중 상당수는 장의 안정성을 지키기 위해 존재하는 세균들이다. 이런 세균은 '핵심종keystone species'이라고 하며, 숙주인 우리 몸과는 상호작용을 전혀 안 한다. 핵심종 세균은 그저 장을 안정된 적절한 환경으로 유지하기 위해 일할 뿐이다.[16] 이를테면 큰 파티가 열릴 때 파티장 밖을 지키고 서서, 도착한 방문객이 실제로 손님 명단에 있는지 일일이 확인하는 경호원과 비슷하게 생각하면 된다. 이들은 파티에 참석하지는 않지만, 파티장 안에서 일어나는 일에 큰 영향을 미친다.

면역계도 마이크로바이옴의 안정성 유지에 힘을 보탠다. 애초에 면역계가 안정적으로 자리 잡는 데 큰 역할을 한 것이 마이크로바이옴이라는 사실을 고려하면, 대단히 놀라운 일이다. 면역계와 마이크로바이옴은 평생 긴밀하고 다각적인 관계를 유지하며, 이들의 관계가 건강의 거의 모든 측면을 결정한다. 마이크로바이옴이 불안정해지면 세균의 신호를 포착한 면역계가 공격에 나섬으로써, 과도하게 증식해 장의 안정성을 위협하는 세균을 억제한다.[17] 그러면 우리 몸은 균형을 되찾는다.

여기서 중요한 또 하나의 사실은, 건강한 마이크로바이옴의 주요 특징인 다양성도 마이크로바이옴의 안정성을 높인다는 점이다.

다양성의 중요성

장에 관해 논할 때 다양성은 마이크로바이옴 전체에 고르게 분포하는 종의 수가 아주 많다는 것을 뜻한다. 다양성은 건강하고 회복력이 뛰어난 안정적인 장의 핵심이다. 장내 미생물 군집의 다양성은 건강과 장수와 직결되며,[18] 다양성의 저하는 급성 설사병,[19] 염증성 장 질환IBD,[20] 간 질환,[21] 암과 관련이 있다.[22]

비만 역시 장의 다양성에 영향을 미치는 요인이다. 연구에 따르면 비만인 사람은 마른 사람보다 장내 세균의 다양성이 대체로 낮다.[23] 질병과 밀접한 연관성이 있는, 다양성이 낮은 마이크로바이옴은 유아기의 불안정한 마이크로바이옴과 닮았다. 다시 말해 병이 있는 성인의 마이크로바이옴은 건강한 아기의 마이크로바이옴과 비슷한 특성을 보인다! 이런 유사성은 숲과 관련이 있는 또 다른 현상인 산불에 빗대서 설명할 수 있다. 숲이나 장에서 교란이 발생해 다양성을 이루는 복잡한 군집이 파괴됐을 때, 앞에서 언급한 영아기의 개척종은 회복력이 더욱 높아져 혼란 속에서도 살아남는다.[24,25] 이런 현상은 2차 천이secondary succession라고 한다. 2차 천이가 발생하면 장은 다양성이 부족한 미성숙한 상태로 돌아간다.

앞에서 유아의 마이크로바이옴에 관해 설명했던 내용을 다시 떠올려보자. 유아의 마이크로바이옴은 개척종에서 출발해서 생태계의 천이를 거쳐 성숙에 이르며, 이 모두든 과정은 면역계가 자리 잡는 데 이바지한다. 유아가 성인보다 질병에 더 취약한 이유도 바로 여기에 있다. 유아의 장은 면역계를 완전히 발달시킬 기회가 아직 없었다. 그렇다면 질병이 있는 성인의 장 마이크로바이옴은 미성숙한 면역계와 관련이 있는 다양성이 부족한 마이크로바이옴임을 알 수 있다. 간단히 말해서, 면역계가 제대로 작용하는 건강한 몸을 유지하려면 장내 미생물군의 다양성이 갖춰져야 한다.

장내 생태계에 다양한 종류의 미생물이 있어야 하는 또 다른 이유는, 각 미생물이 중요한 고유의 기능을 수행하며 그중 일부는 진정한 전문가이기 때문이다. 이는 단순히 소화를 돕거나 면역계에 신호를 보내는 역할을 말하는 것이 아니다. 모든 세균에는 각기 맡은 역할이 있다. 따라서 세균의 종류가 다양할수록 장 마이크로바이옴은 더욱 효과적으로 기능한다.

다행스럽게도 장에는 만일을 대비한 방안이 마련되어 있으며, 이는 우연이 아니라 계획적인 갖춰진 조건이다. 장에 서식하는 세균은 대개 고유의 전문 영역이 있지만, 일부 종은 필요할 때 서로의 일을 대신할 수 있다. 같은 일을 수행할 수 있는 기능적 중복 functional redundancy이라는 특성 덕분이다. 예를 들어 복합 탄수화물을 소화해서 필요한 대사산물을 생산하는 일을 할 수 있는 세균은 여러 종이다. 항생제를 복용해서 한 종류의 세균이 죽으면 다른 종이 빠르게 번식해서, 소멸한 세균의 역할을 대신할 수 있다.[26]

그런데 이렇게 되면 기능을 정상적으로 유지하는 데에는 도움이 되겠지만, 다양성이 감소해서 장의 회복력은 약해진다. 일을 대신하는 세균마저 위협에 처하면 결국에는 이를 대체할 세균 종이 더는 없기 때문이다.

실제로 이런 일이 일어나면 다양성 감소를 특징으로 하는 디스바이오시스dysbiosis, 즉 장내 세균 불균형이 나타나며, 이런 불균형은 질병과 연관 관계가 있다. 특히 다양성 감소를 동반한 디스바이오시스가 나타나면, 복합당을 발효해 뷰티르산 같은 짧은사슬지방산을 만드는 유익균인 라크노스피라lachnospira와 루미노코쿠스Ruminococcs과科의 장 세균은 보통 장에서 사라진다.

뷰티르산은 면역 기능과 관련이 있는 아주 중요한 짧은사슬지방산이지만,[27] 뷰티르산의 기능은 지금껏 오인됐던 측면이 많다. 뷰티르산은 우리가 상상했던 것보다 우리 몸에서 훨씬 광범위한 영향을 미친다. 이에 대해서는 뒤에서 자세히 다룰 것이다. 지금은 우선 다양성 감소와 연관된 장내 세균 불균형이 뷰티르산을 비롯한 중요한 짧은사슬지방산의 감소를 초래한다는 사실을 알아 두는 것이 중요하다.

앞서 말했듯, 다양한 종이 서식하는 건강한 장 마이크로바이옴에는 일부 유해균과 오랫동안 기생균으로 여겨졌던 원생原生생물, 기생충 등의 미생물도 포함된다.[28] 그리고 이들 대다수는 무고한 방관자에 불과한 존재가 아니라, 나름의 역할이 있다. 예를 들어

원생생물과 기생충은 알레르기가 있는 사람들에게서 유익한 면역 반응을 자극하기도 한다.[29] 일부 대담한 사람들이 면역계를 진정시키기 위해 이런 기생충을 의도적으로 몸에 들이는 경우도 있는데, 개인적으로 굳이 권하고 싶은 방법은 아니다.

다양성 있는 건강하고 안정적인 장내 환경이 유지되려면 장에 나쁜 미생물들도 함께 있어서 좋은 미생물이 긴장을 늦추지 않게 해야 한다. 이런 요건은 건강한 마이크로바이옴의 세 번째 특징인 협력과 경쟁과 연결되는데, 서로에게 이익이 되는 방식으로 협력하면서 균형을 유지하는 미생물들의 건전한 경쟁의식은 특히 놀랍고 인상적인 특성이다.

협력과 경쟁

잠시 파티 비유로 되돌아가보자. 한 친구가 가져온 맛있는 디핑소스가 다른 친구가 가져온 크래커 덕분에 더욱 빛이 났다고 했던 것을 기억하는가? 디핑소스와 크래커는 기본적으로 서로가 없으면 효용이 없다. 디핑소스를 손가락으로 찍어서 먹고 싶어 할 사람은 아무도 없으며, 크래커는 디핑소스가 없으면 밋밋하고 건조해 맛없을 것이다. 이 두 가지 음식은 서로에게 유익하며 서로의 존재가 득이 된다.

협력이 무엇인가를 보여주는 이런 예는 장내 유익균들의 활동에서도 찾아볼 수 있다. 장내 미생물의 경우, 협력은 다양한 종자가 서로의 존재 덕분에 더욱 건강해지고 보다 효과적으로 기능하게 되는 것을 의미한다. 미생물들은 생존과 번성을 위해 서로가 필요하다. 미생물 간의 관계는 한쪽은 이익을 얻고 다른 쪽은 해를 입는 '포식자와 먹이' 관계나 기생 관계가 아니다. 물론 그런 식으로 기능하는 종도 일부 있지만 말이다. 이들의 관계는 다른 모든 건강한 관계에서와 마찬가지로 서로에게 유익한 진정한 공생 관계다.

인간의 장 마이크로바이옴이 이런 식으로 협력하도록 진화하기까지는 수백만 년의 세월이 걸렸다. 이들의 협력을 뒷받침하는 메커니즘은 매혹적이고 놀라울 정도로 복잡하며, 보통은 동시에 여러 종이 관여한다. 실제로 두 종류의 미생물을 조사했을 때 이들이 서로에게 득이 되는 방식으로 협력할 가능성은 별로 없지만, 서너 종 이상이 함께 작용하는 경우를 조사하면 그럴 가능성이 훨씬 커진다. 다시 말하지만 이런 현상은 열대우림과 비슷하며 종의 다양성이 그토록 중요한 또 하나의 이유이기도 하다.[30]

이런 현상이 확인된 것은 세 종류의 세균을 하나의 집단으로 묶어 관찰했던 어느 실험실 연구를 통해서였다. 이 연구에서 각각의 세균은 그 집단 모두의 생존에 필요한 일을 수행했고 이런 현상은 우연이 아닌 듯했다. 각 세균은 필수 화합물을 필요 이상으로 많이 생산해서, 협력하는 세균 종을 위한 잉여분을 만들었다.[31]

장의 유익균이 협력하는 가장 기본적이고 단순한 방법 한 가지는 협동적인 소화cooperative digestion다. 즉 한 종류의 세균이 소화를 통해 만든 화합물이 두 번째 종류의 세균의 음식이 되고, 두 번째 세균이 이를 소화해서 다른 화합물이 생성되면 세 번째 세균의 먹이가 되는 식으로 계속해서 연결되는 것이다.

복잡한 협력 작용 중에는 이런 흥미로운 현상도 있다. 세균들은 소화를 통해 만든 화합물을 다른 노폐물과 함께 적극적으로 분비하지만, 간혹 분비하지 않을 때도 있다. 분비되지 못한 이런 화합물은 그 세균이 사멸할 때가 되어서야 분비된다. 이런 현상은 죽은 세균이 아주 중요한 이유 중 하나다. 혹시 글을 잘못 읽은 것이 아닌가 싶을지 모르지만, 정말이다. 장에는 살아 있는 세균뿐만 아니라 **죽은 세균도** 많아야 한다. 다시 강조하지만, 마이크로바이옴의 다양성은 대단히 중요하다. 죽은 세균에는 살아 있는 세균에게 꼭 필요한 정보가 있을 뿐 아니라 영양이 되는 화합물도 있다. 이에 대해서는 뒤에서 더 자세히 설명할 것이다.

그런데 세균이 서로 협력하는 가장 놀랍고 흥미로운 방식은 아마도 '정족수 감지quorum sensing'을 통한 작업일 것이다. 지금부터 정말로 흥미진진한 이야기가 시작되니, 기대하기 바란다. 정족수가 무엇을 뜻하는지는 다들 알고 있을 것이다. 정족수란 법적으로나 공식적으로 유효한 결정을 내리기 위해 회의에 참석해야 하는 최소한의 그룹 구성원 수를 뜻한다. 흥미롭게도 장의 미생물 집합에도 정족수가 있어서, 충분한 수의 구성원이 모이기 전에는 집단

구성원들이 행동에 나서지 않는다.

장내 미생물들은 동료가 얼마나 많이 모였는지를 실제로 '볼' 수는 없다. 어쨌든 미생물에는 눈이 없으니 말이다. 그래서 장내 미생물들은 출석 여부를 확인하는 독창적인 방법을 만들어냈는데, 바로 신호 분자signaling molecule를 활용한 소통 방식이다. 이런 방법은 앞에서 언급한 미생물들의 언어의 일부로, 파티 초대장을 받은 친구들이 다른 어떤 사람이 파티에 참석하는지 알아보려고 문자를 보내오는 것과 상당히 비슷하다.

미생물들은 화합물을 생성하고, 분비하고, 감지하고, 반응하는 과정에서 화학적 신호를 이용해 각자의 활동을 동기화한다. 마지막 단계인 반응의 과정은 역치(閾値: 자극에 반응하기 시작하는 시점—옮긴이)에 따라 반응 여부가 결정된다. 다시 말해 정족수에 도달했다는 신호를 감지하기 전에는 신호에 반응하지 않는다.[32]

더욱 인상적인 것은, 집단을 이루어야 행동해야만 효과적으로 수행할 수 있는 일이 아닌 한 정족수 확인을 활용하지 않는다는 사실이다. 이렇게 해서 단세포인 세균들은 정족수 확인 과정 덕분에 필요할 경우 훨씬 더 진보한 다세포 유기체처럼 행동할 수 있다.[33] 얼마나 똑똑한 녀석들인가!

그렇지만 장에 있는 모든 유익균이 서로 협력하는 건 아니며 이들이 항상 협력하는 것도 아니라는 점은 중요한 대목이다. 잠시 파티의 비유로 되돌아가서 생각해보자. 서로를 적극적으로 싫어

하지는 않지만, 파티 주최자의 호의와 우정을 얻으려고 서로 경쟁하는 두 집단의 친구들이 있을 수 있으며, 이런 경쟁은 꼭 나쁘지만은 않다. 약간의 경쟁은 더 나은 행동의 동기를 자극한다. 예컨대 한 친구가 농담을 던지면, 다른 친구는 더 웃긴 농담을 생각해내려고 애쓸 것이다. 또 어떤 친구가 흥미로운 가벼운 대화 소재를 꺼내면, 다른 누군가가 그보다 더 재미있는 이야기를 생각해낼지 모른다. 무슨 말인지 이해했을 것이다. 건전한 경쟁의식은 파티 참석자들의 더 바람직한 태도와 행동을 자극했듯이 장의 미생물들이 우리 몸에 더 이롭게 작용하도록 자극할 수 있다.

요컨대 건강한 마이크로바이옴에서 장의 미생물들이 최상의 조건에서 기능하려면 협력자뿐 아니라 경쟁자도 필요하다. 모든 종이 다른 종과 협력하면 모든 미생물이 상호의존적이 될 텐데, 이때 어떤 일이 생겨 한 종류의 미생물 수가 감소하면 다른 종류도 함께 감소하면서 마이크로바이옴 전체가 불안정해질 것이다.[34]

그런데 놀랍게도 이에 대한 해결책 역시 갖춰져 있다. 서로 경쟁하는 미생물 종이 짝을 이루어 활동하면, 따로 활동할 때보다 더 효율적으로 기능한다.[35] 친구끼리 우위를 다투는 경우나 실력이 비슷한 두 운동선수가 서로에게 자극이 되어 더 열심히 노력하고 발전하는 경우를 생각하면 쉽게 이해할 수 있다. 이렇게 되면 한 종류의 미생물이 사멸하면서 협력하는 종이 함께 사라질 가능성이 줄어든다. 이처럼 장내 미생물 생태계는 모든 문제를 대비한 방안이 마련되어 있다!

* * *

다만 열대우림이든, 인체 내의 생태계이든, 본연의 항상성 상태가 유지되고 생태계가 번성하도록 내버려 둘 정도로 우리 인간이 현명하다면 말이다. 하지만 다들 알듯이, 인간은 전 세계의 열대우림 상당 부분을 훼손해서 그 섬세한 균형을 무너뜨렸던 것과 마찬가지로 우리의 장 생태계를 심각하게 훼손했다. 그렇다고 낙심하고 두려워할 필요는 없다. 어떻게 하면 장내 미생물이 번성할 환경을 만들 수 있는지를 배우면, 협력과 경쟁 속에서 적절한 조화와 균형이 유지되는 안정적이고 다양한 생태계를 다시 씨 뿌리고, 정성스럽게 키워나갈 수 있을 테니 말이다.

이를 위해 우선 장내 유익균의 언어부터 자세히 살펴보자. 다음 장에서는 미생물들이 소통하기 위해 사용하는 언어가 아니라, 세포의 에너지 센터에 중대한 영향을 미치기 위해 미생물들이 사용하는 언어를 중점적으로 살펴볼 것이다.

2장. 두 가지가 필요하다

지금쯤이면 장내 미생물이 어떻게 살아가고 일하고 서로 소통하며, 우리의 건강과 행복에 얼마나 중요한지 조금은 이해하게 됐을 것이다. 그리고 체내 생태계의 훌륭한 설계를 조금이나마 감탄하고, 이 멋진 본연의 항상성 상태가 다시 몸에 자리 잡히도록 장내 미생물과 협력해야겠다는 마음이 들었을 것이라고 본다. 그런데 지금까지 다룬 내용은 실은 빙산의 일각에 불과하다.

곧 알게 되겠지만, 장내 미생물은 그들의 행복한 생태계 안에서만 활동하는 게 아니다. 그들은 우리 몸의 모든 체계와 협력하고 소통한다. 이런 관계 중 가장 중요하고 긴밀한 것은 장내 미생물이 세포 안에 머물며 일하는 자매들과 공유하는 관계다.

두 자매 이야기

내 책을 처음 읽는 독자도 있겠지만(만일 그렇다면 열렬히 환영한다!), 앞서 출간한 다른 저서들을 읽고서 이 책을 읽는 독자라면 지금부터 다룰 내용이 예전에 접한 내용을 쉽게 떠올릴 수 있을 것이다. 전작을 읽은 적이 있든 없든, 이 장에서 다루는 정보를 잘 기억해두면 이 책의 나머지 부분을 읽는 데 큰 도움이 될 것이다.

고등학교 시절에 생물 수업을 들었다면, 세포의 '발전소'인 미토콘드리아mitochondria에 대해 잘 알고 있을 것이다. 미토콘드리아의 역사는 상당히 흥미로운데, 그 기원과 관련에서는 잡아먹힌 세균에서 진화했다는 이론이 가장 널리 받아들여진다. 20억 년 전으로 거슬러 올라가면, 이미 수많은 종류의 세균이 살고 있었지만, 그 외에 새롭게 형성되는 세균들도 있었다. 이론에 따르면, 지구의 생명체 대부분을 구성하는 진핵眞核, eukaryotic 세포의 전구체로 추정되는 세포 하나가 세균을 집어삼켰다. 그 둘은 협력해 일하면서 세균과 진핵 세포 전구체 모두에게 유익한 공생 관계를 형성해 나갔다. 세균은 그 세포(진핵 세포 전구체)가 호흡하고 산소를 이용해 에너지를 만들 수 있도록 거들었고, 세포는 이에 대한 보답으로 세균에게 집을 내주어 세균이 험난한 환경에서 안전을 지낼 수 있게 도왔다. 그리고 그 세균은 수백만 년의 세월을 거치면서 미토콘드리아로 진화했다.

미토콘드리아는 세포 내에 존재하지만, 자신의 뿌리인 세균으로서의 특성을 완전히 버리지는 않았다. 실제로 미토콘드리아는 마이크로바이옴을 구성하는 장내 세균과 비슷한 점이 꽤 많다. 이를테면, 미토콘드리아는 장내 세균과 마찬가지로 자신만의 DNA

를 가지고 있다. 미토콘드리아는 숙주 세포가 분열할 때 함께 분열할 수 있지만, 유사분열 유도(mitogenesis: 미토겐mitogen에 의해 유사분열이 유도되는 것—옮긴이)라는 과정을 통해서도 언제든 수를 늘릴 수 있다. 조금 뒤에 자세히 설명하겠지만, 세포의 나머지 부분이 분열하지 않아도 스스로 복제할 수 있는 미토콘드리아의 능력은 우리의 건강과 운명에 대단히 중요한 역할을 한다.

마이크로바이옴과 미토콘드리아는 같은 뿌리에서 출발한 과거의 인연으로 여전히 서로 연결되어 있다. 예를 들면 미토콘드리아는 포스트바이오틱스postbiotics라고 불리는 신호 분자를 통해 여전히 연락을 주고받는다. 포스트바이오틱스는 일반적으로 장내 미생물이 만들지만 음식 등으로 섭취할 수 있는 경우도 많다. 장내 미생물은 몸에서 일어나는 모든 일을 주의 깊게 지켜본다. 장내 미생물은 면역계와 신경계로부터 몸의 상태에 대한 정보를 정기적으로 받기 때문에, 몸의 상태를 모니터하기에 아주 좋은 위치에 있다. 장내 미생물은 포스트바이오틱스 신호 분자를 통해 얼마나 많은 에너지를 만들어내야 하는지 미토콘드리아에 전달한다.[01] 미토콘드리아가 마이크로바이옴에게서 받는 정보는 미토콘드리아가 생산하는 에너지의 양에 영향을 미친다.

식물성 식품에 함유된 식이섬유 섭취를 제한하는 일반적인 고지방keto, 저탄수화물, 고단백 식단이 피로와 브레인포그brain fog(머릿속이 뿌옇고 멍한 느낌이 지속되어 사고력과 집중력, 기억력이 저하되며 피로감, 우울, 식욕 저하 등의 증상이 동반되는 현상—옮긴이) 같은 부작용을 일으킬 수 있는 것은 이 때문이다. 식이섬유는 건강한 마이크로바이옴을 만드는 데 꼭 필요하다. 그리고 마이크로바이옴이 건강해야 미생물들이 우리 몸에 아주 중요한 포스트바이오틱스를 만들어낸다. 이에 대해서는 뒤에서 부연 설명할 텐데, 지금은 우선 인체의 에너지 공장이 어떻게 작동하는지부터 자세히 알아보자.

미토콘드리아가 에너지를 만드는 과정

음식과 산소가 에너지로 바뀌는 과정의 기술적 명칭은 **세포호흡**cellular respiration이다. 세포호흡은 우리 몸의 모든 미토콘드리아에서 반복적으로 일어나는 과정이며, 앞서 말했듯 우리 몸에는 수조 개의 미토콘드리아가 있다. 세포호흡은 우리 몸의 생산라인assembly line으로 상상하면 이해하기 쉽다. 세포호흡 과정은 포도당, 단백질, 지방이 아데노신삼인산ATP, adenosine triphosphate으로 바뀌기까지 여러 단계를 거친다.

잘 알려진 SF 드라마이자 영화인 〈스타트렉Star Trek〉을 좋아하는 사람이라면 잘 알고 있겠지만, 인간은 탄소 원자로 이루어진 생명체이며 탄소를 섭취한다. 우리가 먹는 모든 음식은 포도당, 아미노산, 지방으로 이루어져 있지만 분해되면 결국 탄소 분자만 남는다.

그런 탄소 분자가 세포에 들어가면 미토콘드리아는 탄소 분자를 재빨리 주워모아서 에너지를 만들기 시작한다. 이것이 크렙스 회로Krebs cycle(시트르산 회로citric acid cycle라고도 한다)의 시작인데, 크렙스 회로는 탄소 분자가 아데노신삼인산ATP으로 전환되는 일련의 과정을 뜻한다.

  탄소 분자가 일단 미토콘드리아에 전달되면 양성자 및 전자와 작용하기 시작하는데, 이런 양성자와 전자의 일부는 물에서 나온다. 잘 알겠지만 양성자와 전자는 전기를 띤(전기가 통하는) 입자이다. 양성자는 양전하(+)를 띠고, 전자는 음전하(-)를 띤다. 양성자와 전자들은 미토콘드리아의 내막을 지나 안쪽 깊은 곳으로 이동해서, 전자전달계電子傳達系,electron transport chain라는 일련의 화학 반응을 거친다. 전자전달계는 꽤 복잡한 개념이지만 간단히 설명하면, 일련의 복합체가 양성자와 전자의 전하량이 증가하도록 돕는 것이다. 전기 충전된 양성자와 전자는 점점 더 높은 단계의 전기성을 띠면서, 흔히 말하는 뜨거운 감자와 같은 난감한 문젯거리가 된다.

  이때는 이 부위가 아주 '뜨거워hot'지는데, 이런 상황은 20대 젊은이들이 한창 인기 있는 유흥가를 찾는 것에 비유해 생각해볼 수 있다. 미토콘드리아 하나를 유흥가에서 가장 인기 있는 어느 클럽으로 상상하자. 혹시 내 전작 《케토 코드란 무엇인가: 손실 없이 더 많은 이익을 얻는 케토의 혁명적인 신기술Unlocking the Keto Code: The Revolutionary New Science of Keto That Offer More Benefits Without Deprivation》을 읽었다면, 내가 이를 미토 클럽$^{Mito\ Club}$이라고 이름 붙여 설명했던 내용이 기억날 것이다. 워낙 중요한 개념이므로, 앞으로 다룰 내용을 알아보기 전에 숙지할 수 있도록 여기에서 다시 설명하고 지나가고자 한다.

미토 클럽 The MITO Club

 이 새로운 명소에는 안으로 들어가는 정문이 있고 뒤에는 바깥으로 나가는 회전문이 있는데, 이 회전문은 일방으로만 통행할 수 있다. (중간에 비상구도 몇 개 있다. 미토 클럽은 어찌 됐든 정해진 규칙을 지키고 싶어 하는데, 이에 대해서는 나중에 더 자세히 다룰 것이다. 우선 기본적으로는 미토 클럽 방문자들이 들어가거나 나갈 수 있는 문은 하나뿐이라는 점만 기억하자.)

 미토 클럽은 수백 개의 양성자와 전자, 산소와 수소를 포함한 여러 분자로 가득 차 있어서 혼잡하고, 뜨겁다. 안에 들어가려는 손님이 너무 많아서 클럽이 발 디딜 틈 없이 혼잡해질 수 있기 때문에, 경비원이 정문에 서서 출입을 통제한다. 입장객 수를 통제하는 것은 미토클럽이 책임져야 할 임무다. 경비원이 열심히 노력하고는 있지만, 주변이 워낙 붐비다 보니 손님들은 클럽 안에 들어가기 전에 최소한 십여 명과 부딪치게 된다. 그리고 실제 클럽들이 그렇듯 미토 클럽에는 산소 분자와 결합되고(짝짓고) 싶어 하는 양성자와 전자가 많다.

  일부 양성자와 전자는 바라던 대로 산소와 결합해 짝을 이룬다. 짝을 이룬 커플은 뒤쪽 회전문을 통해 나가는데, 그 과정에서 다량의 아데노신삼인산ATP이 생성된다. 물레방아에 떨어지는 물의 힘으로 물레방아가 돌아가는 원리와 비슷한 작용으로 생각하면 된다. 양전하를 띤 양성자가 산소와 결합한 다음 미토콘드리아 막membrane의 뒤쪽 회전문을 함께 통과할 때, 아데노신삼인산이 생성되는 것이다. 한편 양성자들은 밖으로 나가면서 이산화탄소를 남겨두고 간다. 남겨진 이산화탄소는 양성자들이 미토 클럽에 버려두고 나간 맥주병과 쓰레기라고 생각하면 된다.

  평소와 다름없이 발 디딜 틈 없이 붐비는 토요일 밤, 갑자기 수많은 전자가 그곳을 떠나기로 결정한다. 그 결과 산소와 결합되기를 희망하며 그곳을 찾은 수많은 양성자들은, 그 안을 서성이다가 산소와 결합할 확률이 낮다는 사실을 깨닫는다. 좌절한 양성자들은 저 멀리에 있는 비상구 표지판을 보고 곧장 그쪽으로 달려간다. 그곳에서 양성자들 중 일부는 길 잃은 산소 분자들을 만나 마침내 결합에 성공한다. 그런 새로운 커플들이 회전문을 통과해 나가면서, 아데노신삼인산이 추가로 생성된다. 그렇지만 남은 양성자들은 대부분은 그런 행운을 얻지 못하고, 짝을 이루겠다는 목표를 이루지 못한 채 혼자서 클럽을 빠져나간다. 즉 그날 밤에는 아데노신삼인산을 만들어내지 못한다.

물론 미토콘드리아에서 실제로 일어나는 일이 방금 설명한 것처럼 간단하지는 않다. 산소와 양성자가 결합해 아데노신삼인산을 합성하는 여러 단계의 과정은 이산화탄소가 생성되는 것 이상의 결과를 초래한다. 안타깝게도 산소와 결합하고 싶어 하는 입자가 양성자만 있는 건 아닌데, 전자 또한 산소와 결합하는 데 아주 관심이 많다! 양성자가 아닌 전자가 산소와 결합하면, 그들은 활성산소종ROSs, reactive oxygen species을 만들어낸다. 건강 전문가들이 자주 언급하는 프리라디칼free radical(유리기)도 활성산소종의 일종이다.

활성산소는 자동차 엔진이 내뿜는 배기가스와 비슷한 것으로 생각하면 된다. 미토 클럽의 비유를 들어 다시 설명하자면, 활성산소는 술에 취해서 주먹을 휘두르는 손님과 비슷한 존재다. 결국 경비원들이 그들을 처리하겠지만, 그렇다고 해서 그들이 소란을 안 일으킨다는 의미는 아니다! 활성산소는 미토콘드리아를 손상시켜 결과적으로 세포를 손상시키는 산화 스트레스oxidative stress의 원인으로 작용한다. 활성산소와 산화 스트레스에 대해서는 아마도 다들 들어본 적이 있을 것이다. 두 가지 모두 노화와 만성 질환과 관련이 있다.

그런데, 활성산소종은 약간 있어도 괜찮다. 약간의 흥분과 광란의 분위기가 없었다면, 애초에 젊은이들이 미토 클럽을 찾지도 않았을 것이다. 소량의 활성산소는 세포를 건강하게 유지하는 데 도움이 되는 메시지 전달 신호 분자로도 기능한다. 다만 활성산소의 양이 지나치게 많아지면 문제가 된다. 그래서 산소 분자와 결합하는 전자의 양이 너무 많아지면 미토콘드리아를 손상시킬 수 있다. 게다가 미토 클럽의 경비원들이 활성산소를 억제할 방법을 못 찾으면, 말 그대로 세포의 폭발적이고 즉각적인 죽음을 뜻하는 세균 자살apoptosis(아폽토시스, 세포자멸사)가 초래될 수 있다. 생각해보면, 싸움과 극적인 사건이 너무 많이 일어나는 클럽은 결국에는 문을 닫아야만 할 것이다.

미토 클럽의 주요 경비원은 두 종류로, 하나는 수면 호르몬으로 잘 알려진 멜라토닌melatonin이고, 다른 하나는 항산화제로 유명한 글루타티온glutathione이다. 멜라토닌과 글루타티온은 활성산소가 신호 전달자로서의 임무를 수행하기에 충분하지만 그렇다고 세포에 해를 끼칠 정도로 많지는 않은 최적의 수준으로 유지되게 한다. 당연히 미토 클럽은 상황이 걷잡을 수 없이 흘러가는 것을 방지하려고 그런 경비원들을 충분히 확보해두고 싶어 한다. 그런데 상황이 엉망이 되는 것을 미연에 방지하려면 안전장치가 더 있어야 하는데, 이때 중요한 역할을 하는 것이 바로 미토콘드리아 짝풀림 uncoupling(언커플링, 결합 해세)이다.

건강을 지키기 위한 짝풀림

짝을 이루었던 두 당사자가 서로 갈라서는 것, 즉 **언커플링(짝풀림)**은 연인과의 관계를 정리한다는 의미로 흔히 사용되지만, 미토콘드리아에 있어서는 칼로리 연소(신진대사)을 에너지 생성(아데노신삼인산 생성)과 분리하는 것을 뜻한다.

미토 클럽의 비유를 이용해서 짝풀림이 어떻게 작용하는지 알아보자. 앞서 설명했듯, 미토 클럽은 젊은이들에게 인기 있는 장소여서 입장하려는 손님들이 클럽 앞에 잔뜩 늘어섰으며 대기줄은 갈수록 길어지고 있다. 클럽 안이 점점 더워지면서, 양성자들은 어느 시점이 되면 더 이상 산소 분자와 결합하는 데 관심을 두지 않는다. 그들은 그저 밖으로 나가서 새로운 클럽을 찾거나 다음을 기약하고 그냥 돌아가고 싶어 한다. 미토 클럽의 뒤쪽에는 출구가 하나밖에 없어서, 사람이 많이 몰릴 때는 출구 주변에 병목 현상이 생기기 쉽다. 이때 누군가가 비상구 중 하나를 밀어서 연다! 그러면 양성자들은 열린 비상구 밖으로 서둘러 빠져나간다. 이들은 다시 찾은 자유를 만끽하며 짝을 이룰 다른 기회를 찾아 이동한다.

그러면 이제 미토 클럽에 여유 공간이 생기면서 답답함이 해소되고, 손님들은 다시 즐길 수 있게 된다. 양성자와 산소 분자들에게는 다시 결합할 여유가 생기고, 정문을 지키는 경비원은 이제 밖에 서 있는 대기자 중 일부를 클럽 안으로 들여보낼 수 있다. 그러나 클럽은 단 몇 분 만에 다시 손님들로 발 디딜 틈 없는 상태가 된다. 내부에 꽉 들어찬 손님들과 밖에서 입장을 기다리는 대기자들 모두 불만 가득한 이 시점에서, 새로운 운영 계획이 필요하다. 클럽을 운영하는 사장은 어떤 조치를 취해야 할까?

클럽 밖을 서성이는 대기자들이 많으니, 클럽(미토콘드리아)을 추가로 만들어 고객의 수요를 분산시키는 방법이 있을 것이다. 세포 안의 미토콘드리아를 늘리는 이런 방법은 유사분열 유도mito-genesis라고 한다. 세포는 특정 조건이 갖춰지면, 작업량을 처리하기 위해 더 많은 미토콘드리아를 만들게 된다. (기억하겠지만 미토콘드리아에는 자체적인 DNA가 있어서 필요할 때 세포의 나머지 부분과 관계없이 분열할 수 있다.) 대부분의 전문가들은 미토콘드리아를 증식하는 방법은 단식과 운동 단 두 가지 방법뿐이라고 말할 것이다. 하지만 유사분열을 유도하는 방법이 몇 가지 있으며, 실제로 이 책에서 소개하는 식이요법을 따르면 미토콘드리아의 유사분열을 유도할 수 있다.

미토 클럽의 사장은 클럽을(즉 미토콘드리아를) 더 많이 만들기로 결심한다. 그는 미토 클럽을 운영하면서 성공적인 이끄는 운영 비결을 터득했다. 하지만 클럽을 더 만들려면 자금을 마련해야 한다. 어디서 돈을 빌릴 수 있을까? 몸에 축적된 지방을 자원으로 활용해서 클럽(미토콘드리아)을 새로 만들어, 기분 좋은 에너지를 다시 만들어내기 시작할 수 있다.

이런 말을 듣고 의문이 들지 모른다. '체지방이 굳이 왜 자신의 재산인 지방을 나누어주려 하겠어? 뭔가 말이 안 되는걸.' 그런 의문이 생기는 것이 당연하다. 실제로 체지방의 도움을 받으려면, 케톤이나 다른 '짝풀림 화합물uncoupling compound'에 의해 활성화되는 독특한 단백질이 관여해서 옆문(비상구)을 열고, 유사분열 유도를 촉진하고, 지방 저장고를 열어달라고 말해주어야 한다.

   1978년, 벅노화연구소Buck Institute for Research on Aging의 생리학자 데이비드 G. 니콜스David G. Nicholls, 비베케 S. M. 번슨Vibeke S. M. Bernson, 길리언 M. 히튼Gillian M. Heaton은 전자전달계에 관여하는 여러 당사자를 위한 '비상구'가 미토콘드리아 안에 내장돼 있다는 사실을 발견했다. 이 비상구들은 짝풀림 단백질에 의해 통제된다.

   오늘날 우리는 짝풀림 단백질이 UCP1에서 UCP5까지 총 5가지라는 사실을 알고 있다. 짝풀림 단백질은 모두 미토콘드리아 내막 안쪽에 자리하며, 특정 조건이 형성되면 양성자가 빠져나가도록 허용한다. 미토 클럽을 찾았던 손님들이 옆문으로 슬그머니 빠져나가듯이, 미토콘드리아는 짝과 분리된 양성자가 세포의 에너지 생산 발전소인 미토콘드리아를 떠나게 허용하며, 그 과정에서 칼로리가 허비된다!

   한편 케톤과 잠시 뒤에 소개할 다른 분자들은 미토콘드리아에 메시지를 보내서 비상구를 열게 하거나, 짝과 분리해서 아데노신삼인산이 덜 생성되게 한다. 그 과정에서 미토콘드리아는 칼로리를 연료로 사용하는 대신 그냥 허비해버리고, 유사분열 유도를 통해 미토콘드리아의 수를 늘린다.

따라서 짝풀림이 일어나면 미토콘드리아들은 결과적으로 아데노신삼인산을 더 적게 만들게 된다. 언뜻 보기에 안 좋은 작용 같아 보일지 모르지만, 사실 이런 결과는 우리 몸에 대단히 유익하다. 벅 노화연구소에서 인체의 에너지 변환 메커니즘을 연구하는 연구원이자 왕성히 활동 중인 학자인 마틴 브랜드Martin D. Brand 박사가 처음으로 설명했듯이, 미토콘드리아의 짝풀림은 전적으로 미토콘드리아를 보호하는 작용이다. 아데노신삼인산이 만들어질 때 미토콘드리아가 손상을 입는다는 사실을 기억하자. 따라서 짝풀림은 미토콘드리아가 활성산소로부터 해를 입지 않고 건강을 보존할 수 있게 한다.

미토콘드리아가 손상되지 않도록 더 잘 보호하는 것은 건강의 모든 측면에 중요하다. 건강한 미토콘드리아의 중요성은 아무리 강조해도 지나치지 않을 정도이며, 우리 몸의 건강과 직결된다고까지 말할 수 있다.

짝풀림과 유사분열 유도를 통해 만들어진 건강한 미토콘드리아 두 개는 손상된 미토콘드리아 한 개보다 아데노신삼인산을 더 많이 만들어낼 수 있는데, 개들이 끄는 썰매를 떠올리면 이해하기 쉽다. 개 한 마리가 끄는 썰매는 속도가 그다지 빠르지 않을 것이다. 게다가 썰매를 끄는 개가 머지않아 지칠 터라 멀리 이동하기도 힘들다. 하지만 여러 마리가 함께 썰매를 끌면 무게를 분산되기 때문에, 썰매를 끄는 개가 많으면 많을수록 더 멀리, 더 빨리 이동할 수 있다. 다만 개들을 먹일 먹이를 훨씬 많이 준비해야 한다는 단점이 있다.

미토콘드리아도 이와 마찬가지지만, 이 경우 미토콘드리아의 먹이가 더 많이 필요하게 되는 건 오히려 이점으로 작용한다. 짝풀림 과정에서 칼로리가 허비되고 새로운 미토콘드리아를 만들기 위해 체지방을 가져다 쓰기 때문이다. 게다가 미토콘드리아가 짝과 분리될 때 열 발생thermogenesis이라고 불리는 현상이 나타나는데, 열 발생은 체중 감소, 활력, 건강을 촉진한다.[02]

따라서 미토콘드리아의 짝풀림과 증식이 활발히 일어나는 것이 우리에게 유리하다. 그렇다면 어떻게 해야 짝풀림과 유사분열 유도가 촉진될까? 바로 여기서 미토콘드리아의 자매들이 중요한 역할을 한다.

짝풀림 화합물

짝풀림 단백질이 있는 미토콘드리아 내막 안쪽을 살펴보자. 짝풀림 단백질은 기본적으로 미토 클럽 옆문을 지키는 경비원으로, 미토 클럽 비상구를 열어 분리 과정을 촉발할 수 있다. 하지만 이들은 체계 없이 아무 때나 문을 열지는 않으며, 미토콘드리아에 과부하가 걸려 혹사당할 때마다 문을 여는 것도 아니다. 이들은 자매들의 신호를 기다린다.

이런 신호는 폴리페놀과 짧은사슬지방산, 케톤 등의 짝풀림 화합물의 형태로 전달된다. 그렇다고 해서 단순히 폴리페놀을 잔뜩 섭취하고, 짧은사슬지방산이 들어 있는 발효 사과 식초apple cider vinegar를 마시고, 간에서 케톤을 생성하는 MCT 오일을 먹기만 하면 무조건 미토콘드리아 짝풀림의 이로운 효과를 얻게 되는 것은 아니다. 그렇게 간단하다면 얼마나 좋겠는가! 이 장의 제목이 '두 가지가 필요하다'였음을 기억하자. 미토콘드리아의 짝풀림에 사용되는 화합물이 무엇이든 장내 미생물은 짝풀림에서 중요한 역할을 해왔고, 앞으로도 계속 그럴 것이다.

폴리페놀

앞서 언급했듯 우리는 지금껏 폴리페놀이 항산화제라고 들어왔지만 실은 그렇지 않다. 물론 폴리페놀도 항산화제처럼 세포를 보호하지만, 폴리페놀은 항산화제와는 달리 미토콘드리아의 짝풀림을 유도함으로써 세포를 보호한다. 그런데 폴리페놀이 이런 작용을 하려면 반드시 장내 미생물이 먼저 폴리페놀을 처리해주어야만 한다. 과거에 꽤 오랜 세월 동안 연구원들은 폴리페놀이 인간의 몸 안에서 대체 어떻게 작용하는 것인지 파악하지 못했다. 폴리페놀은 웬만해서는 몸에 잘 흡수되지 않기 때문이다. 그런데 이제는 장내 미생물이 중간에서 다리를 놓아준다는 사실을 알게 됐다. 그토록 오랫동안 연구원들이 찾지 못했던 연결고리는 바로 장내 미생물이었다!

알고 보니 폴리페놀은 장내 미생물의 주요 먹이이자, 미생물들이 가장 좋아하는 먹이의 하나였다. 장내 미생물은 폴리페놀을 소화해서 흡수가 잘 되는 생리활성물질로 바꾸어놓는데,[03] 이런 새로운 형태의 화합물이 바로 미토콘드리아의 짝풀림제로 기능한다.

폴리페놀이 항산화제와 다른 이유를 설명할 때, 항산화제는 활성산소 때문에 이미 발생한 세포 손상을 복구하는 작용을 한다는 점도 들 수 있다. 비유하자면 항산화제는 미토 클럽의 영업이 끝난 뒤에 정리하러 들어온 청소부들과 같다. 그런데 장내 미생물의 처리 과정을 거친 폴리페놀은 이보다 더 대단한 일을 해낸다. 미토콘드리아의 짝풀림을 유발해, 애초에 세포가 손상을 입지 않게 하는 것이다.[04]

폴리페놀이라는 성분이 과연 왜 존재하는 것일까 의문이 들지도 모른다. 알다시피 사람은 에너지를 만들기 위해 산소가 필요하지만, 산소는 활성산소를 만들어 미토콘드리아를 손상시키기도 한다. 이는 인간의 본질적인 딜레마다. 우리는 산소 없이는 살 수 없지만 동시에 산소가 있어도 살 수 없다! 식물도 우리와 비슷한 처지다. 식물이 에너지(아데노신삼인산)를 만들려면 햇빛에 들어 있는 광자($光子$)가 필요한데, 광자는 식물의 미토콘드리아에 해당하는 엽록체를 손상시킬 수 있다. 이에 식물은 미토콘드리아의 짝풀림을 유도해 스스로를 보호하기 위해 폴리페놀을 만들어낸다.

실제로 매해 가을 단풍의 아름다운 색채에서 폴리페놀을 눈으로 확인할 수 있다. 노랑, 빨강, 주황, 파랑, 보라 등의 화려한 색으로 물드는 단풍은 잎에 있는 미토콘드리아의 결합 해제를 유도하는 중이다. 그저 그런 작용이 짙은 녹색의 엽록소가 사라지고 나서야 눈에 들어오는 것뿐이다. 그렇다면 어두운 색깔의 과일과 채소는 어떨까? 과일과 채소의 짙은 색깔 역시 폴리페놀에서 나온 것이다. 색이 짙은 과일과 채소를 먹으면, 폴리페놀이 식물의 미토콘드리아를 보호하는 것과 같은 방식으로 우리 몸의 미토콘드리아를 보호해줄 것이다. 다만 앞서 얘기했듯, 장내 미생물이 폴리페놀이 몸에 잘 흡수되도록 미리 처리해주어야만 그런 효과가 발휘된다.

장내 미생물의 도움으로 흡수하기 쉬운 형태로 바뀐 폴리페놀은 다른 방식으로도 우리 몸에 도움이 된다. 우선 폴리페놀은 세포핵에 있는 효소인 시르투인 1$^{sirtuin\ 1}$에, DNA를 복구하고 손상으로부터 보호하라는 신호를 보낸다. 시르투인 1은 신진대사, 뇌 기능, 노화에 깊이 관여하는데, 폴리페놀은 시르토닌 1의 과발현을 유도해서 전반적인 건강을 증진하고 수명을 늘린다.[05] 기본적으로 장내 미생물은 폴리페놀에 효력이 생기게 만듦으로서 세포가 미토콘드리아와 미생물을 모두 보호할 수 있게 한다.

와인에 들어 있는 성분이어서 특히 주목받는 레스베라트롤resveratrol, RSV은 시르투인 1을 활성화할 수 있는 여러 폴리페놀 중 하나다. 그래서 내 아내가 종종 말하듯 적당량의 와인은 몸에 좋을지 모른다! 실제로 적당량의 와인 섭취는 심혈관 질환 발병 위험을 감소시키는 것으로 밝혀졌다.[06] 그런데 레스베라트롤은 심장보다 뇌와 신진대사에 훨씬 더 큰 영향을 미친다. 알츠하이머병과 비슷한 신경증을 앓는 쥐를 대상으로 한 연구에서, 레스베라트롤은 뇌 해마hippocampus의 유연성을 높여서 기억 상실을 억제했다. 또한 대사성 질환(물질 대사 장애로 발생하는 질환—옮긴이)을 개선하고 수명을 연장했다.[07]

레스베라트롤과 그 밖의 폴리페놀들은 시르투인 1 외에도, AMP-활성 단백질 인산화효소AMP-activated protein kinase, AMPK도 활성화한다. AMP-활성 단백질 인산화효소는 미토콘드리아가 에너지를 더 많이 생산할 수 있도록 포도당과 지방의 흡수를 촉진하는 효소다. 이 효소가 활성화되면 신경발생(새로운 뉴런의 생성)과 미토콘드리아 합성(새로운 미토콘드리아의 생성)이 촉진된다.[08] 따라서 레스베라트롤처럼 효과가 강력한 폴리페놀은 새로운 미토콘드리아가 에너지를 공급하는 새롭고 유연한 뉴런이 형성되게 하고, 동시에 활성산소로 인해 미토콘드리아가 손상되는 것을 방지한다. 이렇게 보면 장내 미생물들이 폴리페놀을 그토록 좋아하는 것도 당연해 보인다.

레스베라트롤이 워낙 효과가 강력한 폴리페놀이다 보니, 퇴행성 신경질환과 대사성 질환 치료와 예방에 레스베라트롤을 활용할 방법에 대한 연구가 활발히 진행 중이다. 아이러니하게도, 연구원들은 생물학적 이용 가능성이 낮다는 점,[09] 다시 말해 잠재적인 이점을 얻을 만큼 폴리페놀이 충분히 몸에 흡수되지 않는다는 점을 성공적인 치료를 막는 가장 큰 장애물로 생각하지만, 실제로는 그렇지 않다. 장내 미생물의 도움을 받으면 몸에 잘 흡수되도록 만들 수 있다.

중요한 폴리페놀 중에는 엘라지타닌ellagitannin도 있다. 만약 장내 미생물군이 적절한 조합을 이루고 있다면, 장내 세균들이 베리류, 석류, 호두에 많이 들어 있는 엘라지타닌을 소화해 유로리틴 A urolithin A라는 대사물질을 만들어낼 것이다. 관련 실험에 따르면 유로리틴 A를 선충에게 투여했을 때, 선충의 수명이 50퍼센트나 증가했다! 흥미롭게도, 이 수치는 간헐적 단식이나 칼로리 제한에 따른 수명 연장 효과와 정확히 일치한다. 이에 대해서는 뒤에서 더 자세히 다룰 것이다. 유로리틴 A가 동물의 수명을 늘리는 것은 짝풀림 메커니즘을 통해서인데, 짝풀림은 미토파지mitophagy(오래되거나 손상된 미토콘드리아를 재활용하는 작용)와 미토콘드리아 유사분열 유도, 즉 미토콘드리아의 생성을 유도한다.[10] 실제로 사람을 대상으로 한 연구에서, 유로리틴 A은 미토콘드리아에 영향을 주어 근육의 건강을 증진하고 골관절염 환자의 연골 퇴행과 통증을 줄

이는 것으로 나타났다.[11]

 '이런 좋은 효과가 좋다니, 어서 나가서 베리류, 석류, 호두를 잔뜩 사와야겠다'는 생각이 든다면, 그전에 한 가지 명심할 점이 있다. 100세 이상 장수하는 노인들을 대상으로 한 연구에서, 유로리틴 A를 만드는 데 필요한 적절한 장내 세균 조합을 갖춘 사람은 대상자 중 약 50퍼센트였다. 건강한 장 생태계가 이들의 장수 비결이라는 설명으로 들린다면, 이 책에서 다루려는 주제를 제대로 파악한 것이다. 지금부터 설명하는 내용은 스포일러가 될 수 있으니 주의 바란다! 이와 비교해 일반 성인은 유로리틴 A 생성에 필요한 장내 세균 조합을 갖춘 사람이 단 20퍼센트에 불과했다. 이 말은, 아무리 석류를 많이 먹더라도 이 중요한 대사산물이 체내에서 전혀 생성되지 않을 수 있다는 뜻이다.[12]

 다시 강조하지만 두 가지가 갖춰져야 한다. 건강하게 오래 살고 싶다면 우리와 장내 미생물이 함께 노력해야 한다. 만약 한 가지 이상의 '핵심종' 세균이 부족하면 장 생태계가 서서히 무너져서, 건강한 식습관이 아무런 효과를 발휘하지 못한다.

 그런데 다시 말하지만 폴리페놀은 항산화제가 아니다. 사실 미토콘드리아에 있는 항산화제는 멜라토닌과 글루타티온 단 두 가지뿐이다. 그런데 식물도 에너지 생성 과정에서 광자로 인한 손상을 복구하기 위해 멜라토닌과 글루타티온을 만든다. 이 말은 대다수 식물에, 미토콘드리아를 보호하는 두 가지 성분인 폴리페놀과 항산화제가 모두 들어 있다는 뜻이다. 그렇다면 어쩌면, 채식이 우리 몸에 유익할지 모른다. 그런데 위의 유로리틴 A의 사례에서처럼, 장내 미생물의 균형이 적절히 유지되지 않으면 이 모든 '건강한' 식습관도 무용지물이다. 당황스러울지 모르지만 그렇다고 초조해할 필요는 없다. 장 미생물 생태계의 건강을 지키는 방법을 이 책에서 배울 수 있으니 말이다.

나는 이 분야를 연구하면서, 우리 조상들은 몸에 좋은 음식에 대한 놀라울 정도로 뛰어난 지혜를 타고난 것처럼 보인다는 사실에 거듭 놀라게 된다. 애석하게도 현대인은 이런 지혜가 턱없이 부족한 듯하다. 예를 들어 조상들이 향신료를 대단히 소중히 했던 것만 봐도 알 수 있다. 예전에 쓴 책에서 언급했듯이, 향신료에는 폴리페놀과 항산화물질이 모두 들어 있다. 향신료의 인기는 대단해서 말 그대로 전쟁이 벌어질 정도였는데, 나는 그들이 이토록 향신료를 중요하게 여겼던 것이 그저 향이 더 강한 음식을 먹고 싶어 해서만은 아니었다고 믿는다. 역사적으로 사람들이 목숨을 바쳐가면서까지 얻으려고 애썼던 것이 한 가지 있다면, 그건 아마도 약일 텐데(어쩌면 섹스도 그렇다고 볼 수 있겠지만), 향신료와 식물에서 얻는 그 밖의 식재료들은 그 자체로 놀라울 정도로 강력한 약이 된다. 옛날 사람들이 과연 이 사실을 어떻게 알았을지, 그저 놀라울 뿐이다.

짧은사슬지방산(SCFA)

짧은사슬지방산도 짝풀림 화합물의 주요 범주다.[13] 짧은사슬지방산에는 아세테이트, 뷰티르산, 프로피오네이트propionate 등이 있다. 짧은사슬지방산은 장내 미생물이 대신 처리해주는 폴리페놀과 달리, 장내 미생물이 가용성 식이섬유prebiotics(프리바이오틱스)를 발효할 때 장에서 직접 만들어진다고 한때 알려져 있었다. 하지만 저절로 그렇게 되는 것은 아니며, 앞에서 여러 번 말했듯이 두 가지가 필요하다. 그리고 이 경우에는 두 가지 이상이 필요할 수도 있다.

스탠퍼드대학교의 에리카 소넨버그Erica Sonnenburg와 저스틴 소네버그Justin Sonnenberg는 섬유질이 풍부한 식단으로 음식을 먹은 사람들을 조사해서, 단순히 식이섬유를 많이 먹는다고 장내 미생물 군집의 다양성이나 염증이 개선되는 건 아니라는 사실을 확인했다. **그런데** 그들의 식단에 케퍼(kefir: 염소, 양, 소의 젖을 발효해 만든 발효유―옮긴이), 콤부차kombucha(설탕을 넣은 녹차나 홍차에 유익균을 넣어 발효한 음료―옮긴이), 요구르트, 사우어 크라우트kraut(소금에 절여 발효한 양배추―옮긴이), 프로바이오틱 성분이 든 식초 등의 발효식품을 보충하자, 장내 미생물 군집의 다양성이 증가했고 염증 지표도 감소했다.[14]

식이섬유의 역할에 대해서는 이 책에서 앞으로도 계속 다루게 될 텐데, 아마도 모든 사람이 식이섬유를 충분히 섭취하거나 보충하는 것의 중요성을 귀에 못이 박히도록 들었을 것이다. 그런데 폴리페놀과 마찬가지로, 식이섬유도 그 자체로 몸에 이로운 작용을 하는 것은 아니다. 이보다 더 주목해야 할 점은, 식이섬유가 장내 미생물의 건강에 큰 도움이 된다는 사실이다. 그런데 식이섬유가 장내 미생물에게 도움이 되려면 미생물이 사용할 수 있는 신호와 전구체precursor가 반드시 필요하다. 말했듯이 폴리페놀(그리고 식이섬유)의 유익한 효과를 얻으려면 우리가 흡수할 수 있도록 장내 미생물이 그것들을 소화시켜주어야 한다. 하지만 미생물들이 이 일을 혼자서 할 수는 없다. 한 가지 선행 단계가 필요한데, 이것이 바로 학자들이 오랫동안 간과해왔던 부분이다.

나중에 알려진 바에 따르면, 식이섬유가 발효되어 있어야만 장내 미생물이 이를 처리할 수 있다. 이런 발효 과정을 거치면 효모와 세균은 폼산formate(포름산), 석신산succinate(호박산), 락트산lactate과 같은 중간 형태의 짧은사슬지방산을 만든다. 중간 형태의 짧은사슬지방산은 짧은사슬지방산과 달리 우리 몸에서 직접적인 역할을 하지는 않는다. 이들은 다른 세균, 그중에서도 특히 뷰티르산을 만드는 세균의 먹이로만 사용된다.[15] 즉 뷰티르산을 만드는 세균은 동료들이 중간 형태의 짧은사슬지방산을 만들어줄 때까지는 뷰티르산을 만들 수 없다.[16] 뒤에서 다룰 중요한 사실 한 가지를 미리 공개하자면, 발효식품은 프로바이오틱스(살아 있는세균과 효모)의 공급원으로써는 가치가 거의 없지만, 중간 형태의 짧은사슬지방산이 풍부하다. 이 말은 식이섬유의 유익한 효과를 얻는 데 있어서 발효식품이 중요한 연결고리라는 뜻이다.

잘 알다시피 전 세계의 거의 모든 전통 문화권은 세균과 효모의 존재를 현미경으로 확인하기 훨씬 전부터 발효식품을 만들어왔다. 인간이 최초로 발효식품을 만든 사례가 기록된 건, 기원전 1만 년경 북아프리카에서 발효된 우유로 요구르트를 만들었던 때였다. 그로부터 3천 년 뒤, 중국인들은 발효 과일 음료를 만들기 시작했다. 그 뒤로 다시 3천 년이 흘렀을 때, 이집트인들은 누룩으로 발효한 빵을 만들었다. 이와 비슷한 시기에 중국에서는 채소를 절여 발효하고 곰팡이가 핀 두부를 일종의 항생제처럼 사용하기 시작했다. 수 세기 동안 이런 일이 계속 이어졌다. 우리 조상들은 어떤 것이 몸에 이로운지를 직관적으로 알았으며, 사회의 지혜를 축적했다. 그래서 루이 파스퇴르Louis Pasteur가 1856년에 발효를 '공식적으로' 발견하기 훨씬 전부터, 발효 작용과 폴리페놀의 유익한 작용을 함께 활용해서, 폴리페놀의 생물학적 이용 가능성과 항산화 능력을 크게 향상시킬 수 있었다.[17]

그런데 장내 미생물이 발효시켜 짧은사슬지방산을 만들 수 있는 재료가 식이섬유만 있는 건 아니다. 어떤 장내 세균은 장 내벽의 상피세포가 만드는 점액mucus을 이용해서, 뷰티르산 등의 중요한 짧은사슬지방산을 만든다.

앞으로 자세히 설명하겠지만 장 내벽은 점액층에 싸여서 보호된다. 점액층은 외부에서 들어온 침입자가 혈류에 침입하지 못하도록 막는 역할을 한다. 그런데 이 점액은 장에 꼭 필요한 종류의 세균이 짧은사슬지방산을 만드는 데 사용할 수 있는 귀중한 영양소이기도 하다. 이 세균 종은 '점막을 좋아하는'이라는 뜻에서 나온 이름인 **아커만시아 뮤시니필라**Akkermansia muciniphila라고 한다.[18] 이런 장내 유익균은 점액층을 먹는데, 이렇게 되면 점액 생성이 자극돼서 장 내벽이 튼튼해지고 보호된다. 내가 예전에 냈던 책을 읽었다면 이에 대해 조금은 알고 있을 것이다. 아커만시아는 세상에서(혹은 장 안에서) 가장 중요한 장내 세균 중 하나로, 뒤에서 이에 대한 더 자세히 논할 것이다.

아커만시아가 점액을 섭취해서 뷰티르산을 만들 수 있지만, 뷰티르산 역시 상피세포에 점액 생성을 늘리라고 지시할 수 있으며, 이런 작용 덕분에 장벽의 기능이 향상된다.[19, 20] 게다가 먹이가 충분히 공급되고 적절히 보살핌 받으면, 아커만시아는 장의 접합부가 투과되지 않도록 단단히 유지해서 장벽을 튼튼하고 건강하게 지킨다. 그뿐 아니라 증식해서 아커만시아가 더 많아지면 점액을 더 많이 먹고, 이에 따라 뷰티르산이 더 많이 생성되고, 상피세포에 점액을 더 많이 만들라는 신호가 전달되는 선순환이 이루어진다.

대장 깊숙한 곳에는 산소가 없다. 그렇다면 불쌍한 대장 세포들은 어떻게 해야 할까? 이때 구세주 역할을 하는 것이 바로 뷰티르산이다! 뷰티르산은 대장 세포가 얻을 수 있는 유일한 영양소다. 뷰티르산이 없으면 대장 세포가 건강하게 지내기 힘들고, 원치 않는 입자와 세균의 침입을 막는 장벽도 사라져서, 암세포가 자라기에 이상적인 환경이 된다. 이 한 가지 사례만 보더라도(앞으로도 수많은 예를 확인할 것이다) 모든 질병은 장에서 시작된다는 히포크라테스의 말은 전적으로 맞는 말이었다.

맨 처음 내가 뷰티르산에 관한 이야기를 꺼낸 이유가 무엇이었는지 다시 생각해보자. 뷰티르산은 미토콘드리아에 결합을 해제하라는 신호를 보냄으로써 미토콘드리아와 세포 자체의 건강을 보호하는 신호 분자다. 장 내벽의 세포에 튼튼하고 건강한 미토콘드리아가 많으면 장 내벽도 튼튼하고 건강해질 것이다! 뷰티르산은 이런 식으로 장의 보호 기능을 개선하고 복구한다.[21]

짧은사슬지방산은 체중 감량에도 도움이 되는데, 그 부분적인 이유는 짝풀림 과정에서 에너지가 '허비'되기 때문이다. 실제로 고지방 사료를 먹는 쥐에게 짧은사슬지방산을 보충식으로 제공하면, 보충식을 먹지 않은 쥐와 비교해 체중 증가가 억제된다.[22] 짧은사슬지방산의 일종인 아세테이트는 배고픔 여부를 뇌에 알리는 호르몬을 분비하도록 장을 자극함으로써 식욕조절에 힘을 보탠다.[23, 24, 25]

특히 뷰티르산은 미토콘드리아의 강력한 짝풀림제일 뿐 아니라, 면역계 전체에 광범위한 영향을 미친다. 뷰티르산은 상피세포에 전염증성 사이토카인pro-inflammatory cytokine(감염, 염증 및 외상에 대한 숙주 반응의 조절 인자—옮긴이)을 분비할 때와 분비하지 말아야 할 때를 알려주어서[26] 장의 만성 염증 발생을 줄인다. 또한 항산화제인 글루타티온을 분비해서 활성산소로 인한 세포 손상을 복구하며,[27] 특별한 유형의 면역세포인 수지상 세포dendritic cell의 기능을 조절하기도 한다.[28, 29] 더 나아가 장 내벽에서 면역세포인 조절 T 세포regulatory T-cell의 수를 증가시키며, 분비형 면역 글로불린 Asecretory IgA, SIgA의 분비를 늘린다.[30] 분비형 면역 글로불린 A는 감염 보호를 위해 몸에서 생성되는 가장 중요한 항체다. 쥐 실험에서, 뷰티르산을 만드는 장내 미생물이 없는 무균 쥐는 일반 쥐에 비해 면역 글로불린 A 수치가 10배나 감소했다.[31]

분비형 면역 글로불린 A는 특정 침입균을 없애는 보통의 항체들과는 다르다. 이 항체는 체내 생태계의 섬세한 균형을 고려해서 역동적인 방식으로 작용한다. 예를 들어 특정 세균의 염증 유발 행동을 방지함으로써 그 종의 행동을 바꾸기도 하고, 다른 여러 요인에 따라 해당 종의 세균을 몰살하기도 한다. 분비형 면역 글로불린 A는 전체적인 마이크로바이옴의 균형에 영향을 미친다는 점에서 독특하며[32] 항상성 유지에 중요한 역할을 한다.

기본적으로 짧은사슬지방산은 장내 미생물이 만들고, 장에서 무슨 일이 일어나는지 알리기 위해 이를 동료들에게 전달하는 메시지 전달 체계다. 상황이 불안정해지거나 침입자가 엄습하면 면역계에 공격하라는 신호를 보낸다. 반대로 모든 상황이 순조로우면 면역계에 뒤로 물러나 경계를 풀라는 신호를 보낸다. 짧은사슬지방산은 미토콘드리아에게 짝풀림을 시작해 더 건강해져서 전보다 더 많은 에너지를 만들어내야 할 때를 알려주고, 나중에 글루타티온에게는 안으로 들어가서 청소와 뒷수습을 진행하라는 메시지를 보낸다.

짧은사슬지방산이 장에서 어떻게 만들어지는지 떠올려보자. 바로 발효를 통해서다. 발효는 세균이나 효모에 의해 물질이 분해되는 것인데, 이제는 발효가 장에 얼마나 중요한지 조금은 이해하게 되었기를 바란다. 과학자들은 세균이 음식을 분해하는 데 중요한 역할을 한다는 사실은 오래전부터 알고 있었지만, 발효 과정에서 얼마나 유익한 대사산물이 생성되는지, 그런 대사산물이 몸 전체와 어떻게 소통하는지에 대해서는 이제야 조금씩 알아내고 있는 중이다.

케톤 Ketone

케톤도 미토콘드리아 짝풀림제의 주요 범주 중 하나다. 케톤이 장에서 생성되거나 처리되지는 않지만 그렇다고 장내 미생물과 아무런 관련이 없는 건 아니다. 케톤은 간에서 생성되는 유기화합물로, 지방세포에서 유리된 유리지방산 free fatty acid에서 만들어진다. 또 식이 지방의 일종인 중간사슬 트라이글리세라이드 medium-chain triglyceride, MCT를 섭취했을 때 간에서 생성되기도 한다. 수년 동안 우리는 케톤이 중요한 2차 연료라고 생각했으며, 아직도 많은 사람들이 그렇게 믿고 있다. 그들은 미토콘드리아가 일반적으로 포도당을 이용해서 아데노신삼인산^{ATP}을 만들지만, 포도당이 없으면 포도당 대신 지방을 케톤의 형태로 연소한다고 믿는다.

이런 근거 없는 믿음이 케톤 생성 식이요법$^{keto\ diet}$과 관련된 모든 과장된 주장의 배경이다. 그런데 이런 식이요법에는 몇 가지 문제점이 있다. 우선, 영향을 미치기에 충분한 양의 케톤이 생성되려면, 다른 형태의 연료에 접근할 수 없는 조건이어야 한다. 이 말은 하루에 최소한 12시간은 단식을 하고 '케톤 친화적인' 식품만 먹어야 하며, 대부분의 식물성 식품에 들어 있는 탄수화물은 섭취해서는 안 된다는 의미다.

이런 문제에 더해서, 결정적으로 케톤은 좋은 에너지 공급원이 아니었다. 그보다 케톤은 미토콘드리아에게 결합을 해제하라는 신호를 보내는 분자다. 케톤 생성 식이요법을 실행하는 사람들이 살이 빠지는 진짜 이유도 여기에 있었다. 케톤은 미토콘드리아에게 손상을 방지할 수 있도록 연료를 버리고 미토콘드리아를 더 만들라고 지시한다. 그런데 비록 케톤이 짝풀림제이기는 해도 짝풀림제로 활용하기가 특별히 쉽거나 유익한 물질은 아니다.

케톤 생성을 돕는 식품이 없는 건 아니지만 그다지 많지 않다. 사람들은 흔히 코코넛 오일을 먹으면 케톤이 많이 생성될 것이라고 생각하는 실수를 저지른다. 코코넛 오일은 종류에 따라 탄소 원자가 6~12개인 MCT가 들어 있다(예를 들면 탄소 원자가 6개인 C6, 8개인 C8 등이 있다). 간단히 설명하면, 탄소 분자가 적을수록 케톤 생성 효과가 크다. 따라서 케톤을 충분히 얻으려면 C10과 C12보다는 C6와 C8이 더 좋다. 그런데 C6는 염소 비슷한 냄새가 나기 때문에 맛과 영양소 모두를 고려하면 C8이 가장 좋은 선택이다.

코코넛 오일에 함유된 MCT는 전체의 55퍼센트를 차지한다. 이것만 보면 꽤 효과가 클 것 같아 보이지만, 더 자세히 조사하면 전체의 42퍼센트는 케톤 생성 효과가 없는 종류의 MCT인 C12라는 사실을 알게될 것이다! 이 말은 케톤 생성 효과가 있는 유익한 MCT 화합물은 코코넛 오일의 단 13퍼센트에 불과하다는 뜻이다.[33]

코코넛 오일 대신에 유익한 성분의 비율이 더 높은 MCT 오일을 직접 섭취하는 방법도 있으며, MCT 오일은 이 책에서 추천하는 식단에도 포함되어 있다. 하지만 앞서 말했듯이 케톤은 에너지 공급원으로써는 그다지 좋은 성분이 아니다. MCT 오일 외에도 짝풀림을 유도할 뿐아니라 장에 영양도 공급해주고 그 밖에도 더 많은 장점이 있는 다른 유익한 화합물들이 있다는 사실을 기억해두자.

게다가 애초에 몸에서 케톤이 생성되려면 장과 장내 미생물 생태계가 건강해야 하며, 실제로 케톤의 생성에 장내 미생물이 관여한다. 예컨대 뷰티르산은 β-하이드록시뷰티르산(beta-hydroxybutyrate, BHB)이라는 유형의 케톤의 구성 성분이다. 우리는 이미 뷰티르산을 만드는 데 장내 미생물이 필요하다는 것을 살펴보았다. 따라서 케톤이 미토콘드리아의 짝풀림을 유도하는 신호 분자라고는 해도, 근본적으로 그 신호는 장 속에 있는 동료 미생물에게서 나오는 것이다.[34]

마이크로 RNA^{micro-RNA, miRNA}와 장

마이크로 RNA는 세포의 핵에서 합성되고 세포질에서 작용하는 단일 가닥의 RNA 분자인데, 인체의 세포는 마이크로 RNA를 이용해서 유전자 발현을 통제한다. 마이크로 RNA는 세포자살(아폽토시스), 증식(세포의 성장 및 분열), 세포 분화 등 중요한 세포 작용에 직접적인 영향을 미친다. 마이크로 RNA의 조절 장애는 여러 부류의 암,[35] 류머티즘,[36] 자가면역질환과 관련이 있다.[37]

얼마 전까지 과학자들은 마이크로 RNA가 인간 유전자 발현에만 작용할 수 있다고 믿었다. 그런데 최근 마이크로 RNA에 대한 흥미로운 사실을 두 가지가 추가로 밝혀졌다. 첫 번째는, 장의 상피세포가 마이크로 RNA를 만들어 미토콘드리아로 보내서 미토콘드리아 유전자 발현을 조절한다는 것이다.[38] 두 번째는, 마이크로바이옴의 세균이 만드는 마이크로 RNA가 세포 밖 소포체^{extracellular vesicle}에도 존재하며, 몸 전체에 흡수되어 순환한다는 사실이다. 세포 밖에 있는 마이크로 RNA는 세균 안으로 들어가서, 인체 내에서와 마찬가지로 세균의 유전자 발현을 조절할 수 있다. 이들의 이런 작용은 마이크로바이옴을 구성을 형성하고 조절하는 데 큰 역할을 한다.[39]

마이크로 RNA는 신호 체계의 역할도 하는 것으로 밝혀졌다. 마이크로 RNA 처리 효소인 엔도리보뉴클레아제 다이서endoribonuclease Dicer가 결핍된 실험 쥐를 관찰한 결과, 장내 미생물이 걷잡을 수 없이 증식해 마이크로바이옴의 균형이 완전히 깨졌다. 그리고 상피 조직에서 장내 미생물이 주로 조절하는 밀찰 연접tight-junction 분자도 감소했다. 이렇게 되면 대장에서 세포 침윤cellular infiltration이 일어나서 대장염이 생기기 쉽다.[40] 그런데 실험 쥐에게 분변 마이크로 RNA를 이식하자, 장의 항상성이 회복되고 대장염이 개선됐다.[41]

장내 미생물과 마이크로 RNA 사이의 관계는 양방향으로 작용한다. 마이크로 RNA는 장내 미생물 구성에 영향을 미치고, 장내 미생물도 마이크로 RNA에 영향을 미친다. 이점은 장내 생태계의 균형이 중요한 이유를 하나 더 보탠다. 마이크로 RNA 처리 과정에 문제가 생기면 암세포가 증식하고 마이크로바이옴이 조절 장애를 일으키면서 암세포의 성장과 증식에 유리한 환경이 조성될 수 있다.[42]

어떻게 이런 일이 일어나는 걸까? 장의 미생물 균형이 깨지면서 특정 세균이 과잉 증식하면, 마이크로 RNA의 기능이 떨어질 수 있는데, 그러면서 종양이 자라고 염증이 증가하는 등의 문제가 발생하는 것이다. 그러나 장내 생태계에 평화롭고 균형 잡힌 환경이 조성되면 미생물이 뷰티르산을 생성하는데, 뷰티르산의 이로운 작용 중 하나는 암세포의 증식을 억제하도록 마이크로 RNA를 바꾸는 것이다.[43]

한편 장에 세균이 없는 쥐는 세균이 대량으로 서식하는 쥐보다 마이크로 RNA 수치가 더 높다. 쥐 실험에서 장내 세균을 없애기 위해 세균이 많은 쥐에게 항생제를 투여하면, 마이크로 RNA 수치가 크게 높아진다.[44]

지금 이 말을 듣고 '마이크로 RNA 수치가 높은 건 좋은 것 아닌가?'라고 생각할지 모르겠다. 간단히 답하면 '때에 따라 다르다'. 이런 문제에서는 흔히 골디락스 효과Goldilocks effect가 작용해서, 마이크로 RNA가 너무 많지도 너무 적지도 않은 상태가 최적이다. 다시 말해 모든 요소가 조화롭게 작용하는 균형 잡힌 생태계가 유지되어야 한다. 쥐를 대상으로 한 연구에서 마이크로 RNA의 증가나 감소가 좋은지 나쁜지를 판별할 수는 없었지만, 이 연구로 마이크로바이옴과 마이크로 RNA 사이에 직접적인 관계가 있다는 사실은 증명됐다. 그런데 이는 앞으로 우리가 벗겨내야 할 무수히 많은 양파 껍질 중 한 꺼풀에 불과하다.

기체전달물질gasotransmitter

장내 미생물은 발효 과정에서 기체전달물질도 만들어내는데, 기체전달물질은 마이크로바이옴에서 나온 중요한 신호 분자다. 기체전달물질은 기본적으로 기체로 이루어진 전달물질(화학적 전달자)이다. 장에서 생성되는 가스라고 하면 부정적인 기억이나 이

미지가 떠오를지 모르지만, 사실 방귀는 몸 전체에 이로운 영향을 준다. 기체전달물질에는 산화질소^{NO}, 일산화탄소^{CO}, 황화수소^{H_2S} 등이 있다. 의아할지 모르지만, 흔히 유독성 기체로 분류되는 이런 기체들이 실제로 우리 몸 안에 있다. 더 나아가 이런 기체는 우리에게 절대적으로 필요한 성분이다.

믿기 힘들지 모르지만, 기체전달물질은 장내 미생물과 미토콘드리아가 서로 신호를 주고받는 신호 체계의 일부다. 각각의 기체전달물질이 체내에서 작용하는 방식은 조금씩 다르지만, 이들은 모두 짝풀림과 유사분열 유도를 통해 미토콘드리아 기능을 조절한다.[45] 또한, 우리 몸에 서식하는 세균들 사이의 복잡한 의사소통 수단으로써도 기능한다.

황화수소 Hydrogen Sulfide, H$_2$S

몸에서 신호 분자로 기능한다는 사실이 밝혀지기 전까지, 과학자들은 황화수소를 유독한 성분으로 여겼다. 썩은 달걀 냄새로 유명한 황화수소는 황을 함유한 화합물이 장에서 발효되면서 만들어진다. 황화수소는 뉴런에 작용해 통각^{nociception}에 중요한 역할을 하는데, 통각은 신경계가 열, 추위, 기계적인 힘, 화학적 자극 등의 유해한 자극을 해석하는 과정이다.

통증이 느껴질 때, 장내 미생물은 황화수소를 만들어 뇌로 보내 우리가 다쳤다는 사실을 뇌에 알린다. 그러면 황화수소는 뇌의 통각 뉴런을 활성화해서 염증성 사이토카인과 성장 인자growth factor를 분비해 손상을 치유한다.[46] 따라서 통각 신호에 장애가 발생하면 장내 미생물 군집에 중대한 변동이 발생했다는 것을 암시한다고 보아도 타당할 것이다. 통각 수용체nociceptor가 사라지면, 조직을 보호하는 회복 절차reparative process에 문제가 생긴다.[47] 통증에 대한 치료가 필요하다는 신호가 뉴런에 전달되지 않기 때문이다. (참고로 통각은 '직감'이나 '육감'의 기초가 되기도 하며, 장내 미생물은 황화수소를 만들어서 우리가 통증과 불편을 인식하게 해준다.)

황화수소는 기억력과도 관련이 있으며, 감정, 기억, 자율신경계의 중심인 해마의 활동을 촉진한다. 또한, 시냅스 가소성을 높여[48] 뉴런들 사이의 결합을 강화해 뉴런이 서로 소통할 수 있게 한다. 다시 말해, 장내 미생물은 뇌세포에 "이봐, 할 말 있으면 서로 이야기 나눠봐!"라고 말하는 신호를 보낸다. 이처럼 뉴런 사이의 의사소통이 강화되면 기억력이 향상된다.

그러니 황화수소와 정신 건강 사이에 직접적인 연관성이 있다는 사실은 전혀 놀랍지 않을 것이다. 해마에 있는 황화수소의 양이 너무 적으면, CUMS(chronic unpredictable mild stress, 예측 불가능한 만성 경도 스트레스)라는 증상이 생긴다. 이 증상은 해마에서 수상돌기 가시dendritic spine가 사라지는 현상과 관련이 있으며, 이 증상이 있을 때는 우울증 행동이 나타난다. 이는 매우 흥미로운데, 뉴런들이 서로 대화하려면 수상돌기 가시가 필요하기 때문이다.

황화수소는 세포들이 소통을 할 수 있도록 신호를 보내는 역할을 하기 때문에, 황화수소가 불충분하면 세포의 소통에 문제가 생긴다. 따라서 뇌의 황화수소 수치가 높아지면 CUMS와 관련된 우울증 증상도 사라지며, 놀랍게도 이런 효과는 단 몇 시간 내에 나타난다![49]

황화수소의 신호 기능은 뇌에 영향을 미치는 것 외에도, 새로운 혈관이 생성되는 과정인 혈관 신생angiogenesis과 혈관 확장을 도와서, 궁극적으로 심장질환 예방에 기여한다.[50] 장의 염증을 줄이고, 장 내벽의 점액층을 보호하고, 위장관 조직의 회복을 촉진하는 역할도 한다.[51]

하지만 대개의 경우가 그렇듯, 황화수소를 비롯한 기체전달물질에도 골디락스 효과가 작용한다. 즉 황화수소가 너무 많거나 너무 적으면 좋지 않다. 황화수소가 본래 독소로 여겨졌던 건, 몸에 황화수소가 지나치게 많을 때 미토콘드리아의 기능이 저해되기 때문이었다.[52] 그런데 이제는 황화수소가 너무 적은 것도 이롭지 않다는 사실이 지금처럼 잘 알려져 있다.

황화수소 수치를 이상적인 수준으로 유지하는 한 가지 비결은 동물성 단백질 섭취를 줄이는 것이다. 동물성 단백질에서 유래한 아미노산의 양이 제한되면, 황화수소의 양이 균형 있게 유지된다.[53] 반면 동물 단백질을 너무 많이 섭취하면 균형이 흐트러지면서 소중한 장내 점액층이 손상되고 마이크로바이옴의 다양성이 훼손된다. 이는 전형적인 케톤 생성 식이요법이 건강에 부정적인 영향을 미칠 수 있는 이유 중 하나다.

산화질소 nitric oxide, NO

장내 미생물은 암모니아를 발효해서 산화질소NO를 합성한다. 산화질소는 도파민 조절에 도움이 되는데, 잘 알겠지만 도파민은 기분이 좋아지게 만드는 중요한 화학물질이다.[55] 인간의 뇌는 도파민을 분비해서 행동의 동기를 부여하고, 그 행동에 대한 보상을 제공하고, 이를 통해 배울 수 있게 한다. 따라서 우리가 어떤 과제에 직면했을 때, 장내 미생물은 우리에게 약간의 동기 자극이 필요하다는 사실을 인식하고 산화질소를 생성해 뇌로 전달해서 도파민 분비를 촉진하는데, 생각해보면 꽤 훌륭한 작용이다!

더 나아가 산화질소는 신경계의 발달에도 중요한 역할을 한다. 산화질소는 신경섬유의 성장과 새로운 뉴런의 생성을 촉진하고 새로운 시냅스 연결 형성을 자극한다.[56] 장내 미생물은 이런 소통 도구를 사용해서, 과제를 완수하고 뇌에 '하드웨어'를 만들어 이를 통해 배움을 얻도록 격려한다.

최근 케이스 웨스턴 리저브 대학교Case Western Reserve University 의과대학, UH 클리블랜드 의료센터, 하버드 의대에서 진행한 연구에서 선충의 장내 세균이 분비하는 산화질소의 효과를 살폈다.[57] 조사 결과 수천 개의 단백질과 결합한 산화질소는 선충의 유전자 발현 조절 능력을 완전히 바꾸어놓았다. 특히 선충에 산화질소를 만드는 세균이 너무 많을 경우, 발달에 꼭 필요한 유전자가 발현되지 않았으며 생식기관이 기형적으로 형성되어 결국 죽었다. 산화질소를 생성하는 세균이 사람의 장에서 그 정도로 과잉 증식하지 않으므로 이 결과가 인간인 우리와 직접적으로 관련이 있는 건 아니지만, 이 연구는 마이크로바이옴의 균형(또는 불균형)이 얼마나 엄청난 영향력을 미칠 수 있는지를 보여준다.

사람의 경우 산화질소는 정신 건강과 직접적인 관련이 있다. 산화질소가 너무 많으면 시냅스 연결과 뉴런이 손상되는데,[58] 이런 상태는 심한 조울증을 앓는 환자들에게서 나타난다. 실제로 조울증의 치료에 가장 먼저 사용하는 약물인 리튬은 산화질소 수치 조절을 위해 쓰이는 것이다.[59]

산화질소는 도파민에 영향을 미치는 것 외에도, 노르에피네프린 norepinephrine, 세로토닌 serotonin, 글루탐산 glutamate을 포함한, 기분을 좋게 만드는 여러 신경전달물질의 작용을 중재한다. 우울증 환자들은 다양한 뇌 영역, 뇌척수액 cerebrospinal fluid, CSF, 혈액, 날숨의 산화질소 수치가 정상 범위에서 벗어나 있으며,[60] 대다수의 향정신성 약물은 리튬처럼 뇌의 산화질소 수치를 변화시키는 데 초점이 맞춰져 있다.[61] 그런데 아이러니하게도, 효과가 있는 약물 대다수는 장내 미생물 군집을 변화시킴으로써 작용한다. 그렇다면 원인인 장 자체를 치료하는 것이 낫지 않을까? 이것이 바로 우리가 이 책에서 하려는 일이다.

산화질소의 가장 인상적인 효과는 혈관 수준에서 나타나는데, 실제로 혈관 내막이 산화질소를 생성하는 것은 대단히 중요한 작용이다. 산화질소는 혈관 확장을 담당하기 때문에, 산화질소 부족은 고혈압과 신장 손상의 주요 원인이 된다.[62]

그런데 이 책은 마이크로바이옴에 관한 책이니, 여기서 내가 산화질소를 언급한 건 이와 관련된 미생물의 작용이 있다는 뜻일 터다. 식품에 든 질산염을 아질산염nitrite으로 바꾸었다가 다시 산화질소로 바꾸는 효소의 서열을 결정하는 유전자를 내피세포 산화질소 합성효소endothelial NOS, eNOS라고 한다. (굳이 명칭을 기억할 필요 없으니 복잡해 보인다고 겁먹지 않았으면 한다.) 나이가 들면 이런 효소가 제 기능을 못할 때가 많은데 몸 안의 세균이 이럴 때 힘을 보탠다. 건강한 구강 마이크로바이옴은 식품에 든 질산염을 산화질소로 전환할 수 있다. 안타깝게도 사람을 대상으로 한 여러 연구에서, 대부분의 시판용 구강청결제가 구강 마이크로바이옴을 파괴한다는 사실이 증명됐다. '입냄새를 유발하는 세균 99퍼센트를 없앤다'라는 광고 문구를 들어본 적이 있을 텐데, 앞으로 이런 광고에는 더 정확한 사실이 담겨야 할지 모른다. '박하 향 나는 상쾌한 입김에는 고혈압 약을 먹어야 하는 대가가 필요할지 모릅니다!'라고 말이다.

그런데 주기적으로 혀를 긁어주면 구강 마이크로바이옴의 다양성이 개선된다. 그리고 산화질소가 더 잘 생성되는 데에도 도움이 된다. 다시 느끼지만, 아주 낡고 오래된 관습의 이점을 과학적으로 증명하고 우리는 마이크로바이옴의 최종 산물이라는 사실을 입증하는 연구 결과는 이미 모두 나와 있는 듯하다.

나중에 더 자세히 설명하겠지만 과일에 든 당분의 주요 성분인 과당果糖, fructose은 산화질소 합성을 저해하며, 고과당 섭취는 심장 섬유증, 심장 비대, 혈관 수축과도 관련이 있다.[64] 과당이 '천연'이라고 해서 1년 내내 다량의 과당을 섭취하는 것이 좋다는 의미는 아니다! 산화질소 합성의 감소는 지나친 과당 섭취가 몸에 나쁜 수많은 이유 중 하나일 뿐이다.

일산화탄소 Carbon Monoxide, CO

일산화탄소는 세포를 해로운 물질로부터 보호하는 시토보호cyto-protection라고 불리는 작용을 통해 뇌세포의 사멸을 억제한다. 그리고 세포의 산화환원 반응을 조절함으로써 신경염증을 감소시킨다.[65] 산화 환원은 활성산소의 생성과 항산화 물질로 활성산소를 제거하는 것 사이의 균형을 맞추는 작용이다. 이 작용이 미토콘드리아의 건강을 보호한다는 것은 앞에서 살펴보았다.

흥미롭게도 산화질소의 신호 작용은 뇌의 면역세포인 미세아교세포microglia에 있는 일산화탄소의 항염 효과와 관련이 있다.[66] 지금쯤이면 이미 장내 미생물들이 이런 다양한 의사소통 체계를 통해 무척 복잡한 방식으로 협력한다는 사실이 그리 놀랍지 않을 것이다.

일산화탄소는 태아의 뇌 발달에도 중요한 역할을 한다. 쥐의 경우, 태아기의 산화질소 노출량이 너무 적으면 다양한 신경질환이 발생하며, 도파민을 비롯한 신경전달물질의 기능이 저하되고, 성행동에도 영향이 미친다. 덧붙여 운동능력, 학습, 기억력 저하와도 관련이 있다.[67] 이 사실은 세균들이 다양한 임무를 충실히 수행하는 건강한 장내 미생물 군집을 유지하는 것이 임산부에게(그리고 물론 우리 모두에게) 대단히 중요한 수많은 이유 중 하나다.

3장. 미래를 보는 수정 구슬: 장벽

내 진료실에 처음 내원하는 거의 모든 환자가 장 투과성이 높아진 상태인 장 누수 증후군(leaky gut)을 앓고 있다면, 지나친 과장이라는 생각이 드는가? 장 누수 증후군은 장벽에 틈이 생겨서 해로운 화합물이 혈류와 몸속으로 누출되는 현상에서 비롯한다. 오늘날 장 누수는 우리가 지금껏 상상했던 것보다 훨씬 많은 사람이 영향받는 유행병이 됐다. 장 누수는 몸속 생태계가 파괴된 결과이자 거의 모든 주요 질병의 원인이다.

과장된 표현이 아닌가 싶다면, 이건 어떤지 한번 들어보라. 나를 찾아오는 거의 모든 환자가 몸에 염증이 널리 퍼지면서 발생한 여러 병을 앓고 있다고 말하면 어떤가? 조금 더 그럴듯하게 들리는가? 위의 설명은 모두 진실이다. 그런데 '광범위한 염증'은 장 누수 때문에 나타나는 증상이므로 결국은 장 누수 증후군을 지칭하는 또 하나의 명칭이라는 사실을 일반인은 물론이고 대부분의 의료 전문가와 인터넷에서 활동하는 건강 전문가들이 잘 모른다.

불행히도 이 말은, 이 세상에 있는 '항염증성' 식품을 전부 챙겨 먹어도 염증을 없애는 데에는 별로 도움이 안 될 것이라는 뜻이다.

염증을 잠재우려고 항염증성 식품을 챙겨 먹는 건 가정용 호수로 물을 뿌려서 산불을 진화하려는 것과 마찬가지다! 기껏해야 염증을 아주 조금 가라앉힐 수 있을 뿐 근본 원인이 해결되지 않으면 만성 염증이 절대 사라지지 않는다. 근본 원인인 장 누수 때문에 염증은 계속해서 발생할 것이다.

이 장의 제목에서 '수정 구슬'이라는 표현을 쓴 이유는, 장 누수 여부를 확인하는 혈액 검사, 예를 들어 항조눌린 면역 글로불린 G$^{anti-zonulin\ IgG}$, 항 액틴 면역 글로불린 G$^{anti-actin\ IgG}$ 항체 검사, 항-LPS$^{anti-LPS}$항체 검사 등을 통해 환자들의 미래를 말 그대로 들여다 볼 수 있기 때문이다. 장벽이 손상되지 않고 마이크로바이옴이 항상성을 유지하는 사람은 질병 없이 오래도록 건강한 삶을 누릴 가능성이 크다. 그러나 장의 투과성이 높다면 거의 틀림없이 염증, 통증, 질병으로 고통 받을 것이다.

좋은 소식은 장벽을 예전의 건강한 상태로 되돌리는 것이 전적으로 가능하며 이를 통해 염증을 줄일 뿐 아니라 병을 치유할 수도 있다는 것이다. **대장 체크!** 프로그램을 실천하는 환자들을 통해 자주 목격하는 몸의 호전 사례는 실로 대단하며, 이 책을 읽는 독자들도 틀림없이 같은 결과를 경험하게 될 것으로 확신한다.

장벽에 생긴 균열

 우선 인체의 장과 장벽이 어떤 식으로 작용하는지부터 간단히 살펴보자. 장은 입과 코에서 시작해서 항문까지 이어진다. 장관陽管은 피부의 안팎이 뒤집힌 것으로 머릿속에 그리면 이해하기 쉽다. 피부는 외부 세계의 물질이 우리 안에 들어오지 못하도록 막아주지만 피부 관리 제품과 자외선 차단제(뒤에서 이에 대해 더 자세히 다룰 것이다)처럼 그 위에 바르는 많은 것을 흡수하기도 한다.

 가장 최근에 피부에 상처가 생겼을 때를 잠시 떠올려보자. 아마도 한동안 피부가 붉게 달아오르고 부어올랐을 것이다. 그런 증상은 상처를 통해 몸에 들어온 세균과 단백질 등의 외부 침입자를 공격하는 면역계(백혈구 등)가 만든 염증 때문에 생기는 것이다. 이처럼 외부 침입자가 피부의 보호 장벽을 뚫고 들어오면 그 영향이 겉으로 보일 뿐아니라 통증도 느껴진다.

 그럼 이제 장벽과 장벽의 기능을 피부와 비교해보자. 장의 내벽은 피부와 마찬가지로 입과 코를 통해 들어오는 이물질들로부터 우리를 보호해야 한다. 이런 이물질에는 세균, 바이러스, 곰팡이, 벌레(믿어지지 않겠지만 사실이다)는 물론이고, 포식자에게 먹히는 것을 막으려는 식물의 방어체계인 이질적인 단백질도 있다(이에 대해서도 뒤에서 다룰 것이다.) 그런데 장벽에 흡수되어야 하는 성분은 피부를 통해 흡수되는 성분보다 훨씬 많다. 장벽은 우리 몸이 제대로 기능하기 위해 필요한 모든 영양소, 비타민, 미네랄 등을 흡수하는 역할을 하며, 그러면서도 한편으로는 우리에게 필요하지 않거나 해가 될 수 있는 모든 것들을 차단한다.

장 내벽의 총 표면적은 테니스 코트의 면적에 맞먹고 장 내벽의 두께는 세포 하나의 두께에 불과하다는 점을 고려하면, 실로 엄청나게 힘든 작업이다! 언뜻 생각하면 기술적으로 형편없는 설계가 아닌가 싶지만, 사실 이 구조는 우리가 생각하는 것보다 훨씬 더 복잡하다.

전체 면역계의 60~80퍼센트를 차지하는 특화된 백혈구들은 군대가 요새의 성벽을 지키듯 장벽에 늘어서 있다. 이 백혈구들의 임무는 장벽을 통과해서는 안 되는 무언가가 벽을 뚫고 침투하면, 피부에 상처가 났을 때와 마찬가지로 방어 태세에 돌입해 외부 침입자를 공격하는 것이다.

장 안에서는 미생물군집이 위산과 효소의 도움을 받아 우리가 삼키는 모든 것을 분해해서 아미노산, 지방산, 당 분자로 만드는데, 이렇게 분해된 성분은 장을 빠져나가 혈류로 들어가려고 장 내벽에 접근한다. 이것들이 장벽을 빠져나가려면 몇 가지 관문을 거쳐야 한다. 첫 번째는 장벽에 덮인 두꺼운 점액mucus층이다. 그런 다음 마치 공항에서 보안 검색대를 통과할 때처럼 전신 스캔을 받는다.

해당 성분이 안전하다고 판단되면 장 내벽 세포는 분해된 각 성분에서 분자를 하나씩 잘라내서, 거의 모든 성분을 간으로 직접 운반하는 거대한 정맥으로 방출한다. 그리고 간에서 그 성분에 대한 검사가 완료되면 그 성분은 비로소 혈류로 들어간다. 그 외의 모든 것은 원래 있어야 할 곳인 장 안에 남아 있다가 배설물로 배출되거나, 우리 몸의 절반이나 다름없는 장 미생물군집의 먹이로 사용된다. 배워서 알고 있겠지만, 장에 들어온 성분 중 절반 이상이 장에 남는다!

그런데 잠시 앞으로 돌아가서 생각해보자. 애초에 장 내벽이 점액으로 둘러싸여 있는 건 과연 왜일까? 잘 알듯이 점액은 끈적끈적하다. 실제로 점액은 '다수의 설탕 분자'라는 뜻의 멋진 이름인 뮤코다당류mucopolysaccharide로 이루어진 물질이다. 만일 몸에 있어서는 안 되는 외부 침입자가 장을 빠져나가 몸으로 들어가려고 장 내벽의 점액층까지 도달하면, 점액이 이물질을 가둬서 장을 통과하지 못하게 한다. 이물질 분자의 일부는 특정 유형의 당 분자와 결합하는 단백질인데, 그런 당 분자 대다수가 점액에 들어 있다. 결국 이런 단백질은 점액에 발이 묶여 장에 남게 된다.

그런데 만일 몸에 들어와서는 안 되는 분자나 세균이 점액층과 장벽을 차례로 통과해서 몸이나 혈류에 침투하면, 이번에는 면역계가 대응에 나선다. 말했듯이 면역계의 60~80퍼센트는 공격할 준비를 갖추고 장 내벽에서 대기하고 있다.

그렇다면 이런 의문이 들지 모른다. 면역계는 몸에 있어야 할 분자와 그렇지 않은 분자를 어떻게 판별할까? 장에 배치된 면역세포에는 내가 '자그마한 레이더'라는 별명으로 부르는 톨유사수용체toll-like receptor, TLR라는 스캔 장치가 내장되어 있다. 면역 반응을 중재하는 이 장치는 바코드 스캐너와 비슷하다. 톨유사수용체는 특정 분자의 구조를 인식하고 장 내벽을 통과하는 분자들을 스캔해 안전성을 확인한다. 톨유사수용체가 침입자를 인식하면 면역세포는 사이토카인cytokine이라는 염증 호르몬을 방출한다. 사이토카인은 장에 문제가 발생했으며 이 문제를 일으킨 침입자가 근처에 나타나면 공격할 준비를 해야 한다는 신호를 나머지 면역계에 보낸다.

건강한 몸에서는 이 시스템이 아주 훌륭히 작동한다. 그러나 장이 투과성을 띠면 문제가 불거진다. 침입자들이 그들이 있어서는 안 되는 곳에 자주 들어가기 때문이다. 면역계는 이런 침입자들을 계속해서 공격하고 이때 생성된 다량의 사이토카인이 광범위한 염증을 일으킨다. 따라서 이런 현상의 근본 원인은 사실 장 누수 증상에 있다.

애초에 장 내벽에 구멍이나 틈이 생기게 만드는 요인은 무엇일까? 대표적인 범인 중 하나는 렉틴lectin이다. 내가 쓴 다른 책을 읽어본 사람은 이에 대해 알고 있을 것이다. 렉틴은 많은 식물에서 발견되는 단백질의 한 종류로, 식물이나 씨앗이 포식자에게 잡아먹히는 것을 막기 위한 방어기제로 진화했다. 인간도 이에 대응해 고유의 방어체계를 갖추도록 진화했는데, 바로 렉틴을 먹이로 삼는 마이크로바이옴과 점액(장 내벽의 점액뿐 아니라 코, 입, 식도의 점액까지)이다. 앞서 언급했듯 렉틴은 끈적끈적하고 당을 좋아하는 단백질 부류다. 렉틴이 점액이 있는 곳으로 가까이 다가가면 점액은 렉틴을 감싸서 가둔다. 그야말로 훌륭한 시스템이다.

그런데 문제는 장 내벽에 점액이 충분하지 않은 사람이 많다는 점이다. 어째서일까? 미생물 생태계를 구성하는 장내 세균 조합의 적절한 균형이 깨졌기 때문이다. 앞에서 살펴보았듯 장내 유익균인 아커만시아는 점액을 먹이로 뷰티르산을 만들고, 그러면 장 내벽 세포가 점액을 더 많이 만들어낸다.

장 미생물 생태계의 항상성이 깨지면(안타깝게도 많은 사람의 장 생태계가 이런 상태다) 장 내벽을 유지하고 침입자로부터 우리를 보호하는 아커만시아와 뷰티르산를 생성하는 다른 세균이 부족해질 수 있다. 게다가 렉틴을 먹는 세균도 부족해져서 렉틴을 막는 방어체계가 형성되지 못한다. 그러면 점액층에서 장벽을 뚫고 침입하려는 수많은 렉틴과 다른 외부 물질을 끊임없이 감싸고 가두느라 점액이 고갈되기에 이른다. 재생 가능한 자원이어야 할 점액이 마르기 시작하면서 결국 장은 외부 침입에 취약한 상태가 되고 만다.

심각한 문제는 이것이 끝이 아니다. 렉틴이 말라버린 점액층을 통과하면 장 내벽의 수용체와 결합해 조눌린^{zonulin}이라는 화합물을 만들어내는데, 조눌린은 장 내벽을 굳건히 지키는 접합부에 균열을 만든다. 그렇게 되면 예전에는 끈적끈적하고 뚫을 수 없었던 장벽이 이제는 점액이 부족해서 훨씬 덜 끈적거리고, 침입자들이 뚫고 나갈 수 있는 구멍이 잔뜩 생긴다!

이 틈으로 장벽을 빠져나가는 침입자들은 렉틴, 병원성 세균, 죽은 세균의 세포벽 파편인 지질다당류lipopolysaccharide, LPS 같은 것들이다. 예전 책에서도 언급했듯, 내가 평소에 욕설을 입에 담지 않는데도 지질다당류를 두고서 '나쁜 놈'이라고 부르지 않을 수 없는 건, 말 그대로 그런 존재이기 때문이다. 한편 장벽에 균열이 생기면, 보통 때 같으면 분해되어 흡수되기 전에는 절대로 장벽을 통과하지 못하는 소화 안 된 음식물 입자들이 그 틈으로 빠져나가서 면역계가 이를 침입자로 간주하고 공격하게 된다.

내 환자 중 한 명은 이와 같은 결과로 몸에 브로콜리에 대한 항체가 생겼는데, 이 사실을 전해 들은 환자는 큰 충격을 받았다. 브로콜리가 우리 몸에 가장 좋은 식품이라고 생각해서 그동안 브로콜리를 무척 많이 먹었기 때문이었다. 그의 경우, 장 누수가 있어서 소화되지 않은 브로콜리가 혈류에 유입됐고 면역계의 지속적인 공격을 받게 됐다. 면역계는 같은 적과 반복적으로 맞닥뜨리면 항체라고 불리는 단백질을 만들어 적으로부터 우리를 보호한다. 그리고 표적인 항원과 결합한 항체는 면역 반응의 일부로 염증을 일으킨다. 브로콜리 같은 항염증 식품이 오히려 염증을 일으킨다고 상상해보라! (그렇다고 걱정할 필요는 없다. 이 환자의 사연은 해피 엔딩으로 끝난다. 장 검사 프로그램을 따른 뒤 그는(그리고 그의 면역계는) 다시 브로콜리를 좋아하게 됐다.)

죽은 자는 말이 없어도 죽은 세균은 말을 남긴다

이 책을 준비하며 자료 조사를 하던 중 죽은 세균에 대한 흥미로운 정보를 우연히 발견했다. 믿기 힘들지 모르지만, 죽은 세균에는 장내 미생물을 위한 중요한 정보가 담겨 있으며 이 정보는 정족수 감지를 비롯한 집단 활동이 중요한 역할을 한다. 흥미롭게도 죽은 세균과 살아 있는 세균 양쪽 모두 동료 세균에게 중요한 메시지를 보내지만, 공유하는 정보의 종류가 서로 약간 다르다.

죽은 세균이 남기는 이런 정보는 장내 미생물이 활용하는 다양한 언어 중에서도 대단히 멋진 측면이자, 발효식품이 건강에 중요한 이유를 설명하는 많은 작용 중 하나다. 실제로 대부분의 발효식품에는 발효 과정에서 세균이 만든(물론 세균이 살아있을 때) 대사산물의 '메시지'뿐만 아니라 죽은 세균도 들어 있다. 사람을 대상으로 한 최근의 연구에서, 발효식품을 많이 섭취하면 미생물의 다양성이 극적으로 증가하면서 염증 표지가 감소한다는 사실이 확인되기도 했다.[01]

최근의 또 다른 연구는, 실험 쥐에게 **아커만시아** 생균과 사균을 각각 보충제로 투여했을 때 어떤 영향이 나타나는지를 살폈다.[02] 조사 결과 양쪽 모두 장 미생물군집에 유익하지만 서로 다른 방식으로 유익한 작용을 했다. 양쪽 모두 장 내벽을 강화하는 효과가 있었지만 사균의 장 내벽 강화 효과가 생균보다 더 뛰어났다! 사균 보충제를 투여받은 쥐는 장 내벽이 더 튼튼해지면서 염증이 더 많이 줄어들었다. 그런데 한편 생균은 지방산 합성, 에너지 항상성, 면역 반응과 관련된 유전자 발현 조절에 더 강력한 영향을 미쳤다. 또한 생균은 장의 항상성을 높이는 데에도 더 효과적이었다.

세균의 삶과 죽음의 자연적인 순환이 우리를 통제하는 세균의 작용에 중요한 요소임은 분명해 보인다. 마치 그들이 죽음을 피할 수 없다는 사실을 이해하고 그것을 의사소통 체계에 반영한 듯하다. 그런데 놀라기엔 아직 이르다.

살아 있는 세균이 죽은 세균의 신호에 반응하는 것과 마찬가지로, 면역세포에 있는 톨유사수용체도 장벽을 통과하는 죽은 세균에 반응하는데, 이번에는 우리에게 별로 이로운 반응이 아니다. 톨유사수용체는 죽은 세균의 잔해를 침입자로 인식하고 면역계를 활성화한다.

그런데 잠시 한 가지 흥미로운 사실을 짚고 넘어가려고 한다. 렉틴 성분을 줄이는 가장 좋은 방법 한 가지는 렉틴이 들어 있는 식품을 발효하는 것이다. 이렇게 하면 장벽을 손상시키지 않고 렉틴 함유 식품을 비교적 안전하게 먹을 수 있다. 세균은 발효 과정에서 렉틴 대부분을 먹어치운다! 세균들이 장에 있는 동료들을 보호하기 위해 의도적으로 이런 행동을 하는 것일까? 나는 충분히 그럴 수 있다고 본다.

장벽을 보호하고 회복하는 방법은 다양하며 이에 대해서는 뒤에서 더 자세히 살펴볼 것이다. 그런데 장벽을 보호하는 가장 중요하고 효과적인 방법은 세포 내벽 세포의 미토콘드리아가 짝풀림과 유사분열 유도를 통해 건강하게 유지되도록 힘쓰는 것이다. 우리 몸의 모든 부위는 미토콘드리아가 건강할수록 세포도 더 건강해진다. 그리고 세포가 건강하면 조직과 장기도 더 건강해지는데, 이런 원리는 당연히 장 내벽에도 적용된다.

반대로 세포 내의 미토콘드리아가 돌이킬 수 없을 정도로 손상되면 세포는 죽고 세포자살(아폽토시스)이라는 과정을 통해 분해된다. 이때 세포벽과 미토콘드리아의 벽을 포함한 세포 잔해는 혈류로 흘러든다. 그런데 미토콘드리아의 벽은 무엇인가? 바로 세균이다! 그리고 톨유사수용체의 입장에서 보면 미토콘드리아의 벽은 지질다당류^{LPS}도 된다. 그래서 미토콘드리아의 벽이 혈류를 떠돌면 톨유사수용체는 면역계를 활성화하고 결과적으로 염증을 일으킨다.

어떻게 하면 이런 상황을 피할 수 있을까? 어쨌든 세포의 죽음은 늘 일어나는 일이니 말이다. 그런데 세포는 이와 다른 방식으로도 죽는데, 바로 자가포식^{autophagy}(오토파지, 자기포식)이라는 과정이다. 자가포식이 일어나면 미토콘드리아 구성요소를 포함한 세포의 파편이 새로운 미토콘드리아가 있는 새 세포로 재활용되기 때문에 면역계에 노출되지 않는다. 자가포식은 세포자살 방지에 도움이 되며[03] 항상성을 유지하는 데 꼭 필요하다.

쉽게 생각해서 자가포식은 노화에 따른 세포의 죽음이고 세포자살은 병으로 인한 세포의 죽음이라고 보면 된다. 렉틴은 염증을 일으켜서 우리 몸의 노화와 질병을 부채질한다! 그렇다면 어떻게 해야 세포들이 행복하고 건강하게 오래 살다가 자연적인 원인으로 죽도록 도울 수 있을까? 세포 내의 미토콘드리아가 짝풀림을 통해 건강히 유지되고 보호되도록 하면 된다. 이 원칙은 우리 몸의 모든 세포에 적용되며 그중에서도 특히 장벽에서는 가장 중요하게 적용된다.

움crypt에 전달되는 메시지

장벽의 표면적을 합한 것이 테니스 코트 면적만큼 넓다는 사실은 널리 알려져 있지만 대부분은 그 이유를 별로 궁금하게 여기지 않는다. 장벽의 표면적이 이토록 넓은 이유는 장벽 세포들을 품고 있는 손가락 모양의 막인 미세융모microvilli 덕분이다. 장벽 세포들이 아주 촘촘히 밀집되어 있어서 장벽의 미세융모는 마치 미세한 양털 섬유로 만든 카펫처럼 보인다. 나는 미세융모가 흙에 박힌 식물의 뿌리와 비슷하다고 생각한다. 장벽의 '토양'인 미세융모에는 땅의 흙과 마찬가지로 영양분과 미네랄을 흡수하도록 촉진하는 세균과 곰팡이가 가득 들어 있어야 한다.

각 미세융모의 기저부에는 장벽에 있는 죽은 세포들을 복제하고 교체하는 미분화 줄기세포와 장내 미생물이 머무는 움^{crypt}이 있어서, 장벽을 튼튼하고 건강하게 유지한다. 장 내벽은 두께가 세포 한 개의 두께에 불과하기 때문에 장 내벽의 세포가 죽으면 이를 대체하는 것이 무엇보다도 중요하다. 과학자들은 이 움이 소중한 줄기세포를 보호하기 위해 진화한 것으로 보고 있다.[04]

이 움 부위에는 줄기세포와 더불어 장내 미생물도 살고 있는데, 이들은 특정한 균형을 이룬다. 이들이 그곳에 머무는 건 영양소의 흡수를 높이기 위해서다. 흙의 비유를 다시 들면, 이곳에 사는 장내 미생물은 토양이다. 흥미롭게도 대장암 환자들은 움의 장내 미생물 조합이 바뀌어 있다.[05] 이런 현상은 암과 장 사이의 수많은 연결고리 중 하나일 뿐이며 이에 대해서는 뒤에서 아주 자세히 다룰 것이다.

움의 줄기세포는 워낙 중요하기 때문에 그곳에는 세포를 지키고 방어하는 데 도움을 주는 파네스^{Paneth}세포라는 유형의 세포도 있다. 파네스 세포에는 병원성 세균을 식별하는 톨유사수용체가 들어 있어서, 병원성 세균이 발견되면 항균 펩타이드$^{antimicrobial\ peptide,\ AMP}$를 분비해 제거한다. 이런 작용은 줄기세포를 보호하고 장 항상성이 유지되도록 돕는다.

　장 내벽을 덮고 있는 세포들도 항균 펩타이드를 만든다. 이 덕분에 장벽의 기능이 향상되는데, 이들이 보호하는 장 내벽이 얼마나 얇은지를 생각하면 별로 놀랄 일은 아니다. 실제로 어느 쥐 실험에서 카텔리시딘-WA cathelicidin-WA라는 부류의 항균 펩타이드가 결핍된 쥐들은 점액층이 너무 얇아서 병원균이 장벽을 쉽게 통과할 수 있었다.[06]

　장내 미생물은 항균 펩타이드와 서로 영향을 주고받는 관계에 있다. 항균 펩타이드는 병의 원인이 되거나 과잉 증식하는 세균을 죽임으로써 마이크로바이옴을 적절히 유지하는 데 도움을 주는데, 마이크로바이옴이 건강하지 않으면 항균 펩타이드가 충분히 생산되지 못한다. 장내 세균이 만드는 대사산물(대표적으로는 뷰티르산)이 세포에 항균 펩타이드 생성을 지시하는 신호이기 때문이다.[07] 그래서 광범위 항생제를 쓰면 항균 펩타이드 생성이 감소해서 병원성 세균이 장에 증식하게 되는 것인데,[08] 광범위 항생제에 대해서는 뒤에서 자세히 논의할 것이다. 또 하나의 놀라운(어쩌면 별로 놀랍지 않은) 사실은 과민성대장증후군 irritable bowel syndrome, IBS 환자들도 항균 펩타이드의 생성이 감소해 있다는 것이다.[09]

　요컨대 장내 미생물이 적절한 균형을 이루고 있으면 우리 몸의 보호 체계가 움에 있는 줄기세포를 지켜낸다. 움에 있는 줄기세포가 활성화하면 증식해서 상피세포로 분화하고 그런 다음 움에서 나와 위로 올라가서 손상되거나 죽은 세포를 대체한다.[10] 그런데 과연 무엇이 줄기세포의 이런 활동을 촉발하는 걸까? 짐작했겠지만 움에서 파네스 세포와 함께 지내는 장내 세균이다. 뷰티르산을 포함한 대사산물은 줄기세포에 그들이 맡은 역할을 해야할 때라는 신호를 보낸다.[11] 그러면 줄기세포는 증식하고 분화한 뒤에 움에서 나와 미세융모로 건너가 장벽을 보호한다.

이를 조금 다른 방식으로 생각해보는 데 도움이 되는 짧은 이야기를 소개하려고 한다. 1970년대에 국립보건원[NIH]에서 심장 수술 전문의로 근무한 적이 있다. 나를 포함한 의료진은 중국에서 온 한 청년에게 심장 판막 교체술을 시행했다. 까다로운 수술이어서 힘든 고비가 많았는데, 환자의 생명은 지켰지만 수술 후 의식이 돌아오지 않았다. 그는 몇 주 동안 혼수상태에 빠져 있었다. 바이탈 사인(활력 징후)이 모두 안정적이었는데도 왜 환자가 의식을 회복하지 못하는지 우리는 도무지 알 수가 없었다.

몇 주가 지나서 환자의 남동생이 중국에서 도착했다. 그는 중환자실로 들어와서 환자 곁으로 다가가 환자의 귀에 대고 무언가 속삭여 말했다. 그러자 그 환자는 거의 그 즉시 눈을 떴다. 믿을 수 없는 일이었다. 남동생이 왔다는 걸 알아차려서였을까? 아니면 다른 뭔가가 있었던 걸까?

나중에 환자의 남동생에게 들은 바에 따르면 그들 집안은 고대부터 전해 내려오는 쿵푸 수련자라고 한다. 내가 알기로 그들은 임박한 위험에 직면했을 때 자신을 보호하기 위해 무아지경에 빠지는 법을 수련하는데, 상황이 종료됐으니 이제 깨어나도 괜찮다고 알려주는 비밀 '암호'는 동료 수련자만이 알고 있다. 환자의 동생은 '이상 없음'을 알리기 위해 그 코드를 자신의 형에게 속삭였던 것이다. 그 환자는 단순히 의식을 회복했을 뿐 아니라 '혼수상태'였던 2주 동안 있었던 일을 완전히 기억했다. 심지어 자신을 돌보던 간호사들의 이름을 부르며 인사하고 2주 동안 중환자실에서 일어났던 사건들을 정확하게 알고 있었다.

조금 이상하고 기이한 일로 느껴져, 국립보건원에 근무했던 동료들은 이 사례를 의학 저널에 게재할 생각이 당연히 없었다. 이 이야기가 잘 믿어지지 않을지 모르지만 움에 대해 내가 말하고 싶은 요점을 설명하는 데에는 도움이 될 것으로 본다. 이 사례에 비추어 설명하면, 줄기세포는 위험을 피해 저 밑에 있는 움에 몸을 숨기고 있으며, 장내 세균은 뷰티르산을 비롯한 대사산물을 만들어서 줄기세포에게 '여기는 안전하니 이제는 밖으로 나와. 네 도움이 필요해'라는 메시지를 전달하는 암호로 사용한다.

그런데 이런 작용에 필요한 장내 미생물이 없으면 당연히 이런 신호를 전달할 수가 없다. 환자의 남동생이 없었다면 우리가 환자를 깨울 수 없었을 것처럼, 줄기세포가 적절한 신호를 받지 못하면 분화해서 장 내벽을 복구할 수 없을 것이다. 즉 장내 세균이 거기 머물면서 암호를 보내야만 줄기세포가 제 역할을 할 수 있다.

그렇지 않으면 장벽이 큰 손상을 입을 수도 있는데, 그런 일이 일어나더라도 장벽을 복구하기 위해 움에서 기다리고 있는 줄기세포는 이를 전혀 알지 못할 것이다!

이를 보여주는 명확한 사례가 있다. 쥐를 대상으로 한 연구에서, 세균이 없는 움에는 비정상적인 줄기세포의 활동과 세포자살이 증가했다. 나중에 병원성 세균이 움에 들어와 서식하게 됐을 때 쥐들은 치명적인 패혈증에 걸렸다. 하지만 원래 그곳에 있어야 할 장내 세균들로 움이 다시 채워지자 장의 항상성이 회복됐고 움은 재생 능력을 되찾았다.[12]

여기서 중요한 역할을 하는 또 하나의 요소가 비타민 D인데, 비타민 D 역시 장내 미생물과 양방향 관계를 맺고 있다.[13] 체내 비타민 D의 수치는 마이크로바이옴의 조합에 영향을 미치며, 마이크로바이옴이 적절한 균형을 이루고 있어야만 장내 미생물이 비타민 D를 합성한다. 실제로 한 연구에서, 비타민 D 수용체가 없는 쥐들은 심한 설사, 직장 출혈, 심각한 체중 감소 증상을 보이다가 결국 죽었다.[14] 이 연구를 수행했던 연구원들은 쥐 상피 조직의 '단단한 접합부'가 손상됐다는 사실을 발견하고, 비타민 D가 그 치밀한 접합부를 온전히 보존해서 장 내벽 점막의 항상성에 중요한 역할을 한다고 결론내렸다.

이제는 그런 현상이 나타나는 이유가 어느 정도 알려져 있다. 밝혀진 바에 따르면, 비타민 D가 충분하지 않을 경우 움에 있는 줄기세포가 상피세포로 분화하라는 신호를 받지 못한다. 아마도 비타민 D가 아커만시아와 뷰티르산을 생성하는 다른 두 세균인 페이칼리박테리움Faecalibacterium과 코프로코커스Coprococcus를 증가시키기 때문일 것으로 추정된다.[15] 그래서 체내에 비타민 D가 충분하지 않으면, 움에 있는 줄기세포에 신호를 보내줄 장내 미생물이 부족해진다. 게다가 비타민 D와 장은 양방향 관계를 유지하고 있어서, 우리 몸에 유익한 장내 미생물이 적절히 갖춰지지 않으면 비타민 D를 합성할 수 없어서 문제가 더 복잡해진다![16]

이 역시 본래 여러 층에 걸쳐 아주 복잡하고 훌륭하게 설계되어 있었던 인체 체계가, 우리가 우리의 '뿌리'에서 멀어지면서 점점 퇴화한 결과다. 과거에는 햇볕을 쬐어 비타민 D를 충분히 얻을 수 있었지만, 지금은 실내에서 대부분의 시간을 보내고 바깥에 나갈 때는 자외선 차단제를 바른다. 그리고 예전에는 발효식품, 폴리페놀, 항산화제를 무척 많이 먹었지만 이제는 짝풀림 화합물이 식단에서 거의 빠져 있다. 이런 문제들은 장내 미생물 생태계가 사막의 황무지가 되어버린 원인의 지극히 작은 일부분일 뿐이다. 장누수 증후군은 이제 유행병이 됐다! 현대인은 장벽을 유지하고 복구하고 재생하는 데 필요한 모든 것이 부족하다. 하지만 이 책에서 설명하는 방법으로 함께 노력하면 장 건강을 분명 되찾을 수 있을 것이다!

보강 수단 활용하기

장 내벽은 지극히 중요한 부분이기 때문에 그 기능을 보호하고 복구하기 위한 수많은 체계가 마련되어 있다. 장벽을 다시 예전의 온전한 상태로 되돌리려면 이 모든 메커니즘을 활용해야 한다. 장벽을 보호하기 위해 마련된 장치들을 하나씩 살펴보자.

장의 알칼리성 인산가수분해효소 Intestinal Alkaline Phosphatase, IAP

장벽의 건강을 지키는 주요 요소 중에 장내 미생물이 분비하는 효소인 장의 알칼리성 인산가수분해효소^{IAP}가 있다. IAP는 장관^{腸管}에 전체적으로 분포하며 특히 미세융모에 밀집해 있다. IAP가 중요한 한 가지 이유는 지질다당류, 즉 장벽을 통과해서 면역계가 과열 반응하게 만드는 유해한 성분(죽은 세균의 파편)에 대한 추가적인 방어체계이기 때문이다.

IAP가 지질다당류로부터 우리를 보호하는 방식은 크게 두 가지다. 첫 번째는 지질다당류가 장벽을 통과해 몸의 순환계로 들어가는 것을 막는 것이고, 두 번째는 인산염의 두 부류 중 하나를 제거해서 지질다당류의 화학적 구조, 즉 '바코드'를 파괴하는 것이다. 이렇게 되면 독성이 100배나 줄어든다. 지질다당류는 분해되거나 탈인산화하더라도 여전히 톨유사수용체와 결합하지만, 예전과 같은 면역 반응을 일으키지는 않기 때문에 염증 반응이 감소한다.[17]

그런데 장벽의 정상적인 기능을 뒷받침하는 IAP의 역할은 여기서 끝나지 않는다. IAP는 장벽의 단단한 접합부를 보호하는 단백질 수용체의 수를 늘려 장 장벽 기능을 촉진할 뿐 아니라,[18] 마이크로바이옴 자체에도 직접적인 영향을 미친다. IAP는 장 생태계의 항상성을 유지해서 장내 유익균의 성장을 촉진하고, 항생제 사용으로 장 생태계가 완전히 파괴되거나[19] 전통적인 서구식 식습관으로 장의 균형이 깨지더라도[20] 항상성을 되찾을 수 있게끔 돕는다.

흥미롭게도 마이크로바이옴의 다양성이 급속도로 높아지는 유아기에는 IAP 수치가 자연적으로 높아진다. 그리고 IAP는 태어날 때부터 장을 조절하는 데 중요한 역할을 하는 것으로 보인다.[21] IAP 수치는 나이가 들면서 감소하는 경향이 있으며 IAP 수치의 감소는 일반적으로 장 투과성 증가 및 전신 염증과 동시에 나타난다. 그런데 쥐 실험에서 쥐에게 IAP 보충제를 투여하자 장 투과성이 개선되고 염증성 사이토카인 수치가 크게 감소하는 결과가 나타났다.[22]

자, 이제 IAP가 많을수록 좋다는 건 확실히 알게 됐는데, 그럼 어떻게 해야 이 효소를 늘릴 수 있을까? 체내의 IAP 수치는 우리가 먹는 음식이나 음식을 소화하는 데 필요한 장내 미생물이 적절히 갖춰져 있는지 여부에 좌우된다. 예를 들어 강황에 들어 있는 폴리페놀인 커큐민(curcumin)은 IAP의 활동과 발현을 늘리고 지질다당류의 생성, 염증, 장 내벽의 변화를 줄인다. 또한 후추, 홍고추,

생강 등의 향신료도 IAP 수치를 높인다.[23]

이처럼 커큐민과 같은 폴리페놀이 IAP 생성을 촉진하는 것으로 확인됐는데, 앞서 살펴봤듯이 폴리페놀은 이를 처리해줄 장내 미생물이 없으면 효용이 없다. 프로바이오틱스가 IAP 활동을 증가시키고 장 염증을 감소시키는 이유도 바로 여기에 있다.[24,25] IAP 수치를 늘리려면 적절한 식품을 섭취해서 장내 미생물의 조합이 적절히 유지되도록 돌봐야 한다. 그러면 이번에는 장내 미생물들이 반대로 우리를 돌볼 것이다!

글리신 Glycine

글리신은 인간과 많은 포유류에서 가장 중요한 단순 비필수 아미노산이자 글루타티온을 포함한 여러 주요 대사산물의 전구체다. 앞에서 언급했듯이 글루타티온은 미토콘드리아에서 기능하는 두 항산화제 중 하나다. 이렇게 보면 글리신도 미토콘드리아에 직접 작용하고, 염증을 줄이고, 장 내벽을 유지하도록 돕는다는 사실이 놀랍지는 않을 것이다. 글리신은 아무 이상이 없으니 염증성 사이토카인을 분비할 필요가 없다는 신호를 보내서 면역계가 잘 조절되도록 돕는다.[26]

실제로 의사들은 이식 수술을 할 때 글리신을 사용해서 면역계를 약간 억제한다. 그러면 수술 경과가 더 좋고 몸이 새로운 장기를 거부할 가능성을 줄일 수 있다. 다시 말하지만 면역계에 아무 문제가 없다고 알리는 것이 핵심이다. 그래야 면역계가 무장을 해제하고 긴장을 풀 수 있으니 날이다.

그런데 이것이 장벽과 무슨 관련이 있을까? 미토콘드리아에게 이로운 건 뭐든지 장벽에도 이롭다는 사실을 기억하자. 굳이 서열을 매기고 싶지는 않지만, 장벽에 있는 미토콘드리아는 우리 몸에 있는 가장 중요한 미토콘드리아일 것이다.

더 나아가 글리신이 장벽을 유지하는 데 얼마나 중요한지를 보여주는 증거들도 있다. 예를 들어 장 내벽의 세포들이 방사선 치료의 유독성에 취약하다는 사실은 잘 알려져 있다. 방사선은 장 내벽을 손상시키고 장 투과성을 높인다.[27] 그 결과 설사, 복통, 메스꺼움, 심지어 패혈증까지 나타날 수 있다.[28] 쥐를 대상으로 한 실험에서, 글리신 보충제가 방사선에 노출된 쥐의 장벽을 보호해서, 장벽의 두께, 부피, 불투과성이 모두 유지된 것이 확인됐다.[29]

글리신 수치는 일반적으로 나이가 들면서 감소하는데, 이에 따라 산화 스트레스 증가, 글루타티온 결핍, 미토콘드리아 기능장애, 염증 증가 등이 나타날 수 있다. 이런 설명을 들어도 아마 전혀 놀랍지 않을 것이다. 글리신이 장벽을 보호하는 작용을 하며 장 누수는 노화와 관련된 모든 질병의 원인임을 이미 잘 살펴보았으니 말이다. 다행히도 글리신 보충제가 아주 효과적일 수 있다는 사실이 이미 연구로 밝혀져 있다. 한 연구에서, 염증 수준이 심각하게 높고 내분비 기능장애가 있는 노인들에게 글리신 보충제를 투여했을 때 증상이 크게 개선됐다. 단 2주 만에 연구 대상자들의 미토콘드리아 기능이 개선됐으며 염증 지표도 상당히 낮아졌다.[30, 31] 더 나아가 글리신 보충제가 HIV(인간면역결핍 바이러스) 환자들의 미토콘드리아 기능장애를 완전히 바로잡았다는 결과도 보고됐다.[32]

글리신은 콜라겐의 주요 구성 성분이기도 한데, 콜라겐이 면역 반응을 조절하고, 산화 스트레스를 줄이고, 밀착 연접 단백질을 배치하고 발현시켜 장벽을 유지하고, 강화하고, 복구하는 데 도움을 주는 건 바로 이 때문일 것이다.[33]

마지막으로 글리신을 보충했을 때의 이점을 하나만 더 들자면, 잠들기 전에 글리신을 보충제로 섭취할 경우 체온이 낮아지고 수면의 질이 높아지는 효과가 있다.[34]

폴리아민 Polyamine

폴리아민은 세포 증식과 분화를 돕는 기능에서 항산화제로서의 기능, 활성산소 제거 기능까지, 몸에서 많은 일을 하는 유기 화합물이다.[35] 폴리아민에는 세 종류가 있는데, 스페르민 spermine, 스페르미딘 spermidine, 푸트레신 putrescine이다. (스포일러가 될지 모르겠지만 한 가지 미리 말하자면, 푸트레신은 냄새가 별로 안 좋다.) 흥미롭게도 폴리아민은 세포가 아미노산을 이용해 만들 수 있지만, 실제로는 장내 미생물이 대장에서 대부분의 폴리아민을 만들어낸다.[36]

세포가 빠르게 성장하는 시기, 그중에서도 특히 유아기에는 폴리아민이 특히 중요하며 그래서인지 모유에 폴리아민이 아주 많이 들어 있다.[37] 폴리아민은 특히 장 내벽을 따라 내적 생태계를 발달시키는 데 중요한 역할을 하며, 장벽의 세포가 증식하고 분화하도록 돕고 면역계의 발달에도 힘을 보탠다.[38] 폴리아민은 면역계의 형성을 지원하고 항산화제로 작용함으로써 염증 반응을 조절하는 데 큰 역할을 한다.[39]

그리고 세포의 성장과 분화를 지원함으로써 평생에 걸쳐 장 내벽을 유지하는 데 도움을 준다. 실제로 쥐 실험에서 폴리아민을 경구 투여했을 때 장 점막이 복구되고 염증이 감소하는 효과가 있었다. 덧붙여 폴리아민은 위에서 살펴본 장 내벽 방어기제 중 하나인 IAP의 활동을 증진하고,[40] 장내 움의 항체 농도를 높여서 소중한 줄기세포를 보호한다.[41]

이렇게 이로운 폴리아민을 어떻게 하면 더 얻을 수 있을까? 장내 미생물이 만드는 중요한 화합물은 발효식품에도 들어 있다는 사실을 기억하자. 예상하겠지만 폴리아민도 마찬가지여서, 모든 발효식품에는 폴리아민 성분이 들어 있다.[42]

이는 내가 마치 무슨 전도사라도 되는 것처럼 보일 위험을 무릅쓰고 이 책에서 끊임없이 반복해 강조하는 요점인, '암거위에게 좋은 것이 수거위에게도 좋다(즉 한쪽에게 좋은 것이 다른 쪽에도 좋다)'라는 사실을 증명하는 수많은 사례 중 하나다. 장내 미생물이 잘 보호되고 영양을 적절히 공급받으면 미생물들은 우리의 건강을 지키고, 계속해서 우리를 잘 돌볼 수 있도록 자신을 지킨다. 그런데 이 모든 것은 건강하고 잘 보호되고 적절히 기능하는 미생물 생태계가 갖춰져야 가능한 일이다. 장내 미생물들은 우리에게 '당신을 도울 수 있게 나를 도와주세요'라고 말하고 있는지 모른다.

그런데 문제는 우리가 지금껏 그들을 돕지 않았다는 사실이다. 장내 미생물이 더 이상 우리를 돕지 않는 것은 바로 이 때문이다. 돕고 싶지 않아서가 아니다. 말 그대로 무시당하고 몰살당하고 학대받고, 무방비로 방치되었기 때문에 도울 수 없는 것이다. 다음 장에서는 우리가 내부 생태계를 얼마나 심하게 훼손했는지 알아볼 것이다. 그리고 이런 결과가 거의 모든 일반적인 질병에서 어떻게 나타났는지, 가장 중요하게는 어떻게 예방하고 치유할 수 있는지에 대해서도 자세히 살펴볼 것이다.

4장. 퍼펙트 스톰

고전 영화 〈졸업The Graduate〉에는 이런 장면이 나온다. 파티에서 어느 중년 남성이, 젊은 더스틴 호프만Dustin Hoffman이 연기한 벤자민 브래독Benjamin Braddock에게 다가가 이렇게 말한다. "한마디만 하고 싶군요. 딱 한마디만요." 극적인 침묵이 흐른 뒤 그는 이렇게 말한다. "플라스틱! 플라스틱에는 엄청난 잠재성이 있어요!"

그의 말이 옳았다. 〈졸업〉은 1967년에 제작됐는데, 그 후 50년이 넘는 기간 동안 플라스틱 생산량은 그 어떤 물질보다도 빠른 속도로 증가했다. 우리는 소비자로서 플라스틱을 애용한다. 플라스틱은 값싸고 가볍고 편리하고, 두루 활용할 수 있다. 물론 플라스틱 업계도 플라스틱을 사랑한다. 현재 전 세계 플라스틱 시장의 가치는 6090억 달러이며 2030년에는 8110억 달러 이상으로 증가할 것으로 예상된다.[01]

플라스틱은 온 세상에, 어디든 있다. 쓰레기 매립지부터 바다, 우리가 먹는 음식, 마시는 물, 심지어 숨 쉬는 공기 속에도 플라스틱이 있다. 하지만 플라스틱의 밝은 미래에는 아주 큰 단점이 있다. 플라스틱은 환경에 막대한 영향을 미칠 뿐만 아니라 인간의 내부 생태계를 파괴한다. 특히 마이크로바이옴에 유독성이 있다. 정말로 그렇다. 플라스틱은 미생물의 구성과 다양성에 부정적인 영향을 미치며 이런 변화는 호르몬의 균형과 면역 반응을 바꾸어 놓아서, 병에 걸리기 쉬운 환경을 만든다.[02]

그런데 플라스틱은 문제의 시작에 불과하다. 플라스틱의 생산이 급격히 증가했던 지난 50년 동안 향초, '통곡물 건강식'처럼 건강에 해가 되는 사회적 동향, 여러 기술, 의약품이 출현하면서 인간의 내부 생태계가 사정없이 파괴됐다. 아이러니하게도 비스테로이드성 항염제[NSAID]와 위장약(일명 제산제)을 비롯한 일부 약물은 마이크로바이옴 불균형으로 생긴 증상을 완화하려고 복용하지만 반대로 문제를 더 악화한다. 그러다 보니 통증과 질병이 생기고 유해 약물을 사용하고 더 많은 통증과 질병이 생기고, 더 많은 유해 약물을 사용하는 끔찍한 악순환이 계속되고 있다!

동시에 우리가 먹는 음식도 급격히 변화해서, 장내 미생물이 조화롭게 살아가고 번성하는 데 필요한 음식이 점점 부족해지고 있다. 설상가상으로 부족한 영양소를 인공적으로 가공한 화학 물질이 가득한 식품이 식탁을 점령하면서, 장내 유익균을 말 그대로 굶겨 죽이고 유해균은 번식하고 번성하게 했다. 이것뿐만이 아니다. 마이크로바이옴을 파괴하는 광범위 항생제, 공기와 식수원, 음식에 직접 뿌려지는 해로운 화학물질에 대해서는 아직 언급조차 하지 않았다.

이 모든 상황이 한꺼번에 닥치면서, 열대우림(장내 미생물 생태계)은 균형이 깨져서 정상적인 기능을 하지 못하는 상태에 이르렀다. 이보다 더 확실하게 장내 미생물 생태계를 파괴하는 시스템을 만들어보려고 해도 만들 수 없을 정도로 장 생태계는 이미 심각하게 훼손됐다.

그리고 우리가 이미 그 대가를 치르고 있다고 해도 과언이 아닐 것이다. 알다시피, 지난 50년 동안 거의 모든 만성 질환이 극적으로 증가했다. 1970년대 이후 성인의 비만율이 꾸준히 증가했으며, 아동은 3배 이상 증가했다. 오늘날 미국 성인의 42퍼센트는 비만이다. 이에 따라 당연히 제2형 당뇨병의 발병률도 높아졌고 미국심장협회American Heart Association는 2035년까지 미국 인구의 45퍼센트가 심장질환을 앓게 될 것으로 예측한다. 그뿐 아니라 조기 발병 암(50세 이전에 발병하는 암)이 전 세계적으로 급격하게 증가하고 있으며 미국이 그 선두를 달리고 있다. 미국에서는 60초마다 한 명꼴로 알츠하이머병 환자가 새로 발생하고 파킨슨병은 그보다 더 빠른 속도로 증가하고 있는데, 파킨슨병은 현재 세계에서 발병률이 가장 빠르게 증가하고 있는 신경계 질환이다.[03]

그런가 하면 각종 전염병도 유행하고 있다. 미국정신질환협회 National Alliance on Mental Illness에 따르면, 코로나19 팬데믹으로 정신 건강 문제를 겪는 사람이 늘어나기 훨씬 전부터 이미 정신질환 발생률이 해마다 꾸준히 증가해왔다. 그리고 지난 25년 동안 루푸스를 비롯한 여러 자가면역질환자의 항체 수는 44퍼센트나 증가했다. 자가면역질환은 예전에는 극히 드물었던 질병이지만 이제는 희귀 질환이 전혀 아니다. 나는 지금까지 언급한 모든 질병이 자가면역, 장 누수, 장내 세균 불균형과 관련이 있다고 생각한다. 다시 말해서 이 모든 질병은 직접적으로 장의 문제에서 비롯한 것이다.

플라스틱의 미래는 여전히 밝다. 하지만 우리 안팎 환경의 미래는 전혀 밝지 않다.

그렇지만 이 장을 읽으면서, 그동안 무의식적으로 마이크로바이옴을 얼마나 심하게 파괴했든지 간에 그건 우리 각자의 잘못이 아니라는 사실을 꼭 기억했으면 한다. 그동안 우리는 마이크로바이옴에 대해(더 심각하게는 마이크로바이옴이라는 것이 존재한다는 사실조차) 잘 몰랐거나, '생활 방식 개선'의 명목으로 개발된 수많은 제품이 장내 생태계를 해칠 수 있다는 사실을 전혀 모르는 지도자와 소위 전문가들에게 속아왔다. 그들은 그 사실을 알게 된 뒤로도 그 진실을 대중에게 공유하지 않았고, 계속해서 시민의 건강보다 각자의 이익을 선택했다. 지금까지 우리는 알고 있는 선에서 최선을 다했으며 이제는 더 많은 사실을 알게 됐으니 더 잘해 나갈 수 있다.

가장 중요한 건 아직 늦지 않았다는 점이다. 장내 미생물 생태계를 파괴하는 요인을 제거하고 장 건강을 회복함으로써 이런 질병 대부분을 예방하고, 진행을 멈추고, 되돌릴 수 있다. 먼저 이런 퍼펙트 스톰perfect storm(여러 악재가 동시에 발생해서 그 영향력이 더욱 커지는 현상—옮긴이)을 일으킨 요인이 무엇이며, 우리에게 어떤 영향을 미치고 있는지부터 자세히 살펴보자.

광범위 항생제

앞에서 장내 세균의 몇 가지 유형에 대해서는 살펴봤지만 세균의 두 가지 주요 범주인 그람 음성균gram negative과 그람 양성균gram positive의 개념은 아직 설명하지 않았다. 1884년, 덴마크의 미생물학자 한스 크리스티안 그람Hans Christian Gram은 세균의 세포막이 두꺼운지 얇은지 판별하는 테스트를 고안했다. 세포막이 두꺼운 세균은 그람 양성균이라 하고 얇은 세균은 그람 양성균이라 하는데, 그람 음성균에는 지질다당류(그렇다, 그 지긋지긋한 지질다당류 말이다!)가 포함된 세포 외막도 있다. 그람 양성균과 음성균 모두 세포막은 세균을 보호하는 동시에 영양분을 공급하고 노폐물을 차단하는 역할을 한다.

이런 설명을 하는 건 항생제의 맥락을 이해하는 데 중요하기 때문이다. 맨 처음 개발된 항생제는 이 두 유형의 세균 중 하나만 죽일 수 있었다. 예를 들어 페니실린penicillin은 주로 그람 양성균에 작용하고 스트렙토마이신streptomycin은 그람 음성균에 효력이 있었다. 그래서 의사들은 환자의 감염 유형에 따라 그중 하나를 처방했다.

물론 약은 여전히 장내 마이크로바이옴에 영향을 미쳤지만, 감염이 있어서 약을 사용해야 하는 상황이었다. 한 가지 세균이 지나치게 많이 증식해서 감염을 일으켰고 그래서 표적 항생제를 사용해 과잉 증식을 막았던 것이다. 이런 항생제는 장내 세균들에 대체로 영향을 미치지 않았기 때문에 마이크로바이옴은 비교적 온전한 상태로 유지됐다.

그러던 중 1960년대 후반에 최초의 광범위 항생제가 개발됐다. 여기서 '광범위Broad-spectrum'란 그람 양성균과 그람 음성균을 모두 죽인다는 뜻이다. 의사들 입장에서는 환자가 어떤 종류의 감염에 걸렸는지 굳이 파악할 필요가 없어서 일이 한결 수월해졌다. 그저 새로 개발된 항생제를 처방하면 아주 빠른 속도로 감염이 사라졌으니 말이다.

그런데 이 약을 매력적으로 만든 그런 특징이 바로 이 약의 문제점이기도 했다. 이런 항생제는 유익균, 유해균, 악질 세균 가릴 것 없이 장내 세균 전체에 영향을 미친다. 이로 인해 마이크로바이옴이 전멸해서, 나무가 빽빽이 들어섰던 열대우림이 사막의 황무지로 바뀐다.

문제는 여기서 끝나지 않는다. 1970년대 중반부터 광범위 항생제가 페니실린과 같은 종류의 항생제보다 더 큰 인기를 얻게 되면서 지금 우리가 논의하고 있는 50여 년과 정확히 같은 시기에 광범위 항생제가 과잉 처방되기 시작한다. 의사들은 어떤 종류의 감염 환자에게도 쉽게 투여하고 빠른 효과를 얻을 수 있었기 때문에, 감염 징후가 있는 모든 환자에게 항생제를 처방했다. 세균 감염 증상 대부분은 일반적인 바이러스에 감염 증상과 비슷한데, 바이러스 감염은 보통 약을 쓰지 않아도 건강한 면역계의 작용으로 해결된다. 오늘날 항생제 처방의 최대 25퍼센트는 부적절하거나 불필요한 것으로 추정되며, 미국인들은 평균적으로 6개월마다 항생제를 처방받는다.[04]

항생제 과잉 처방은 약을 복용하는 개인에게만 영향을 미치는 것이 아니다. 지금쯤이면 세균이 얼마나 똑똑한지를 확실히 인식했을 것이다. 세균은 세월이 흘러도 그 상태 그대로이지는 않다. 그들은 수조 년에 걸쳐 우리와 함께 진화했고 지금도 계속 진화하고 있다. 모든 생명은 개인적으로나 하나의 생물 종으로서 변화하는 환경에 적응하고 생존하기 위해 진화해야 한다. 세균은 항생제에 면역력을 갖도록 빠르게 진화했기 때문에 쉽게 죽이기가 힘들어졌다.

이렇게 되면서 과학자들과 세균 사이에 군비 전쟁이 벌어지고 있다. 새로운 약이 개발되면 세균은 이에 적응해서 더 강해진다. 그런데 세균의 이런 적응력은 어떤 결과를 낳을까? 오늘날만 해도 항생제 내성이 있는 환자들은 사망률이 높으며[05] 일반적으로 사용되던 항생제의 효력이 약해지면서 폐렴, 결핵, 살모넬라 같은 흔한 질병을 치료하기가 점점 더 어려워지고 있다. 항생제 내성은

이제 공중보건의 위기로 여겨진다.[06]

　게다가 항생제는 인간에게만 사용되는 것이 아니다. 소와 돼지 등의 가축은 특별한 감염 증상이 없을 때도 흔히 항생에 노출된다. 여기에는 건강(인간과 가축 모두의 건강)과 전혀 관련이 없는 두 가지 이유가 작용한다. 첫 번째로 항생제는 동물의 체중을 더 빨리 늘린다. (놀랍게지만, 이런 작용은 사람에게도 똑같이 나타난다) 두 번째로 대부분의 가축은 비인간적인 생활 환경에서 고통받기 때문에 불행히도 감염이 빈번히 발생한다. 그런데 가축이 감염되면 값어치가 떨어지므로 예방 차원에서 항생제를 투여하는 것이다. 가축에게 투여된 항생제는 우리가 먹는 육류 식품에 들어 있어서[07] 우리는 육류를 먹을 때마다 기본적으로 소량의 항생제를 섭취하게 된다. 이에 따라 항생제 내성의 위기가 초래됐으며 지금 우리에게 더 중요한 문제인 마이크로바이옴도 손상됐다.

　이 모든 상황이 정확히 어떻게 마이크로바이옴을 손상시키는 걸까? 항생제를 단 한 번만 복용해도 마이크로바이옴의 풍부함과 다양성이 급격히 감소하는데,[08] 잘 알다시피 풍부함과 다양성은 건강한 미생물군집의 특징이다. 그렇게 되면 기회를 엿보는 악당들이 장을 장악할 수 있는 조건이 형성되어, 설사나 대장염을 유발하고 심하면 치명적일 수도 있는 **클로스트리디움 디피실리균** Clostridioides difficile, C. difficile 같은 균에 감염되기가 더 쉬워진다.[09]

　장내 세균은 항상성 상태를 유지하고 싶어 하고 항생제 치료 후

균형을 회복하려고 노력하지만, 그런 노력이 완전한 결실을 맺지 못할 때가 많다. 정확히 어떤 변화가 일어나고 마이크로바이옴이 어느 정도까지 손상되는지는 환자들 사이에 개인차가 크다. 어떤 때는 마이크로바이옴이 항생제 복용 이전과는 다른 미생물 구성으로 안정성을 회복하기도 한다.[10]

이 현상을 설명하기 위해 앞장에서 언급했던 산불의 예를 다시 들어보겠다. 산은 모든 식물군과 동물군이 상호 의존하면서 오랜 기간에 걸쳐 성장하는 복잡한 생태계다. 산불이 나면, 이후에 묘목 수천 그루를 심더라도 복잡한 생태계가 다시 복원되고 산이 정상적인 상태로 돌아오기까지는 20~30년이 걸린다.

장 생태계에서도 똑같은 일이 벌어진다. 물론 일부 프로바이오틱스(유익균)를 복용하거나 섭취할 수 있겠지만 그 복잡한 생태계가 순식간에 복구될 것이라고 보는 건 아주 순진한 생각이다. 실제로 호흡기 감염(대개 세균이 아닌 바이러스에 의한 증상이다)에 흔히 처방되는 광범위 항생제를 복용한 건강한 사람들을 대상으로 진행한 수많은 연구에서, 마이크로바이옴의 혼란과 파괴가 2개월에서 길게는 2년까지 지속되는 것으로 나타났다. 심지어 회복 후에도 마이크로바이옴은 이전과는 완전히 달라졌고 많은 장내 미생물이 완전히 사라졌다.[11,12]

'그래서 뭐 어떻다는 거지?'라고 생각하며 대수롭지 않게 여길지 모르지만 이런 변화는 대단히 큰 피해를 낳을 수 있다. 항생제 사용과 비만[13](가축을 살찌려고 항생제를 사용한다고 설명했던 것을 기억하는가?)을 비롯한 여러 질병 사이에는 명확하고 확실한 연관성이 있다. 항생제를 투여받은 쥐에게서는 자연적으로 1형 당뇨병이 발현했고[14] 대장의 사이토카인수치가 증가했으며, 세균이 생성하는 짧은사슬지방산과 다른 중요한 대사산물의 양이 감소했다.[15]

신호 수단인 대사산물이 부족하면 장내 미생물과 미토콘드리아가 소통할 수 없다. 그렇게 되면 면역계와 몸의 모든 세포에 심각한 결과가 초래된다. 대사산물이 없으면 미토콘드리아는 언제 짝풀림하고 번식해야 하는지 언제 어떻게 죽어야 하는지 알지 못하며, 면역계는 언제 어디서 무엇을 공격해야 할지 모른다. 그리고 움에 있는 줄기세포들은 언제 장벽을 강화하는지 알지 못하는데, 이런 문제들은 그저 시작에 불과하다. 이렇게 보면 항생제 사용이 산화에 따른 조직 손상 증가[17], 유전자 발현 억제, 미토콘드리아의 손상과 관련이 있다는 건 어떻게 보면 당연하게 들린다.[18]

이런 모든 현상이 성인에게서 나타나지만 항생제는 임신 중이나 영유아기에 복용했을 때 훨씬 더 해로울 수 있다. 임산부가 자신의 마이크로바이옴에 영향을 미치는 항생제를 복용하면 태아의 미생물군 다양성이 감소하고[19] 면역력이 약해지며,[20] 나중에 질병에 걸릴 가능성이 커진다.[21] 태아기에 항생제에 노출된 아기들은 대장염,[22] 뇌성마비, 간질, 심장 또는 생식기 기형이 생길 위험이 높아진다.[23] 그뿐 아니라 천식, 알레르기,[24] 발달 및 인지 기능장

애,[25] 비만,[26] 당뇨병에 걸릴 가능성도 더 높아진다.[27]

특히 임신 초기의 임산부가 항생제를 복용했을 때 태아에게 미치는 피해가 가장 크다.[28] 그 밖에도 소안구증microphthalmia(눈의 심각한 결함), 좌심 형성부전 증후군hypoplastic left-heart syndrome(심장의 왼쪽이 제대로 발달하지 않아 혈류의 흐름을 방해하는 것), 심방중격결손증atrial septal defects(심실 사이에 구멍이 생긴 것), 구순구개열과 같은 희귀 선천성 결함도 임신 초기 3개월 이내에 항생제를 복용하는 것과 연관성이 있다.[29]

출산 후 수유를 하는 기간에 항생제를 복용하면 모유의 미생물군 다양성에 변화가 생기며, 아기의 마이크로바이옴 발달에도 영향을 미친다.[30] 물론 마이크로바이옴과 면역계가 발달하는 중요한 시기에 항생제를 복용한 유아와 아동 역시 마이크로바이옴에 변화가 생겼다. 이런 변화는 성인이 된 후에 천식,[32] 알레르기,[33] 비만[34]에 걸릴 위험을 높인다.

한 가지 확실히 해두자면, 생명이 위험해질 수 있는 심각한 감염이 있을 때 항생제 등의 약물을 처방받아 충실히 복용하는 것이 잘못됐다는 것이 아니다. 그저 항생제가 지금껏 잘못 관리되고 과다 처방되어서 세상과 삶을 바꾸는 부작용을 일으키고 있다는 사실을 알리는 것이다. 아이들에게는 반드시 절대적으로 필요한 경우에만 항생제를 복용하게 해야 한다.

그런데 항생제를 복용해야 하거나 과거에 자주 복용했더라도,

장내 세균 불균형과 온갖 질병을 앓게 될까 지레 겁먹지는 않았으면 좋겠다. 항생제를 복용하기 전이나 복용하는 동안, 또는 복용한 후에 이 책에서 소개하는 ***대장 체크!*** 프로그램을 실행하면 지극히 중요한 내적 생태계를 보호하고 되돌릴 수 있을 것이다.

글리포세이트 Glyphosate

우리는 그동안 경구용 항생제를 남용해 몸속 생태계를 파괴했는데, 동시에 우리가 먹는 식품에도 말 그대로 항생제를 뿌려왔다.

제초제 라운드업Roundup의 주요 성분인 글리포세이트는 항생제로 특허를 받았다. 글리포세이트는 식물이 아미노산을 생산할 때 이용하는 시킴산 경로shikimate pathway를 파괴하는 방식으로 작용한다. 식물은 시킴산 경로를 사용하지만 동물은 사용하지 않는다. 그래서 과학자들은 글리포세이트가 잡초를 죽이지만 인간과 동물들에게는 안전할 것으로 추정했다. 이치에 맞는 것처럼 들리지만 알고 보면 그렇게 간단하지가 않다.

시킴산 경로를 사용하는 생물이 식물 외에도 또 있기 때문이다. 예상했겠지만 바로 장내 미생물이다! 실제로 글리포세이트는 장내 미생물에게 치명적이며 우리에게도 심각한 문제가 된다는 뜻이다.

내가 예전에 출간했던 책들에서도 글리포세이트에 대해 설명했지만, 글리포세이트가 마이크로바이옴에(그리고 결과적으로 우리의 건강에) 얼마나 해로운지에 대한 정보와 증거들이 최근 새로 발표됐다. 글리포세이트가 제초제 시장에 처음 출시된 건 1974년이다. 세균이 항생제에 적응해 내성이 생겼던 것처럼 식물도 즉시 진화해서 글리포세이트에 내성을 갖는 방법을 찾았다. 1990년대 초 무렵에는 글리포세이트에 내성이 있는 작물들이 등장하면서 글리포세이트의 사용량이 급격히 증가했다. '뭐야, 효과가 없잖아. 약을 더 많이 쳐야겠어!'와 같은 접근은 사람에게 그리 이롭지 못한 생각이다. 식물이 소량의 글리포세이트에 내성을 갖추도록 진화할 수 있다면, 더 많은 양을 사용했을 때 무슨 일이 일어날 것이라고 생각했을까? 보아하니 아무도 진지하게 이를 고려하지 않았던 듯하다. 2019년에는 미국 농부들이 매년 2억 8천만 파운드 이상의 글리포세이트를 작물에 살포하기에 이른다.[35] 글리포세이트의 사용량이 증가하면서 식품에 잔류하는 글리포세이트의 양도 당연히 갈수록 증가했다.[36]

그 이후 몇 년 동안 글리포세이트가 위험한 발암물질이라는 증거가 나왔지만,[37] 글리포세이트가 장에 정확히 어떤 영향을 미치는지는 밝혀지지 않았다. 그러던 중 2021년에 킹스칼리지런던King's College London의 과학자들은 글리포세이트가 유아의 마이크로바이옴에 미치는 영향을 살펴보는 획기적인 연구를 진행했다.[38] 연구 결과, pH(수소 이온 농도 지수, 산도)를 적정 수준으로 유지하는 것이 장 항상성의 핵심인데, 글리포세이트는 일부 장내 유익균에게 치명적인 산성 환경을 조성해서 유익하지 않은 균이 과잉 증식하게 한다는 사실이 밝혀졌다.

글리포세이트가 장의 항상성을 파괴하는 문제 외에도, 안타깝게도 글리포세이트에 가장 자연적으로 내성이 생기는 세균의 일부는 우리 몸에 가장 해로운 세균이다. 더욱이 글리포세이트는 염증을 일으키는 사이토카인과 활성산소의 생성을 증가시킬 잠재력이 있다. 게다가 소량의 글리포세이트에 노출되는 것만으로도 활성산소를 줄이는 데 필요한 주요 효소, 그중에서도 특히 초과산화물 불균등화효소 superoxide dismutase와 글루타티온 환원효소 glutathione reductase가 감소하기 때문에 상황은 더 심각해진다.[39,40] 세포 손상과의 싸움에서 이중고에 시달리게 된 것이다.

설상가상으로 글리포세이트에 가장 취약한 장내 유익균의 일부는 우리 몸에 가장 필수적인 미생물들로, 짧은사슬지방산, 트립토판, L-글루탐산의 주요 생산자인 락토바실러스 Lactobacillus, 루미노코커스과 Ruminococcaceae, 부티리시코커스 Butyricicoccus가 이에 포함된다. 짧은사슬지방산이 얼마나 중요한지는 이미 잘 알 것이다. 트립토판과 L-글루탐산도 필수 아미노산이며, 특히 정신 건강에 필수적인 역할을 한다. 이런 아미노산은 세로토닌, 도파민, 감마아미노뷰티르산 gamma-aminobutyric acid, GABA, 에피네프린 epinephrine을 포함한 많은 주요 신경전달물질의 전구체이기 때문이다.[41,42] 이것들은 모두 기분을 안정시키는 화학물질인데, 장내 미생물의 도움이 없으면 이런 신경전달물질을 만들 수 없다. 이에 대해서는 나중에 더 자세히 다룰 것이다.

게다가 장내 미생물은 보통 물질대사를 통해 트립토판을 다른 화합물로도 만드는데, 그중에는 뇌의 중요한 항산화물질인 3-인돌프로피온산3-indolepropionic acid, IPA도 있다. 3-인돌프로피온산은 뇌의 면역세포인 신경아교세포glial cell의 활동을 감소시켜 결과적으로 DNA 손상을 막고 알츠하이머병을 예방하는 역할을 한다.[43] 이를 고려하면, 글리포세이트에 가장 취약한 장내 세균의 감소와 파킨슨병,[44] 조현병,[45] 우울증[46]을 포함한 여러 신경질환과 사이에 관련성이 있는 것은 당연한 일이다.

앞서 말했듯 내가 여러 해 전부터 글리포세이트의 위험성을 책에서 계속해서 설명해왔고 이에 대한 증거도 계속 쌓여가고 있다. 그런데도 사람들은 왜 여전히 글리포세이트를 사용하고 있을까? 2017년에 몬산토Monsanto(지금은 바이엘에 인수됐으며, 글리포세이트 성분으로 만든 제초제 라운드업을 판매해 수익을 올리고 있다)에서 유출된 문서에 따르면, 이들은 자사 제품의 안전성에 대한 내부 의견 불일치를 은폐하고, 제품이 안전하다는 것을 억지로 '증명'하기 위해 자체 연구를 진행했다. 그런데도 미국에서는 여전히 글리포세이트의 사용이 금지되지 않았다. 그로부터 2년 뒤인 2019년, 환경워킹그룹Environmental Working Group, EWG에서 몇 가지 유기농 제품을 포함해 인기 있는 아침식사용 시리얼 21종의 성분을 분석했는데 모든 제품에서 글리포세이트가 검출됐다.

대다수 유럽 국가는 이미 글리포세이트의 사용을 금지했으며 사용을 허가하는 국가들도 미국보다 허용치가 훨씬 낮다. 평소 미국에서 빵과 파스타를 먹으면 속이 안 좋았던 내 환자 중 다수가 유럽에 여행을 가서 빵과 파스타를 먹었을 때는 전혀 아무렇지도 않았던 것은 우연이 아니다. 그들은 여행에서 돌아와서 "선생님, 병이 나았어요!"라고들 말한다. 하지만 슬프게도 유럽에서 먹던 음식들을 미국에서 똑같이 먹기 시작하면 결국에는 대개 병이 다시 도진다. '좋은 음식'이 어떻게 다른지는 혀의 미뢰만 아는 것이 아니라 장내 유익균도 알고 있다.

내분비계 교란물질 endocrine disrupter
(내분비계 장애물질, 환경호르몬)

과학자들은 우리 주변의 특정 화학물질이 인체의 호르몬 작용을 모방해서 내분비계의 혼란을 초래한다는 사실을 오래전부터 알고 있었다. 이런 물질은 내분비계 교란물질이라고 하며, 대표적으로 살충제, 비스페놀 A bisphenol A, BPA(2012년 이전에 만들어진 통조림류와 플라스틱에서 발견된다), 프탈레이트 phthalate(플라스틱과 향수 제품에서 발견된다), 파라벤 paraben(가공식품과 미용 및 위생 용품에서 많이 발견된다), 중금속(화장품, 식재료, 물에서 많이 발견된다), 옥시벤존oxybenzone(선크림에서 발견된다) 등이 있다. 그런데 내분비계 교란물질과 마이크로바이옴 사이의 연관성은 제대로 연구되지 않아 이제야 조금씩 밝혀지는 중이다.

내분비계 교란물질은 당연히 내분비계와 호르몬계를 통해 가장 직접적이고 강력한 영향을 미친다. 특히 남성의 경우 정자 생성과 정자의 기능, 여성은 수정, 임신, 출산에 영향을 미친다.[47] 내분비계 교란물질은 호르몬 수용체를 켜고 끄거나 수용체에 전달되는 신호를 탈취하는 방법으로 호르몬 수용체와 상호 작용함으로써 이런 작업을 수행한다.

또한, 체내 호르몬 수치에도 영향을 미칠 수 있는데, 이때는 호르몬이 드나드는 세포막의 투과성을 변화시키는 방식으로 작용한다. 다시 말해 내분비계 교란물질은 우리 몸의 호르몬이 언제 어디로 가야 하는지, 오락가락하는 호르몬 수치에 신체 기관이 어떻게 반응해야 할지를 지시한다. 이런 변화가 우리 몸에 미치는 영향은 엄청난데, 가벼운 호르몬 불균형이 생긴 것만으로도 불임, 불안, 우울증, 뼈 질환, 심장질환, 암을 비롯한 각종 증상이 유발될 수 있다.[48]

'어? 내분비 교란 물질이 몸에 보내는 신호는 장내 미생물들이 보내는 신호와 비슷한 것 같은데?'라는 생각을 벌써 했을지 모르겠다. 만일 그랬다면 제대로 짚은 것이다. 내분비계 교란물질은 장내 미생물의 중요한 의사소통 수단인 신호 분자를 교란해 수많은 문제를 일으킨다. 예를 들면 짧은사슬지방산이 포도당 대사의 신호를 보내고 조절하는 것을 방해하는데, 우리는 이것이 내분비계 교란물질과 당뇨병 발병 위험 사이의 연관성을 보여주는 것이라고 믿는다. 그뿐 아니라 내분비계 교란물질은 신경전달물질, 사이토카인, 호르몬이 보내는 중요한 신호에도 영향을 미친다.

내분비계 교란물질은 장내 미생물 생태계의 구성에도 변화를 일으켜서 장내 세균 불균형을 유발하기도 한다. 특정 유형의 장내 세균은 특정 화학물질에 특히 더 취약해서, 독특한 방식의 세균 불균형이 나타난다. 예를 들어 비스페놀 A$^{\text{bisphenol-A, BPA}}$는 고지방 식단과 비슷한 변화를 장내에 일으킨다.[49] 이렇게 되면 건강한 음식을 먹어도 이로운 효과가 나타나지 않는다. '나는 비스페놀 A로 만든 플라스틱병을 사용하지 않으니 괜찮겠지'라고 생각할지 모르지만 그렇게 간단한 문제가 아니다. 비스페놀 S^{BPS}와 비스페놀 F^{BPF} 같은 비스페놀 A 대체물질 역시 안전하지 않으며, 최근에는 이런 성분이 호르몬 암의 원인이 될 수 있다는 사실도 밝혀졌다.[50]

사람은 특히 태아기나 장 항상성이 처음 확립된 유아기에 내분비계 교란물질이 일으키는 변화에 취약하지만, 이후에도 하지만 내분비계 교란물질에 노출되면 언제든 장내 세균 불균형이 나타날 수 있다. 프랑스 과학자들은 2019년 수생 생물 연구에서, 내분비계 교란물질에 노출된 수생 동물은 장내 유해균이 증가하고 우호적인 장내 유익균은 감소한다는 사실을 발견했다.[51] 인간의 경우, 내분비계 교란물질은 다낭성 난소 증후군polycystic ovarian syndrome, PCOS, 당뇨병, 알레르기, 천식, 자가면역질환과 관련이 있다.[52] 그리고 밀착 연접 단백질의 발현이 감소하면서 장벽 손상과 장 누수가 발생할 수 있다.[53]

이런 문제를 염두에 두고 향을 피우는 것이 새로운 흡연이라고 말하는 사람들도 있다. 공기청정제, 향초, 향수에 이르는 모든 합성 향료에는 내분비계 교란물질이 들어 있다. 나중에 더 자세히 설명할 테지만, 장난스럽게 말하자면 장내 미생물은 향수보다 차라리 담배가 낫다고 생각할 것이다. 그리고 어쩌면 담배를 즐길지도 모른다.

통곡물의 장점

미국 농무부USDA는 1994년이 되어서야 '건강한' 식품을 규정하기 시작했으며, 곧이어 통곡물 위원회Whole Grains Council의 지원으로 전국민에게 통곡물 섭취를 장려했다. 농무부의 임무는 건강이 아니라 농업의 증진을 꾀하는 데 있었지만, 당시 '건강한' 식품 피라미드를 제작하는 일은 농무부가 담당했다는 사실을 참고로 알아두자. 이런 상황은 미국 의사들의 연구와 교육 대부분을 제약회사가 책임지는 것과 비슷한, 심각한 이해 충돌이 벌어질 수 있는 상황이었다. 이해 충돌이 있을 수 있는 이런 상황이 실제로 약품과 식품 산업 분야에서 벌어졌다. 마치 여우에게 닭장을 지키게 했던 격이다.

물론 역사적으로, 무엇을 먹어야 할지 알려주는 정부 기관이 필요했던 적은 한 번도 없었다. 그리고 우리 조상들은 스스로의 책임에 맡겨졌을 때, 장내 미생물의 직접적인 이익을 위해 정확히 무엇을 먹고 어떻게 음식을 저장하고 처리할지를 훌륭하게 판단하고 선택했다. 여기에는 통곡물 처리 방식도 포함된다. 농무부는 왜 고대 문명들이 늘 제분이라는 과정을 통해 곡물을 정제했는지 한 번이라도 깊이 생각해본 적이 있을까? 곡물을 제분하면 그 과정에서 겨, 세균, 껍질이 제거된다.

고대 로마인들은 곡물을 처음으로 빻아서 사용한 사람들로 알려져 있다. 제분 이 과정에는 인건비와 재료가 필요했고 비용이 많이 들었기 때문에 정제된 곡물을 사용하는 것이 지위를 상징하게 되었다. 그래서 흰 빵을 먹을 수 있는 건 부유한 엘리트 계층뿐이었고 노예와 하층민들은 통곡물을 섭취했다. 이런 문화는 인류의 역사에서 흔히 관찰된다. 예를 들면 아시아 문화권에서는 수천 년 전부터 쌀을 탈곡해 겨를 제거한 백미를 만들어 먹었는데, 나는 이런 비슷한 문화가 있었다는 것이 우연의 일치는 아니라고 생각한다. 비교적 최근까지도 흰 쌀은 사회 특권 계층의 사치품으로 여겨졌다.

그렇다면 엄청나게 중요한 질문을 해보지 않을 수 없다. 곡물을 정제하는 과정이 그렇게 값비싸고 노동 집약적이었다면 왜 우리 조상들이 굳이 그런 수고와 비용을 감수한 걸까? 나는 우리 조상들이 향신료를 놓고 전쟁을 벌이고 음식을 발효해 먹었던 것과 분명히 같은 이유일 것이라고 본다. 그들은 그런 음식이 더 건강하다는 사실을 본능적으로 알았던 것이다.

물론 현대의 과학 기술과 측정법 덕분에 이런 음식이 왜 더 건강에 좋은지를 이제는 정확히 알게 됐다. 바로 장내 미생물에게 더 이로운 음식이기 때문이다. 비록 우리가 통곡물에 들어 있는 섬유질과 영양소가 우리 몸에 꼭 필요하다는 말을 귀에 못이 박히도록 들어왔지만, 사실은 정제된(가공식품을 만들 때와 같은 가공을 의미하는 것이 아니다!) 곡물이 장내 미생물에 훨씬 더 좋다.

통곡물에는 대체 어떤 문제가 있는 걸까? 한마디로 말하면 렉틴 때문이다. 최근에도 관련 정보가 날마다 새롭게 밝혀지는 중인 렉틴이 있는데, 바로 밀배아응집소wheat germ agglutinin, WGA라는 렉틴이다. 이름에서 유추할 수 있듯이 밀배아응집소는 곡물을 분쇄하는 과정에서 제거되는 성분이다. 이 성분을 굳이 왜 제거해야 할까? 밀배아응집소는 혈관, 관절의 활액滑液 표층, 어지간해서는 투과되지 않는 혈액뇌장벽blood-brain barrier, 신경을 감싸 보호하는 미엘린초myelin sheath(수초), 안구 표면 등, 여러 부위 세포 표면을 덮은 당질 막의 구성 성분인 시아실산sialic acid과 결합하기 때문이다. 이런 막은 글리코칼릭스glycocalyx(당질피질)이라고 한다. 끈적한 성분인 글리코칼릭스는 장 내벽의 점액층과 마찬가지로 침입자가 뚫고 나가지 못하도록 가두는 방식을 통해 섬세한 혈관, 신경, 관절을 비롯한 중요한 부위를 보호한다.

이 사실이 중요한 이유는 밀배아응집소가 침입자이며, 손가락에 가시가 박히듯 글리코칼릭스에 박히기 때문이다. 여기서 문제는 장 누수 증후군이 없더라도 밀배아응집소가 장벽을 통과해 새어나갈 수 있다는 데 있다.[54] 농무부에서 권장한 대로 정기적으로 통곡물을 섭취하면 이런 현상이 몸 곳곳에서 반복적으로 일어난다. 물론 이렇게 되면 면역계가 과잉 반응해서 염증과 질병이 발생한다.[55]

글리코칼릭스는 우리 몸의 많은 부분을 보호하는데, 밀배아응집소는 그런 각 조직과 결합해 그 조직에 대한 자가면역 공격을 유발할 수 있다. 동맥, 정맥, 모세혈관을 덮은 혈관 내피세포에서[56] 안구를 덮은 글리코칼릭스까지, 모든 조직에서 이런 현상이 확인됐다.[57] 게다가 밀배아응집소는 크기가 아주 작아서 혈액뇌장벽,[58] 즉 침입자로부터 우리 뇌를 보호하는 혈관내피세포층까지 통과해 빠져나갈 수 있다. 이렇게 되면 신경계에 염증이 생긴다.

다음 장에서 이것이 어떻게 질병으로 이어지는지에 대해 더 자세히 알아보겠지만 이미 감을 잡았을 것이다. 지금은 우선, 지난 수십 년간 이른바 '통곡물의 이점'으로 주장되었던 것들이 장과 우리 몸의 거의 모든 시스템에 얼마나 해로운 것이었는지 이해하면 된다.

비스테로이드성 항염제 nonsteroidal anti-inflammatory drugs, NSAID와 양성자 펌프 억제제 proton pump inhibitors, PPIS

앞에서 미토콘드리아의 짝풀림이 얼마나 중요한지에 대해 길게 이야기했지만, 과유불급이라는 말도 있듯 좋은 것도 너무 많으면 없느니만 못하다는 사실을 다들 잘 알고 있다. 배경 지식을 위해, 내 책 《케토 코드란 무엇인가》를 읽었던 독자들에게는 친숙할 짧은 이야기를 소개하려고 한다. 1차 세계대전 중 프랑스와 독일의 군수 공장에서 일하는 많은 노동자의 체중이 급격히 감소하기 시작했다. 연구원들은 폭발물 제조에 사용되는 화합물인 2,4-다이나트로페놀 2,4-dinitrophenol, DNP이 원인임을 곧바로 알아냈다. 얼마 지나지 않아 이 성분은 체중 감량제로 포장되어 판매되기 시작했다. 2,4-다이나트로페놀은 기초대사율을 높여서 음식과 체내 저장지방에서 더 많은 칼로리를 연소시켜 체중이 빠지게 한다.

꽤 괜찮은 효과 같아 보인다. 그런데 문제는 이 약을 복용한 사람들이 발열, 백내장, 갑상선 질환 등의 부작용으로 고통받기 시작했고 사망한 사람들도 있었다는 사실이다. 이 성분은 곧 사용이 금지됐고 사람들에게서 거의 잊혔다. 그로부터 약 40년 후인 1970

년대에, 이 성분이 미토콘드리아의 짝풀림을 가속화해서 체중을 감소시킨다는 사실이 밝혀졌다. 그런데 이 경우 짝풀림이 나타나도 몸에 이로운 유사분열 유도 작용은 나타나지 않았다.

짝풀림이 효과적으로 작용하는 건 다른 미토콘드리아가 동시에 생성되어 작업량이 분담될 때임을 기억하자. 미토콘드리아가 일을 분담할 미토콘드리아를 새로 만들지 않고 짝풀림되면 아데노신삼인산이 덜 생성된다. 이렇게 되면 세포사멸과 조직 손상이 나타날 수 있다. 2장에서 설명했던 개썰매 비유를 적용하면, 이런 상황은 녹초가 된 개 한 마리가 썰매를 끌게 되는 것과 비슷하다. 2,4-다이나트로페놀 복용에 따른 모든 증상은 모두 아데노신삼인산이 부족해 세포가 죽어서 생긴 결과였다.

이것이 비스테로이드성 항염제와 어떤 관련이 있을까? 그 정도는 덜하지만 비스테로이드성 항염제도 2,4-다이나트로페놀과 거의 같은 작용을 한다. 비스테로이드성 항염제가 장 내벽에 흡수되면 유사분열 유도를 통한 새로운 미토콘드리아 생성 없이 미토콘드리아의 짝풀림만 급격히 증가한다.[59] 그러면 아데노신삼인산 부족으로 장 내벽 세포가 죽어서 장벽에 구멍이 생긴다. 즉 장 누수 증후군이 발생한다.

비스테로이드성 항염제는 위와 소장의 출혈, 염증, 궤양 그리고 장내 세균 불균형을 초래한다.[60] 복용량에 따라 정도에 차이는 있지만 보통 비스테로이드성 항염제 복용 후 한 시간도 안 지나서 미토콘드리아에 변화가 나타나기 시작한다.[61] 그렇다면 비스테로이드성 항염제를 장기간 복용한 사람들이 심장질환과 뇌졸중에 걸릴 위험이 높아지는 건 어찌보면 당연한 결과다.[62]

게다가 비스테로이드성 항염제는 염증을 악화하는데 그 범위는 장에 국한되지 않는다. 캘리포니아대학교에서 최근 발표한 연구에 따르면 1년 동안 골관절염으로 비스테로이드성 항염제를 처방받아 복용한 환자들의 염증 수준은 치료 후에도 동일했다. 그리고 4년간 약을 복용한 뒤에는 염증이 오히려 더 악화했다.[63] 물론 치료가 끝난 뒤로도 환자들이 계속 통증을 호소하면 약을 더 오래 처방하는 경우도 종종 있다!

비스테로이드성 항염제 복용에 따른 부작용이 위장관에서 나타나면 의사들은 종종 위산을 감소시키는 양성자 펌프 억제제proton pump inhibitors, PPIs를 처방하지만, 이 약은 더 큰 손상을 초래할 뿐이다. 우리 몸에 있는 거의 모든 것이 그렇듯 위산이 존재하는 이유가 있다. 특히 이 경우에는 다양한 이유가 있다. 위산은 렉틴을 없애고 위를 통과하지 못하는 세균으로부터 몸을 보호하는 역할을 한다. 잘 알듯이 산성 환경은 세균에게 치명적이다.

위산이 위장관을 타고 밑으로 이동할 때 내부 생태계의 세균 밀집도는 점점 높아지는데, 이자액(췌액)과 담즙이 더해지면서 산이 자연스럽게 희석된다. 소장의 끝에 도달할 때쯤이면 위산은 대부분 중화된다. 산의 변화도acid gradient라고 불리는 이런 환경은 세균이 대장 위쪽으로 올라가는 것을 방지한다.

위산을 없애려고 양성자 펌프 억제제를 복용하면 산의 변화도가 사라져버려서, 세균이 원래 있어야 할 곳이 아닌 소장으로 흘러 들어가는 것을 차단할 방법이 없다. 이로 인해 소장 세균 과증식small intestinal bacterial overgrowth, SIBO이 발생해 면역 작용에 문제가 생길 수 있다.[64] 양성자 펌프 억제제를 복용하는 사람들은 하부 위장관에 있는 세균의 풍부함과 다양성이 현저히 감소하고,[65] 클로스트리듐 디피실리균 같은 유해균의 감염 위험도 증가한다.[66]

그런데 잠깐, 이름에 들어 있는 양성자는 과연 이 모든 것과 무슨 관련이 있는 걸까? 물론 양성자가 미토콘드리아의 외막에서 내막으로 펌프질하는 방식으로 아데노신삼인산을 만드는 데 쓰인다는 사실은 앞에서 배웠다. 그런데 알고 보니 우리는 양성자를 펌프질해서 아데노신삼인산만 만드는 것이 아니라 위산도 만든다. 과학자들은 양성자 펌프 억제제를 개발하면서 이런 상황을 절반만 고려했기 때문에, 위장에서 양성자 펌프를 억제하는 것이 좋은 방법이라고 추측했다. 하지만 그렇게 되면 미토콘드리아가 아데노신삼인산을 생산하지 못하는 불상사가 벌어진다!

지금은 양성자 펌프 억제제를 장기 복용해서는 안 된다는 사실이 널리 알려져 있다. 약 포장에는 2주 이상 복용하면 안 된다는 내용이 명시되어 있다. 하지만 수십 년 동안 이런 약을 복용한 환자들이 종종 눈에 띈다. 양성자 펌프 억제제를 장기간 사용할 경우 치매,[67] 폐렴,[68] 신장 질환,[69] 심장질환,[70] 골밀도 감소가[71] 발생할 위험도 증가한다.

안타깝게도 과학자들이 인체를 너무 좁은 눈으로 들여다볼 때 이런 판단 오류가 생긴다. 장내 미생물과 장의 작용은 우리 몸의 모든 것이 서로 연결되어 있고, 이를 방해하지 않고 내버려두면 완벽한 조화 속에서 협력해 작용한다는 사실을 보여주는 훌륭한 예다. 이런 전체적인 체계에서 한 가지 요소에 지장이 생기면 모든 것이 무너진다.

미세 플라스틱

장내 미생물을 공격하는 요소로 가장 먼저 설명했던 플라스틱에 대해서, 특히 그중에서도 미세 플라스틱에 대해서 살펴보는 것으로 이 장을 마무리하려 한다. 비스페놀 A와 같은 일부 유해 화합물은 플라스틱 제조에서 사용이 금지됐지만 미세 플라스틱이라는 플라스틱 입자는 이제 우리가 사는 환경의 모든 곳에 널리 퍼져 있다. 미세 플라스틱은 직접 제조되기도 하고 큰 플라스틱에서 나온 파편으로 환경에 방출되기도 한다. 미세 플라스틱은 공기 중에도 있고 먹이사슬에도 있어서 인간은 매일같이 미세 플라스틱을 흡입하고 섭취한다.[72]

최근의 한 연구에서, 건강한 실험 참가자 8명의 대변에서 최대

20종의 미세 플라스틱이 발견됐는데 이중 7명은 평소에 생선을 먹는 사람들이었다.[73] 대변으로 배출됐으니 문제가 안 되는 것 아닌가 싶을지 모르지만 애석하게도 그렇지 않다. 미세 플라스틱의 영향은 광범위할 뿐 아니라 솔직히 무서울 정도로 심각하다.[74]

미세 플라스틱은 마이크로바이옴의 다양성에 영향을 미쳐 장내 세균 불균형을 유발하며[75] 장벽의 정상적인 기능을 방해한다.[76] 미세 플라스틱에 노출되면 호흡기 질환 관련 세균(**클렙시엘라**Klebsiella, **헬리코박터**Helicobacter(위사선균))과 소화기 질환과 관련 있는 유해균(**비피도박테리움**Bifidobacterium, **연쇄상구균**Streptococcus, **스핀고모나스**Sphingomonas)의 수가 증가하고 **박테로이데스**Bacteroides, **루미노코쿠스 토크스 그룹**Ruminococcus torques group, **도리아**Dorea, **방추형균**Fusobacterium(푸소박테륨속), **코프로코쿠스**Coprococcus와 같은 유익균의 수는 감소한다.[77] 그리고 미세 플라스틱을 먹게 되면 장에 축적되어 상피세포가 손상되고 유독성이 나타날 수 있다.[78] 게다가 미세 플라스틱은 태어나지 않은 아기의 몸에도 태반을 통해 침범한다.[79]

우리의 건강을 책임지고 있는 정부 담당자들은 미세 플라스틱이 너무 작아서 큰 변화를 일으키지 못한다고 믿는 것 같다. 하지만 지금까지 살펴보았듯 우리의 건강과 행복에 가장 큰 영향을 미치는 존재는 아주 작은 것들이다. 그러나 바로 이것이 서구 문명이 처해 있는 상황이다. 우리는 가장 중요한 작은 것들을 무시하고, 그들이 원하는 것을 거부하고, 그것들을 공격적으로 제거하려했다.

 그 작은 존재들은 격노했고 이제 더는 참지 않을 것이라고 말해도 무리가 없을 것이다.

5장. 히포크라테스가 옳았다

거의 매일, 연구하거나 환자들을 치료하면서 두 가지 똑같은 생각을 하게 된다. 첫 번째는 '히포크라테스는 어떻게 알았을까?'라는 것이다. 그는 25세기 전의 인물이다. 당시 인간의 기대 수명은 35세였다. 인간은 지구가 평평하다고 믿었고 진화의 개념도 없었으며, 태양계에 다른 행성이 있다거나 공룡이 존재했다는 사실을 알지 못했다. 그런데도 히포크라테스는 오늘날이 되어서야 완전한 증거가 나오기 시작한 단순하고, 심오하고, 신비로운 진실을 알고 있었다. 바로 **모든 질병은 장에서 시작된다**는 진실이다.

마이크로바이옴은 노화의 근원이기도 하므로, 한 걸음 더 나아가 죽음 자체도 장에서 시작된다고 말할 수 있다. 예쁜꼬마선충 Caenorhabditis elegans은 널리 사용되는 유용한 연구 대상인데, 예쁜꼬마선충의 유전체가 기능적으로 인간과 유사하기 때문이다. 예쁜꼬마선충의 노화 모델에서, 장벽이 망가져 제 기능을 못하면 선충 자체도 망가져서 못 쓰게 된다는 사실을 분명히 확인할 수 있다.[01] 사람도 마찬가지다.

이는 내가 자주 떠올리는 두 번째 생각과 밀접한 관련이 있다.

우리는 대체 어떻게 왜 그렇게 몰랐을까? 현대인은 앞 장에서 논의한 모든 방식으로 중요한 생태계를 파괴했을 뿐만 아니라 모든 주요 질병과 장 사이의 가장 명백한 연관성조차 무시했다. 히포크라테스가 그런 주장을 펼쳤을 당시에는 물질적인 증거가 없었지만, 지난 수년 동안 그의 이론을 뒷받침하는 너무나도 강력한 자료들이 우리 앞에 나타났다. 그런데도 우리는 보통 이런 자료에 전혀 주의를 기울이지 않고, 병을 진단하고 치료할 때 근본 원인이 아닌 증상만을 다루면서 정확히 반대 방향으로 대처하는 경우가 너무 많았다.

곧 살펴보겠지만 장내 세균 불균형과 장 누수는 모든 주요 질병과 관련이 있고 오래전부터 그랬다. 하지만 질병과 장의 연관성을 알아차렸던 의사와 과학자들조차 종종 이를 거꾸로 해석했다. 그들은 암, 심장병, 당뇨병, 심지어 뼈와 관절 질환을 앓는 환자에게서도 장내 세균 불균형과 장 누수 증후군이 동시에 관찰된다는 사실을 발견했을 때, 앓고 있는 병 때문에 환자의 장에 문제가 발생했다고 여겼다. 실제로 파킨슨병 환자들이 변비로 고생한다는 사실은 잘 알려져 있다. 그래서 사람들은 아주 최근까지도 파킨슨병이 변비를 유발한다고 추정했다(이에 대해서는 잠시 후 더 자세히 논의할 것이다). 하지만 그 병이 어떻게 장에서 문제를 일으킬 수 있는지에 대한 증거는 없었고 심지어 이론조차 나온 것이 없었다.

그런데 증거가 없었던 것이 당연하다. 앓고 있는 병 때문에 장에 문제가 생긴 것이 아니기 때문이다! 사실은 이와 정반대다. 앞서 말했던 병을 앓는 환자들에게서 장 누수와 장내 세균 불균형이 모두 나타난 건, 장의 문제가 병의 근본 원인이지 그 반대는 아니다. 앞서 언급한 모든 주요 질병은 사실상 동일한 질병, 즉 장 누수이며 우리가 질병이라고 하는 것은 단지 장 누수로 인한 증상의 발현이라고까지 말할 수 있다.

분자 모방molecular mimicry과 자가면역

장 누수가 어떻게 작용하고 왜 그렇게 해로운지는 이미 자세히 알아보았다. 간추려서 요약하면, 기능장애가 있는 장벽은 렉틴, 지질다당류, 소화되지 않은 '정상적인' 음식물 입자, 유해균 등의 침입자가 장 내벽을 뚫고 나와 혈류로 침투할 수 있게 해준다. 면역세포의 톨유사수용체는 침입자를 이질적인 요소로 인식하고, 면역계 전체에 신호를 보내서 경계 태세를 갖추고 공격을 개시하라고 지시한다. 그 결과로 염증이 나타나는데, 이것이 바로 질병의 '근본 원인'이다.

다시 말하지만 단기적인 염증은 나쁜 것이 아니다. 염증은 면역 반응의 일부로, 백혈구가 감염이나 손상 부위로 급속히 밀려들면서 생기는 것이다. 우리에게는 염증 반응이 필요한 때가 분명히 있다. 문제는 장 누수 증후군을 앓고 있어서 몸이 침입자에 끊임없이 반응하면 만성 염증이 발생한다는 점이다. 이것은 병이 시작될 토대가 된다.

 이 퍼즐의 또 다른 중요한 부분은 장벽을 뚫고 혈류로 들어와 온몸에 퍼지는 단백질 대부분이 인체 조직과 놀라울 정도로 유사하다는 사실이다. 내 친구이자 콜로라도 주립대학교 교수인 로렌 코데인Loren Cordain은 이 현상을 설명하기 위해 처음으로 '분자 모방molecular mimicry'이라는 용어를 만들었다. 면역계가 외부 단백질과 싸우라는 요청을 반복적으로 받으면 과도하게 활성화되어 그 단백질과 조금이라도 닮은 모든 것(즉 인체 조직)을 공격하기 시작한다. 말 그대로 신원 파악 오류가 발생하는 것이다.

 환자들에게 이 개념을 전달해야 할 때 나는 주로 이런 방법으로 설명한다. 식물들은 자신이나 자신의 씨앗이 포식자에게 잡아먹히는 것을 원하지 않는다. 그래서 식물에는 렉틴이라고 불리는 방어 단백질 성분이 들어 있다. 앞서 살펴보았듯 렉틴이 위산, 마이크로바이옴, 점액층의 방어벽을 차례로 뚫고 들어오면, 장벽에 달라붙어서 스위치 몇 개를 켜고 벽에 틈을 만들어 장벽을 통과할 수 있다.

 장벽의 경계 바로 너머에는 대규모 면역계 부대가 대기하고 있어서, 국소 공격이 가능할 뿐 아니라 사이토카인을 통해 온몸에 방어 신호를 보낼 준비가 되어 있다. 이제 우리 몸은 침입한 악당 단백질의 바코드 사진을 소지한 전투기(면역세포)를 긴급하게 출격시키고, 온몸을 수색하며 말썽꾼을 찾아나선다.

나는 식물이 놀라울 정도로 영리해서 의도적으로 자신의 단백질 바코드를 몸에 있는 다른 단백질과 비슷하게 만들었다고 생각한다. 하시모토 갑상샘염Hashimoto's thyroiditis 같은 자가면역질환을 예로 들어보자. 장 누수 증후군이 있으면, 침입자의 바코드 정보를 전달받은 전투기가 정보에 적혀 있는 단백질을 찾아다닌다. 전투기들이 갑상샘 주변을 지날 때, 오호라, 갑상샘에서 그들이 찾는 것과 놀라울 정도로 비슷한 바코드를 가진 단백질을 발견한다! 바코드가 정확히 일치하지는 않지만 어쨌든 지금은 전쟁 중이므로, 아주 비슷한 것이라면 우선은 공격부터 하고 질문은 나중에 하는 편이 낫다고 판단한다. 그리고 이렇게 갑상샘에 공격을 단행하면서 '자가면역질환'을 앓게 된다. 이 모든 것은 '분자 모방'의 결과다. 아니, 더 정확히 말하면 장 누수의 결과다.

여기서 잠깐 생각을 멈추고 언뜻 눈에 안 들어오는 부분을 짚고 넘어가자. 전투기 조종사(면역계)가 자신이 찾고 있는 단백질이 아닌 것을 알면서도 기꺼이 방아쇠를 당겨서 갑상샘을 공격하는 이유는 무엇일까? 면역계는 왜 그토록 호전적으로 반응하는 걸까?

아무리 완벽한 방어 체계가 갖춰져 있더라도 장 장벽의 방어망이 가끔씩 뚫린다는 건 분명한 사실이다. 면역계의 대규모 부대가 장 근처에 몰려 있는 것도 그 때문이다. 장벽이 뚫리는 건 가끔씩만 있는 일이므로 대부분의 시간 동안 면역계는 태평하게 앉아 대기한다. "여기는 특별한 게 없습니다. 그냥 지나 가세요"라고 말하면서 말이다.

이와 대조적으로 장 누수 증후군이 있을 때는 장벽이 끊임없이 뚫려서 이질적인 단백질과 세균이 장벽의 경계를 뚫고 나간다. 그러면 이제 면역세포는 바짝 긴장하고 과민하게 반응한다. 이제 그들은 경찰봉 대신 AK-47 소총과 탄약이 가득 든 탄창, 방탄복으로 무장하고, 실제로 '즉시 공격할 준비'를 갖추고 있다. 특별한 이상 징후가 없었던 과거에는 갑상샘에 수상해 보이는 단백질이 있어도 대수롭지 않게 그냥 넘어갔을 것이다. 하지만 이제는 갑상샘에서 똑같은 단백질을 발견하면, 방아쇠를 당기고 싶어 손가락이 근질근질하던 전투기 조종사들이 단백질을 산산조각 낼 것이다!

바로 이것이 렉틴이 그토록 해로운 이유에서 아주 중요한 부분이다. 인체의 많은 장기, 신경, 혈관, 관절에 있는 렉틴과 단백질은 분자 패턴이 비슷하다. 그래서 렉틴이 계속해서 투과성이 높아진 장벽을 뚫고 나갈 때(혹은 장벽이 손상되지 않았더라도, 장벽을 통과할 수 있을 만큼 작은 밀배아응집소를 섭취할 때)나 지질다당류가 계속해서 면역계를 경계하게 만들 때, 면역계는 자신의 신체 일부를 침입자로 보고 공격하기 시작한다. 이처럼 면역 체계가 몸을 공격하는 것을 자가면역질환이라고 한다.

나는 병원에서 매일 **대장 체크!** 프로그램을 이용해서 자가면역질환을 성공적으로 치료하고 있으며, 자가면역질환이 완치돼서 더는 병으로 고통받지 않게 된 환자들이 현재까지 5000명이 넘는다. 자가면역질환 환자들을 어떻게 치료할 수 있는 걸까? 마법을 부린 것도 아닌데 말이다. 일단 장 누수가 막히면 면역계가 진정되기 시작해서 더 이상 그런 특정 침입자들을 경계하지 않는다. 그래서 침입자와 비슷한 모든 것을 공격하는 행동을 중단한다.

물론 나는 **대장 체크!** 프로그램의 일환으로 환자들이 장내 미생물의 '씨를 다시 뿌려서' 튼튼하고 항상성 있는 생태계를 회복할 수 있도록 돕는다. 기쁘게도 이런 방법은 정말로 효과가 있다! 내가 2018년에 미국심장협회American Heart Association에서 보고했듯이 자가면역질환 환자의 94퍼센트(혈액 검사 지표로 입증)가 **대장 체크!** 프로그램을 따른 후 9개월 이내에 완치되거나 차도를 보였다.[02]

내가 흔히 치료하는 자가면역질환 중 하나는 건선psoriasis이다. 약 5년 전에, 일곱 살짜리 아이가 손과 발에 진물이 흐르는 종기가 잔뜩 생겨서 걸을 수 없게 되어 나를 찾아왔다. 그 아이 부모는 전 세계의 유명한 의사들을 찾아다녔지만 거의 아무런 도움을 얻을 수 없었다. 하지만 우리 병원에서는 건선 환자의 마이크로바이옴과 일반인의 마이크로바이옴에는 일관적이고도 심오한 차이가 나타난다는 사실을 알고 있었다.[03] 아니나 다를까, 환자의 혈액 검사 결과를 보니 장 누수가 있었다. 대장 체크! 프로그램으로 충분히 바로잡을 수 있는 증상이었다. 건강을 되찾은 그 아이는 이제 열두 살이 되어, 운동을 즐기고 규칙을 지키는 문제로 엄마와 다툼을 벌이곤 한다.

 장이 우리 몸에 있는 유일한 세균의 본거지가 아니라는 점도 기억하자. 앞서 언급했듯이 구강 마이크로바이옴도 엄청나게 중요하다. 구강 점막은 장벽과 아주 비슷하게 기능해서, 세균이 혈류에 침투하지 못하게 막는다. 구강 마이크로바이옴의 균형이 깨져서 나쁜 세균들이 혈류에 접근할 수 있게 되면, 세균이 장을 통해 들어올 때와 마찬가지로 많은 손상을 입힐 수 있다.

 최근 한 연구는 미국인 수백만 명이 앓고 있는 자가면역질환인 류머티즘 환자들의 구강 마이크로바이옴을 살펴보았다.[04] 조사 결과 류머티즘 환자들은 건강한 사람들보다 치주질환을 앓을 가능성이 더 높았다. 실제로 류머티즘 환자들은 구강 미생물군 유전체에서 많은 양의 박테리아가 혈류로 들어왔다. 또한, 염증 반응이 일어나는 동안 혈류 내의 염증성 면역세포의 수치가 높았다. 이 모든 징후는 자가면역질환의 분자 모방 이론과 '구강 누수leaky mouth'가 있음을 암시한다.

 물론 그저 장벽을 유지하는 것만이 아니라 마이크로바이옴의 적절한 구성도 대단히 중요하다. 장내 생태계가 견고하고 균형 잡혀 있으면 장내 미생물들이 협력 작용해서, 앞에서 설명한 포스트바이오틱스 메시지 신호를 모두 잘 만들어낼 것이다. 장내 미생물은 이런 메시지로 미토콘드리아와 면역계에 장에서 일어나는 일에 대한 정보를 바로바로 전달하고, 언제 어디를 공격하고, 활동을 중지하고, 휴식을 취하고, 경계를 늦춰야 하는지를 지시한다.

그런데 우리는 장내 미생물군집을 심하게 훼손해 이 필수적인 의사소통 체계를 망쳐놓았다. 경계를 늦추라는 신호가 면역계에 전달되지 못하면 상황이 금세 악화할 수 있다. 이런 상황에 장 누수와 만성 염증까지 더해지면 자가면역질환을 피할 수 있는 사람이 과연 있을까라는 생각이 들지 모른다. 그런데 안타깝게도 사람들 대부분은 병을 피하지 못했다. 모든 주요 질병의 배후에는 같은 메커니즘이 있으니 말이다. 어떤 병을 앓고 있는지는 그저 면역계가 우리 몸의 어느 부위를 잘못 공격하느냐의 문제일 뿐이다.

장 누수 = 심장 누수

앞서 말했듯이 렉틴은 당을 찾아다니는 단백질이다. 그들은 장 내벽에 있는, 시알산으로 이루어진 당 분자에 달라붙는다. 이것이 바로 장에 점액층이 있는 이유다. 즉 렉틴과 같은 침입자들이 장벽에 달라붙어 균열을 만들지 못하게 하는 것이다.

그런데 체내 조직의 표면 중에서 당 분자로 덮인 막이 장 내벽만 있는 건 아니다. 혈관, 관절, 신경 사이의 접합부, 신경을 덮고 있는 막, 안구 그리고 나중에 설명하겠지만 뇌를 보호하는 혈액뇌장벽도 당 분자의 막으로 덮여 있다. 이런 당칠층을 통칭해서 글리칼릭스(당질피질)라고 한다.

이런 글리코칼릭스 중에는 혈관 내피세포의 표면에 보호막을 형성하는, 다당류와 지질로 이루어진 얇은 막도 있다. 이 보호막은 장의 내막을 덮고 있는 점액과 비슷하다. 장 누수가 생겨서 렉틴이 장 내벽을 통과할 수 있게 되면, 렉틴이 이런 내막에 달라붙어서 손상을 입힐 수 있다.

그래서 이제 혈관 벽에는 눈에 확 띄는 작은 파편이 달라붙은 상태다. 그러면 혈액 속의 면역계가 행동에 돌입해 혈관 벽에 붙은 파편을 공격해서 염증을 일으키고, 그러다가 결국 혈관 자체를 공격하게 된다.[05,06] 이렇게 되면 심장질환인 동맥경화증이 생기는데, 다른 모든 질환과 마찬가지로 동맥경화증 역시 자가면역질환이다.

사실 과학자들이 글리코칼릭스를 처음 발견한 건 몸 안에 들어온 밀배아응집소가 어디로 가는지 알아보기 위해 밀배아응집소를 방사성 염료로 표지했을 때인데, 확인 결과 밀배아응집소는 글리코칼릭스에 달라붙어 있었다. 그런데 잠깐, 이질적인 단백질이 혈관에 붙어 있는 것이 발견됐는데도 아무도 신경을 쓰지 않았던 것인가? 스포일러가 될지 모르겠지만 아주 중요한 내용을 하나 짚고 가려고 한다.

기억하겠지만 밀배아응집소는 크기가 아주 작은 렉틴이어서 장 누수가 없어도 장 내벽을 통과할 수 있다. 밀배아응집소는 혈관에 달라붙기만 하는 것이 아니라 지질다당류와 함께 혈액뇌장벽을 통과한다.[07] 그리고 눈의 표면에도 달라붙는다. 눈이 건조하고 가려운 사람은, 통밀빵 샌드위치가 원인일지 모른다. 그뿐 아니라 관절의 연골에도 달라붙는데, 고관절이나 무릎 관절 치환술을 받는 사람이 요즘 얼마나 많은지 한번 생각해보라.[08]

다시 심장질환과 장 누수의 이야기로 돌아가보자. 예상하겠지만 죽상동맥경화증atherosclerosis 환자들은 장 내벽을 보호하는 뷰티르산을 생성하는 세균의[09] 수치가 낮다. 그렇다 보니 장 투과성을 높이는 지질다당류와 조눌린의 혈중 농도가 높아진다.[10] 그러나 쥐 실험에서, 뷰티르산이 많이 든 먹이를 10주 동안 쥐에게 먹이자 쥐 대동맥의 죽상동맥경화증이 50퍼센트 감소했다.[11]

장 누수와 심장 누수의 연관성을 보여주는 또 다른 증거는 장세포에서 분비되는 IAP(장의 알칼리성 인산가수분해효소)에서 찾을 수 있다. 기억하겠지만, IAP는 지질다당류의 독성을 없애고 지질다당류가 혈류로 유입되는 것을 막는다. 실제로 쥐 실험에서 쥐에게 인간의 IAP를 투여하자 동맥경화증이 현저히 감소했다.[12]

죽상동맥경화증이 장에서 비롯된다는 사실을 아직도 확신하기가 힘들다면 이런 설명을 한번 들어보라. 최근 많은 연구에서 죽상동맥경화증 플라크에 세균 DNA가 존재한다는 사실이 확인됐다.[13,14] 세균 DNA에 무엇이 들어 있는지 기억하는가? 바로 투과성이 높아진 장벽을 빠져나온 지질다당류이다!

앞에서 심장질환을 예방하는 산화질소 등의 기체전달물질을 생성하는 데 있어 구강 마이크로바이옴의 역할이 중요하다는 사실을 알아보았다. 그런데 구강 마이크로바이옴의 세균 불균형이 다른 방식으로도 심장질환의 원인이 된다는 증거가 있다. 구강 감염을 통해 혈류에 들어간 세균은 장벽을 통과해 들어간 세균과 마찬가지로 면역계를 활성화한다.

나아가 구강 세균 불균형이 있는 사람들은 장 세균 불균형 증상도 있을 가능성이 크다.[15] 어쩌면 세균을 죽이는 민트 향 구강청결제를 불필요하게 많이 사용했기 때문이 아닐까? 심장 판막, 대동맥류, 동맥 벽에서는 지질다당류 외에도 구강 세균들이 발견된다.[16] 다시 말해 구강 누수는 심장 누수를 뜻하는 것이기도 하다!

이런 설명을 들으면 '심장질환의 원인은 콜레스테롤에 있지 않은가?'라는 의문이 들 것이다. 나도 콜레스테롤이 심장질환의 원인이라고 생각했다. 다들 그렇게 들어왔겠지만 이는 사실이 아니다. 심장질환 환자의 혈관에 콜레스테롤이 달라붙어 있는 것이 과학자들의 연구에서 발견됐기 때문에, 콜레스테롤이 플라크의 원인이라는 잘못된 믿음을 갖게 된 것뿐이다. 그런데 이런 믿음은 심장질환을 비롯한 다양한 질병이 장 누수를 일으킨다고 가정하는 것과 같다. *어쩌다 이렇게 틀리게 생각하게 되었을까?*

사실 콜레스테롤은 혈관에 염증이 생겼을 때 글리코칼릭스 부위에 생긴 염증 부위나 틈새를 덮어 바르는 역할을 한다. 2023년의 한 연구는 콜레스테롤이 심장질환과 아무 관련이 없고, 심장질환은 장 누수로 인한 혈관 염증에서 비롯된다는 사실을 밝혔다.

증거가 더 필요한가? 2023년 3월, 3만 1000명 이상의 실험 참가자를 대상으로 진행한 연구에서 스타틴statin(체내 콜레스테롤 합성 저해제로, 고지혈증에 주로 사용된다—옮긴이) 약물을 사용해 콜레스테롤 수치를 급격히 낮추더라도, 플라크의 진행이나 심장마비, 사망에는 아무런 영향이 없었다. 내가 진료실에서 일상적으로 진행하는 검사인 고감도 C반응성 단백질high-sensitivity C-reactive protein, hs-CRP 과 종양 괴사 인자 알파tumor necrosis factor alpha, TNF alpha 검사로 측정했을 때, 심장질환의 원인은 콜레스테롤이 아닌 염증에 있었다.[17]

실제 있었던 사례로, 내가 치료한 두 환자의 이야기를 소개한다.

첫 번째 환자는 68세로, 사막에 있는 이곳 팜스프링스의 대형 병원에서 행정 관리자로 일하는 남성이다. 그는 과체중은 아니었지만 콜레스테롤 수치가 아주 높았다. 처음 진료했을 때, 소위 나쁜 콜레스테롤인 저밀도 지질단백질LDL 수치가 무려 400mg/dl에 달했다. 보통의 의사라면 LDL 수치를 100mg/dl 이하로 낮춰야 한다고 말할 텐데, 이런 기준에서 보면 무서울 정도로 심각한 수치였다.

그때까지 그가 찾아갔던 의사들은 모두 콜레스테롤 수치를 낮추기 위해 스타틴을 복용해야 한다고 말했지만, 약이 몸에 잘 안 맞아서 복용하기가 힘들었다. 그래서 그는 실제 위험도가 얼마나 되는지 평가할 다른 방법을 찾아보고 싶었고, 심장병 전문의의 안

내로 CTA^{computerized tomography angiogram}(컴퓨터 단층촬영 혈관조영술) 검사를 받았다. 참고로 콜레스테롤 수치에 문제가 있을 때 보통은 CT 칼슘 스코어^{CT calcium score}를 검사하는데, CT 칼슘 스코어는 관상동맥에 침전된 칼슘 수치만 확인하는 검사다. 이와 비교해 CTA는 관상동맥을 아름다운 3차원 영상으로 재구성해서 보여준다. 그런데 CTA 검사 결과 이 환자의 동맥에는 플라크가 전혀 없는 것으로 나타났다. 그의 혈관은 플라크라고는 전혀 없이, 아기 엉덩이처럼 매끈했다. 검사를 진행했던 심장병 전문의가 어떤 반응을 보였을지 궁금할 것이다. 당연히 그 의사는 플라크가 생기는 것을 방지할 수 있게 스타틴을 복용해야 한다고 했다!

그 환자가 찾아왔을 때 나는, 우리 병원에서 추가로 받은 혈액검사가 결과가 나오면 그가 예전에 받았던 CTA 결과를 내가 맞출 수 있다고 그에게 말했다. 결과를 확인하니 혈관에 염증이 없었고 콜레스테롤 산화 표지자도 없었다. 콜레스테롤 수치가 높더라도 심장질환 발병 위험은 높지 않다는 뜻이었다. 염증이 없으니 콜레스테롤이 그 위에 달라붙을 여지가 없었다. 게다가 콜레스테롤이 혈관에 달라붙으려면 애초에 산화(또는 활성화)되어야 한다. 산화 스트레스는 LDL 콜레스테롤을 산화해(그래서 산화 스트레스라고 한다) '끈적끈적하게' 만들 수 있다. 하지만 그 환자는 폴리페놀이 든 음식을 평소에 많이 챙겨 먹었고 장이 건강했기 때문에 염증이나 산화에 대해 걱정할 필요가 없었다.

이 사례를 지금부터 소개할 두 번째 환자와 비교해보자. 이 환자는 나를 찾아왔을 때 고용량의 스타틴을 복용하는 중이었다. 먼저 다니던 병원의 의사가 환자를 위하는 마음에서 LDL 수치를 아주 많이 낮추려고 고용량을 처방했던 것이었다. 그의 LDL 수치는 37mg/dl에 불과할 정도로 급격히 낮아졌지만 유감스럽게도 혈액 검사 결과에 따르면 콜레스테롤 입자의 산화가 극도로 많이 진행되어 있었다. 그의 동맥에는 염증이 있었고 놀랍게도 동맥의 플라크가 심각한 상태였다. 이 환자는 모든 관련 지표에서 장 누수가 확인됐지만 첫 번째 환자는 그렇지 않았다. 내가 위에서 언급했던 최신 연구에서처럼, 스타틴을 복용해 LDL 수치를 낮추는 건 콜레스테롤 문제에 대한 옳은 해결책이 아니었다. 상황을 바꿀 방법은 장 누수를 치료하는 데 있었다.

이 사실을 내가 어떻게 알았을까? 나는 환자들의 사례를 연구하고 그 결과를 발표한다. 예를 들어 2018년에는 식품에 들어 있는 렉틴이 혈관에서 자가면역성 공격을 촉발해 관상동맥 질환을 유발한다는 사실을 입증했다.[18] 또한 **대장 체크!** 프로그램을 통해 관상동맥 질환과 플라크가 있는 환자들 천 명 가까이를 대략 9년 동안 추적관찰한 결과, 이 환자들에게서 심혈관 질환이 새로 발견될 확률은 총 1.6퍼센트였다.[19] 이와 대조적으로 스타틴 복용을 포함해 일반적인 의학적 치료를 최대 수준으로 받고 있는 환자들을 5~10년 동안 추적 관찰할 때, 증상이 발현할 확률은 대략 10~20

퍼센트였다.[20]

 분명히 말하지만 나는 스타틴을 일시적으로 사용하는 것을 반대하지는 않는다. 스타틴은 실제로 혈관 손상을 어느 정도 막을 수 있다. 그런데 스타틴의 실제 작용 방식은 대부분의 환자와 의사들이 알고 있는 것과는 완전히 다르다. 스타틴은 톨유사수용체를 차단하는데, 잘 알듯이 톨유사수용체는 침입자를 인식하고 면역계에 공격을 지시하는 면역세포의 스캐너 역할을 한다. 그러면 결과적으로 동맥의 염증이 줄고, 잘만 되면 콜레스테롤이 혈관 벽에 달라붙을 여지가 없다.

 하지만 이런 증상은 단순한 죽상동맥경화증이 아니다. 장 마이크로바이옴과 대사산물의 변화는 심근경색, 심부전, 심방세동,[22] 고혈압과[23, 24] 관련이 있는 혈중 지질다당류 수치를 높인다. 이런 질환이 있는 환자들은 장내 미생물의 풍부함과 다양성이 극적으로 감소하고 우리 몸에 특히 중요한 뷰티르산을 생산하는 세균 수가 적다. 이런 경우 심장질환이 장내 세균 불균형을 유발하는 것이 아니다! 그 증거로, 무균 상태의 쥐에게 고혈압 환자의 대변을 이식하자 고혈압이 생겼다는 실험 결과도 있다.[25]

 이제는 많은 동료 의사가 심장질환의 실제 요인을 마침내 명확히 인식하기 시작한 듯해 다행스럽게 생각한다. 최근 몇 년 동안 많은 연구에서, 심장질환의 원인은 장내 세균 불균형과 뷰티르산을 생산하는 세균 수 감소로 장벽의 기능에 장애가 생겨 지질다당류, 렉틴, 세균들이 혈류에 유입되고 톨유사수용체와 결합해 염증을 유발한 데 따른 것이라는 결론이 내려졌다.[26, 27, 28, 29] 또 한 번 힘주어 말한다. 당신이나 가족에게 '심장' 질환이 있다면 원인을 찾고 치료할 장소는 가슴이 아니라 바로 장이다!

장 누수 = 관절 누수 = 신진대사 누수

자꾸 똑같은 이야기를 반복하는 것 같겠지만, 장 누수는 골관절염의 근원이며 많은 이가 퇴행성 관절 질환의 주요 요인으로 여기는 비만의 원인이기도 하다. 이 경우, 장벽의 균열 틈으로 빠져나온 침입자들이 관절을 보호하기 위해 있는 내막에 달라붙어 염증과 질병을 일으킨 것이다. 무릎에 골관절염이 있는 환자들은 혈중 지질다당류 수치가 높으며 이 수치는 관절 상태가 더 나쁠수록 더 높게 나타난다.[30]

앞에서 비타민 D 수치가 적정 수준으로 유지되는 것이 장내 미생물이 장벽을 보호하는 데 얼마나 중요한지 설명했다. 사람을 대상으로 한 어느 연구에서 골관절염이 있는 사람과 없는 사람의 장내 세균과 비타민 D 수치를 조사했다. 조사 결과 비타민 D 결핍인 사람들은 장내 미생물 구성이 일반적인 패턴과 달랐고, 비타민 C 결핍과 골관절염이 있는 사람들은 더 큰 변화를 나타냈다.[31] 비타민 D 결핍은 장내 미생물 군집의 변화와 장 누수를 유발해 염증과 골관절염 발병의 원인으로 작용한다.

프로바이오틱스와 프리바이오틱스를 이용한 다른 많은 연구에서도 장과 관절 사이의 연관성이 확인됐다.[32] 한 무작위 이중맹검 double-blind 대조군 실험에서는 무릎에 골관절염이 있는 환자 500여 명에게 6개월 동안 매일 프로바이오틱스 보충제를 먹거나 속임약(플라세보)을 먹게 했다. 6개월 후 프로바이오틱스를 복용한 집단은 복용하지 않은 집단과 비교해 증상이 크게 개선되고 전신 염증이 감소했다.[33]

이와 유사한 다른 연구에서 프리바이오틱스 섬유질을 먹은 환자들은 장내 유익균이 증가해 전신 염증과 무릎 관절 염증이 감소하고 연골이 더 잘 보존됐다.[34] 마지막으로, 최근의 다른 연구에서 무릎에 골관절염이 있는 환자들이 폴리페놀 성분인 타마린드 tamarind씨와 강황을 함께 섭취했을 때, 무릎 통증과 염증, 연골 손상이 모두 감소했다.[35]

골관절염의 장 누수 이론이 마음에 안 들고, 비만 때문이거나 아니면 그저 '많이 써서 닳은 것'뿐이라고 믿고 싶을지 모르지만, 이런 증상들이 장에서 직접적으로 비롯된 것임은 틀림없다! 실제로 장 마이크로바이옴의 유형 중에는 독특한 구성으로 이루어진 '비만형 마이크로바이옴'이 따로 있다. 비만인 사람들은 특히 장의 주요 세균 문[門], phylum인 후벽균 Firmicutes(페르미쿠티스)과 의간균 Bacteroidetes(박테로이데테스)의 비율에 변화가 생긴다. 위의 두 세균 문은 장 세균의 약 90퍼센트를 차지한다.

일반적으로 비만 환자들은 정상 체중인 사람과 비교해서 의간균의 비율이 더 낮고 후벽균의 비율은 더 높다. 그리고 미생물 군집의 다양성도 감소한 상태다.[36] 이는 장 마이크로바이옴이 생태학적 균형에서 벗어나 있으며, 짧은사슬지방산의 대사와 자원 공유가 더 이상 기본적으로 작용하지 않는다는 사실을 보여준다. 장 미생물 생태계가 단당류를 대사하는 체계로 바뀐 것이다.

다시 말해 장내 미생물 생태계가 '비만형 마이크로바이옴'이면 몸의 다른 체계와 협력 작용하고, 프리바이오틱 섬유질을 발효하고, 짧은사슬지방산을 만드는 장내 유익균은 부족해지고, 당을 먹고 자라는 유해균이 과잉 증식한다. 그리고 당연히 이런 장내 세균 불균형은 장내 미생물 언어의 일부인 중요한 대사물질에 변화를 초래하며,[37] 변화가 얼마나 심한지는 비만의 정도와 상관관계가 있다.[38]

다시 비타민 D 이야기로 돌아가보자. 비타민 D 결핍이 있는 건강한 여성들이 비타민 D 보충제를 복용하자 장내 미생물 다양성이 크게 증가하고 의간균과 후벽균의 비율도 개선됐다.[39] 비타민 D 보충제가 '비만형 마이크로바이옴'에서 벗어나 항상성 상태에 가까워지는데 도움이 된 것이다.

'비만형 마이크로바이옴'은 장내 세균 불균형과 관련된 온갖 문제를 일으킬 뿐 아니라 배고픔을 느끼는 정도와 간절히 먹고 싶은 음식의 종류까지 바꿔놓는다! 장내 미생물군집이 만들어내는 대사산물은 기본적인 온갖 작용 외에 식욕을 조절하는 신호 분자의 역할도 한다.[40] 다시 말해 장내 세균들은 뇌에 직접 메시지를 보내 우리가 언제, 무엇을 먹어야 하는지(더 정확히 말하면 세균에게 무엇을 먹여야 하는지)를 알려준다. 만약 유해균이 이런 신호 전달 체계를 장악하면, 유해균은 당을 먹고 증식하기 때문에 당을 더 많이 섭취하라는 신호를 보내고 결과적으로 단 음식이 간절히 먹고 싶어진다. 이렇듯 장내 세균은 배고픔과 식욕뿐 아니라 우리가 적극적으로 찾는 음식도 통제한다. 우리가 때때로 식욕이 통제가 안 되는 기분을 느끼는 데에는 이유가 있었다.

이런 불균형으로 제2형 당뇨병이 생기기 쉬운 환경이 조성된다. 제2형 당뇨병은 마이크로바이옴의 다양성 감소, 장 누수, 만성 염증의 결과이기도 하다.[41] 최근 연구에서 제2형 당뇨병이 있는 일본인 환자들의 혈액에 들어 있는 장내 세균이(그렇다, 혈액 속에 말이다!) 당뇨병이 없는 사람들에 비해 훨씬 많다는 사실이 발견되기도 했다. 그 세균들은 장벽을 통과해 나와서 혈류로 들어간 것이다![42] 그야말로 모든 사람의 경각심을 불러일으킬 만한 중요한 사실이다.

더욱이 제2형 당뇨병의 징후와 증상을 조절하는 데 가장 널리 쓰이는 약인 메트포르민metformin은 혈당을 낮추는 방식이 아니라 장내 미생물 다양성을 개선하는 방식으로 작용한다.[43] 심지어 혈당 조절에 사용되는 베르베린berberine도 장 마이크로바이옴에 변화를 주고 장 내벽을 복구해서, 결과적으로 면역계의 활동을 조절하는 방식으로 작용한다.[44] 생각할 때마다 놀라지 않을 수 없다. 다시 말하지만 이렇다면 곧바로 문제의 근원을 파고들어 근본적인 원인을 치료하는 것이 낫지 않겠는가?

체중 조절에 어려움을 겪거나, 식탐 조절이 힘들거나, 고혈당이나 당뇨로 고생하고 있다면, 뭔가 잘못했기 때문에 이런 증상이 나타난 것이 아님을 기억하자. 이는 그저 **대장 체크!** 프로그램이 필요하다는 많은 신호 중 하나일 뿐이다. 주위를 보면 건강한 식단을 유지하면서도 과체중이거나 비만인 사람들이 많다. 이런 현상이 나타나는 건, 체중 조절에 가장 중요한 역할을 하는 장내 미생물들을 우리가 무시했기 때문이다. 궁극적으로 체중 조절을 담당하는 건 장내 미생물이다.

지금부터라도 장에 관심을 갖고 장을 소중히 하면 이런 증상들을 되돌릴 수 있다. 쥐 실험에서 비만인 쥐에게 사과에 들어 있는 식물성 생리활성물질phytonutrient(파이토뉴트리언트)인 플로리진phlorizin을 투여한 결과, 지질다당류 수치가 감소하고 비만과 관련된 장내 미생물군 변화가 덜 심하게 나타났다.[45] 또한 비만 쥐에게 프리바이오틱 섬유질을 투여한 결과 장 마이크로바이옴이 회복되고, 후벽균과 의간균의 비율이 개선됐으며, 염증이 감소하고, 연골 손실을 방지해 무릎에 퇴행성관절염이 생기지 않도록 보호할 수 있었다. 그리고 비만 쥐에게 뷰티르산 보충제를 투여하자 장 내벽 기능이 크게 향상되고 체중 증가율이 감소했으며, 고인슐린혈증, 고혈당증이 개선됐다.[47] 이미 몇 차례나 강조했지만, 확신할 때까지 끊임없이 반복할 것이다. '우리가 장내 미생물을 돌보면, 미생물들도 우리를 돌볼 것이다!'

장 누수 = 뼈 누수

골감소증osteopenia이나 골다공증osteoporosis이 있는 환자들에게 이런 뼈 질환의 배후에 장 문제가 있다고 말하면, 대개 내가 제정신이 아닌 사람이라도 되는 것처럼 쳐다본다. 하지만 뼈조차도 궁극적으로는 장의 영향을 받는다는 것은 엄연한 사실이다.[48] 신체의 다른 조직과 마찬가지로 뼈에도 면역세포가 있으며, 지질다당류와 그 밖의 침입자들을 인식하고 염증성 사이토카인 분비를 활성화하는 톨유사수용체도 있다. 기본 바탕은 똑같지만 그저 발현 방식이 조금 다른 것뿐이다.

비만과 마찬가지로, 골다공증 환자들에게도 특정 유형의 장내 세균 불균형이 나타난다.[49] 그리고 이 경우 역시, 병의 심각성(골 손실 진행 정도)은 장 마이크로바이옴 불균형의 정도와 상관관계가 있다.[50]

쥐 실험에서, 세균이 없는 쥐는 보통의 쥐에 비해 골량이 크게 증가했으며,[51] 항생제는 골감소증이 있는 쥐의 골량을 회복시켰다.[52, 53] 그렇다고 오해하지는 않았으면 한다. 나는 골 질환 회복을 위해 항생제로 장내 미생물을 전부 없애야 한다고 말하는 것이 아니다. 그러나 이런 연구 결과는 세균이 장벽의 틈으로 빠져나와 면역계를 활성화하지 않으면 쥐에게 염증과 골 손실이 생기지 않는다는 사실을 분명히 보여준다. 물론 이 경우도 뼈를 치료하기보다는 근본 원인인 장을 회복을 도모하는 것이 훨씬 더 효과적인 대처다.

장내 미생물의 변화가 뼈의 건강에 영향을 미치고 심지어 골 질환을 치료할 수 있다는 사실은 이미 여러 차례 밝혀진 바 있다. 염증을 줄이고 장 투과성을 개선하는 프로바이오틱스도 골 손실을 예방한다.[54, 55] 장 내벽을 보호하는, 아주 중요한 짧은사슬지방산도 뼈 건강과 관련이 있다.[56] 그리고 프로바이오틱스로 장내 미생물군을 복원하면 실제로 골 손실이 줄어든다.[57] 이렇듯 모든 것은 장의 문제로 귀결되는데, 다시 생각해도 히포크라테스가 이 사실을 대체 어떻게 알았던 것인지, 놀랍다.

장과 암의 연관성

그렇다! 암도 장 누수와 밀접한 관련이 있다. 대장암 환자들은 장 마이크로바이옴의 풍부함과 다양성이 저하되고,[58] 장 투과성이 증가해서 만성 염증이 생긴다.[59] 마이크로바이옴이 면역 체계에 미치는 영향을 통해, 여러 종류의 암 발병에도 영향을 미친다는 사실을 증명한 연구들이 점점 더 많이 발표되고 있다.[60] 장내 세균 불균형과 장 누수가 있을 때는 침입자들이 장벽 틈으로 새어 나와 염증을 일으켜 암세포가 증식하기 쉬운 환경이 되며, 유해균이 장 마이크로바이옴을 장악해 손상을 입히면서 손상 부위에 악성 종양이 생길 수 있다. 장 마이크로바이옴이 암을 유발하는 한 가지 경로는, 암세포의 번식과 성장을 허용할 것인지를 면역계에 알려주는 신호를 비정상적으로 바꾸어 놓는 것이다.[61]

보통 때는, 암세포가 증식하기 전에 급습해서 없애버리라는 신호가 면역계에 전달된다. 하지만 장내 세균 불균형 상태일 때는 이런 신호가 정상적으로 작용하지 않아서 면역계가 무력해지고, 그야말로 암에 맞서 싸울 능력을 잃는다. 한편 장과 암의 연관성을 이와 다른 시각에서 해석할 수도 있다. 만성 장 누수 증후군이 있을 때는 면역계가 침입자들과 끊임없이 전쟁을 벌이는데 몰두해 있어서, 암세포가 자라기 전에 미리 순찰을 다니면서 악당 같은 암세포를 찾아내서 없앨 경찰이 부족하다. 게다가 근처에서 발생한 혼란 사태를 확인하라는 메시지가 경찰에게 제대로 전달되지 못한다. 기억하겠지만, 이런 메시지는 짧은사슬지방산과 폴리아민을 포함한 미생물 대사산물의 형태로 전달된다. 암 환자의 경우, 이런 대사산물의 변화는 암의 진행은 물론이고 전이에까지 영

향을 미친다.[62]

더 심각한 것은 신호 분자나 대사산물이 변형될 경우, 독성을 띠거나 세포 DNA에 직접 손상을 입힐 수 있다는 점이다. DNA 손상이 축적되면 악성 변이가 생길 수 있다.[63] 예를 들어 종양이 발달 중일 때 특정한 염증성 사이토카인과 대사산물이 체내에 있으면, 면역세포가 암을 억제하는 것이 아니라 오히려 촉진하기도 한다![64] 그러면 염증이 있고 면역계가 제 기능을 못하게 되어서 암이 계속 퍼져나갈 수 있다.

이럴 때 프로바이오틱스를 보충해서 짧은사슬지방산 수치를 높이면, 면역계에 보내는 신호를 복구할 수 있다. 이는 암세포의 세포자살(아폽토시스)을 유도하고 종양 증식을 억제한다.[65] 특히 이미 아주 여러 번 언급된 뷰티르산은 면역 반응을 조절하고 암 발생과 종양의 성장을 모두 억제하기 위해 T세포를 증식하라는 신호를 보낸다.

그런데 장 세균과 미토콘드리아는 모두 세균이라는 뿌리로 연결되어 있다는 사실을 잊지 말자. 여러 종류의 암세포에서 미토콘드리아의 짝풀림이 해제되어 있다는 사실이 밝혀졌는데, 이 역시 장내 세균이 미토콘드리아로 보내는 신호가 차단된 데 따른 것이다.[66] 이 때문에 암세포는 특이한 방식으로 행동하게 된다.

세포의 에너지인 아데노신삼인산이 어떻게 만들어지는지에 대한 이야기로 돌아가보자. 지구에 산소가 희박했던 시절, 미토콘드리아가 없었던 원시 세포는 포도당을 발효해서 에너지를 만들었다. 이 경우 포도당 분자 하나에서 아데노신삼인산 분자를 두 개씩만 얻을 수 있었다. 수조 년에 걸쳐 이런 방식이 진화하면서 나중에는 미토콘드리아가 에너지 생산을 담당하게 됐고, 오늘날과 같은 진핵 세포가 형성됐다. 오늘날 미토콘드리아는 앞에서 말한 방법으로 포도당 분자 한 개당 아데노신삼인산 분자를 무려 32개나 만들어낸다. 이처럼 에너지 생산이 비약적으로 발전한 덕분에, 대부분의 식물과 동물은 진화하고 번성할 수 있었다.

그런데 산소가 부족할 때는 세포들이 발효를 통한 에너지 생산 방식으로 복귀하기도 한다. 흥미롭게도 암세포는 주변에 산소가 있을 때도 이런 방식으로 에너지를 생산한다. 생각해보면 전혀 말이 안 되는 일이다. 암세포는 빠른 속도로 증식하고 싶어 하며, 그러려면 당연히 에너지가 아주 많이 필요할 터이다. 훨씬 더 효율적인 전자電子 수송 시스템인 미토콘드리아 대신 발효를 통한 에너지 생산 방식을 사용하면, 같은 양의 에너지를 생산하는 데 **16배나** 많은 당이 필요하다.

암세포는 왜 이런 식으로 작용하는 걸까? 예전에는 과학자들이 암세포가 손상되어서 포도당 발효 외의 방법으로는 에너지를 생산할 수 없기 때문이라고 생각했었다. 그러나 이제는 이 이론이 사실이 아니라는 것이 잘 알려져 있다. 암세포는 그럴 수밖에 없어서가 아니라 그렇게 하기로 선택했기 때문에 발효 방식으로 되돌아간 것이다.

가장 최근의 이론이자 내가 좋아하는 이론은, 애리조나 주립대학교 연구진이 처음 제안한 것인데, 암세포가 미토콘드리아를 신뢰하지 않기 때문에, 즉 미토콘드리아 손상돼서 에너지를 만들 수 없을 것이라고 여기기 때문이다. 암세포의 미토콘드리아는 마이크로바이옴으로부터 짝풀림 신호나 활성산소를 제거하라는 신호를 받을 수가 없어서 회생 불가능할 정도로 손상된다. 그래서 암세포는 제기능을 못하는 미토콘드리아를 이용한 에너지 생산을 중단하고, 다른 방식으로 에너지를 만드는 것이다.

더 자세히 설명해보겠다. 최초의 윈도우Windows 컴퓨터 운영 체제를 알고 있을 만큼 나이가 든 사람들은, 사용자가 뭔가 오류를 범하면 컴퓨터가 멈칫하면서 더 이상의 입력을 받아들이지 않았던 것을 기억할 것이다. 이때 컴퓨터를 끄고 다시 시작하면 컴퓨터는 '안전 모드'로 다시 재부팅된다. 재부팅된 컴퓨터는 작동을 하긴 하지만, 문제를 파악해 해결할 때까지는 최소한의 기능만 유지한다.

방금 소개한 암 이론에서, 손상된 암세포는 '안전 모드'로 작동하기 시작한다. 즉 미토콘드리아가 아닌 발효를 통해 아데노신삼인산을 만드는 원시 세포 기계로 되돌아간 것이다. 게다가 원시 세포에는 접촉 억제 기능이 없다. 암세포가 아닌 일반 세포는, 이웃 세포와 접촉하면 성장과 분열을 멈춘다. 일반 세포는 불쾌감이 느껴지지 않을 정도의 공간을 확보하고 싶어 한다! 하지만 암세포는 이웃 세포와 접촉하더라도 계속 증식하고 분열한다. 어떻게 보면 암세포에게는 '안전 모드'가 기본 체계인 것처럼도 보인다.[67]

실제로 암세포와 장, 미토콘드리아가 서로 연결되어 있다는 증거는 상당히 많다. 활성산소로부터 미토콘드리아를 보호하는 역할을 주로 하는 폴리페놀은, 우리를 보호하기 위해 암세포에서는 정반대로 작용한다! 다시 말해 암세포의 산화 스트레스를 증가시키고 암세포를 세포자살로 몰아간다.[68] 특히 폴리페놀 중에서도 레스베라트롤은 암세포에 유독성을 띠며, 항(抗)증식성 작용을 한다.[69,70] 하지만 물론 폴리페놀은 장내 유익균의 소화 과정을 거쳐야만 암세포에 작용해 이런 기능을 할 수 있다.

이는 암과 싸울 때 장내 미생물의 적절한 조합을 유지하는 것이 얼마나 중요한지를 보여준다. 폴리페놀의 일종인 플라보노이드 flavonoid가 장내 미생물군을 재편성해서 암과 싸우는 데 도움을 준다는 사실도 최근 밝혀졌다.[71] 장내 유익균이 플라보노이드를 소화하면, 플라보노이드는 발암發癌을 억제한다.[72] 마지막으로 영양분을 적절히 공급받은 장내 세균이 생성한 뷰티르산과 짧은사슬지방산은 세포가 악성으로 바뀌는 것을 직접적으로 억제하고, 암세포 분열을 막으며, 암세포를 찾아 파괴하는 면역계의 능력을 조절한다.[73]

장 마이크로바이옴의 균형은 항암 치료 효과에도 영향을 미치는데, 장내 세균이 면역계를 책임지고 있다는 사실을 생각하면 타당한 결과다. 장내 세균은 말 그대로 항암 화학 요법의 효능이나 독성을 조절한다.[74,75] 실제로 쥐 실험에서 대장암에 걸린 쥐에게 항생제를 투여하자, 화학 요법의 항암 효과가 억제됐다.[76] 화학 요법에 대응하는 방법을 면역계에 알려줄 장내 유익균이 사라졌기 때문이었다!

특히 대장암의 경우는 방사선 치료가 장내 세균 불균형이나 상피세포 손상을 유발해서 장벽이 손상될 수 있기 때문에 문제가 더 복잡하다. 이렇게 되면 물론 염증이 증가해서 방사선 치료 이외의 치료법의 효능에도 부정적인 영향이 미칠 수 있다.[77] 이 모든 것은 암 치료법을 결정할 때 고려해야 할 중요한 요소들이다.

지금까지 살펴봤듯 암이 장내 세균 불균형과 장 누수에서 비롯된다는 사실은 분명하다. 그런데 놀랍게도 이것이 끝이 아니다. 과학자들은 한때 인간의 장기와 조직이 무균 상태라고 믿었지만, 이제는 장에 있는 미생물군집보다 수가 적기는 해도 장기와 조직에도 미생물이 살고 있다는 사실이 밝혀져 있다. 이 말은 조직 안에 생긴 종양에도 종양 내 마이크로바이옴 intratumor microbiome 으로 불리는 세균의 보금자리가 있다는 뜻이다.[78] 종양 내 마이크로바이옴은 종양 형성, 병의 진행, 약물에 대한 내성, 심지어 병의 예후에도 큰 영향을 미친다.[79]

종양 내 세균 불균형은 종양 발생(발암)[80], 전이[81], 억제된 면역 반응,[82] 약물 내성과[83] 관련이 있다. 다시 말해 암세포 내 세균의 구성이 적절한 균형에서 벗어나면 면역계가 암세포의 생성에서 분열, 사멸로 이어지는 암세포의 발달 과정을 막지 못하고,[84] 암이 번성할 수 있는 염증성 환경을 촉진하게 된다.[85] 이런 상황은 병 예후와 직접적인 관련이 있다.[86]

그런데 종양 내 마이크로바이옴의 세균은 어디서 나온 것일까? 예상하기가 쉽지 않을 것이다. 최근 연구에 따르면, 종양 내 세균 불균형과 구강 마이크로바이옴에서 흔히 발견되는 세균 사이에 공통된 부분이 많은 것으로 나타났다.[87, 88] 구강 세균 불균형은 구강암 외에도 식도, 간, 위, 유방, 폐, 대장, 직장, 췌장의 암과 관련이 있다.[90, 91]

그렇다고 해서 장 마이크로바이옴은 전혀 관련이 없다는 말은 아니다. 일부 암은 종양 내 마이크로바이옴의 구성이 장 마이크로바이옴과 상당히 유사하며,[92] 이 사실은 암이 장 누수나 구강 누수에서 비롯될 수도 있음을 의미한다.

게다가 (아마도 다들 예상했겠지만) 장의 세균과 종양의 세균은 서로 소통한다! 그래서 악당 세균들이 힘을 합해서 면역계를 비활성화하고 암의 성장을 촉진할 수 있다.[93] 특히 폐암의 경우 폐와 장 내 세균이 면역계를 억제하고 염증성 인자를 방출해 암을 촉진하는 것으로 보고되고 있다.[94]

몸속 생태계가 건강에 미치는 온갖 영향을 고려하는 건 너무 벅차서 압도감이 들기도 한다. 그런데 아직 끝이 아니다. 곧 살펴보겠지만 신경과 정신의 건강 역시 장의 건강 상태와 관련이 있다. 장 누수는 곧 뇌에서도 누수가 일어나고 있다는 뜻이기 때문이다.

6장. 장 누수 = 뇌 누수

 장을 비롯해 우리 몸의 중요한 부분을 보호하는 당질층을 유지하는 것이 얼마나 중요한지 잘 알게 됐을 텐데, 여기서는 건강을 지키는 데 중요한 당질층을 한 가지를 더 살펴볼 것이다. 바로 뇌로 들어가는 혈관을 덮고 있는 막이다.

 혈액뇌장벽blood-brain barrier, BBB은 뇌와 중추신경계로 통하는 관문이다. 이름에서 알 수 있듯이, 미생물과 외부에서 들어온 단백질이 몸의 소중한 재산인 뇌에 접근하지 못하도록 막는 역할을 한다. 혈액뇌장벽은 장 내벽과 마찬가지로 내피세포들이 옆으로 나란히 늘어서서 이룬 층으로, 이 세포들은 혈액뇌장벽을 거쳐 신경계로 들어가는 길을 통제한다. 그리고 몸의 다른 혈관과 마찬가지로, 이 세포들은 글리코칼릭스glycocalyx라고 불리는, 지질과 당으로 이루어진 얇은 층으로 보호된다.

 혈액뇌장벽에는 잠재적으로 해로울 수 있는 미생물을 파괴하는 혈관주위세포pericyte(주피세포)와 혈액뇌장벽을 통해 백혈구를 중추신경계로 불러들이는 별아교세포astrocyte도 있다. 이 두 종류의 세포는 신경계를 보호하는 추가적인 방어 체계다. 혈액뇌장벽

반대편에는 중추신경계의 주요 백혈구(면역세포)인 미세아교세포 microglia(소교세포)가 있다. 미세아교세포는 유해균을 비롯한 침입자가 있는지 끊임없이 경계하고, 침입자나 의심스러운 모든 것을 파괴하는 역할을 한다. 소중한 뉴런을 지키는 경호원이라고 생각하면 된다.

혈액뇌장벽은 점액으로 덮인 장 내벽과 아주 비슷한 기능을 한다. 내피세포는 영양소의 접근을 허용해서, 영양소가 세포체를 거쳐 혈액뇌장벽을 건너갈 수 있게 한다. 하지만 미생물, 단백질, 대부분의 약물은 보통 혈액뇌장벽을 통과할 수 없다. 미생물이 내피세포를 통과해 반대편으로 빠져나가면 혈관주위세포, 별아교세포, 미세아교세포와 만나게 된다.

이 모든 방어 수단이 잘 갖춰져 있는 혈액뇌장벽은 모든 부류의 침입자로부터 우리를 보호해준다. 하지만 장벽과 마찬가지로 혈액뇌장벽도 몇 가지 조건이나 상황에 의해 구멍이 뚫릴 수 있다. 이를테면 유해균인 대장균 같은 침입자들은 내피세포에 있는 수용체와 결합한 후에 내피세포를 통과해서 혈액뇌장벽을 건너갈 수 있다. 하지만 일반적으로 이런 일이 일어나려면 내피세포를 덮고 있는 당질층, 즉 글리코칼릭스가 손상되어 있어야 한다. 그런데 잘 아겠지만 통곡물에 들어 있는 악당 렉틴인 밀배아응집소는 글리코칼릭스에 손상을 입히는 일을 거뜬히 해낼 수 있다.[01] 게다가 밀배아응집소는 혈액뇌장벽을 건너기가 더 쉽게 만들기도 한다![02]

또 다른 악당인 지질다당류도 역시 등장한다. 지질다당류도 혈액뇌장벽을 통과하는 문을 여는 데 힘을 보탠다. 따라서 지질다당류와 밀배아응집소가 마구잡이로 돌아다니면, 뇌를 보호하는 '힘의 장(場)'이 말 그대로 무너져, 평소에 잘 보호되던 뇌가 공격에 취약한 상태로 노출될 수 있다.

혈액뇌장벽이 뚫리기 쉬운 상태가 되면, 신경계 전체가 취약해진다. 다발성 경화증multiple sclerosis, MS의 경우, 혈액뇌장벽이 약해지면서 온갖 면역세포가 중추신경계에 침투해 염증을 일으키고 신경을 보호하는 미엘린초에 손상을 입히면서 발생한다. 실제로 다발성 경화증 환자는 뷰티르산을 생성하는 세균의 수가 감소하는 등, 마이크로바이옴의 구성이 달라져 있는 경우가 많다.[03]

침입자들은 이른바 '트로이 목마 방식Trojan horse method'으로 불리는 방식을 통해서도 혈액뇌장벽을 침투한다. 이 경우 병원성 침입자는 혈액뇌장벽을 통해 중추신경계로 불려들어가는 백혈구를 감염시킨다. 세균들은 역시 영리하다! 침입자들은 혈액뇌장벽을 뚫기 위해, 각 방어 체계에 맞는 전략을 따로 수립해 둔 듯하다. 혹시 궁금해하는 사람이 있을 것 같아 참고로 말하자면, 혈액 검사로 혈액뇌장벽의 손상 정도를 측정하고 '뇌 누수' 여부를 확인할 수 있다.

물론 처음부터 장내 미생물 생태계가 건강하고 장벽이 온전히 기능했다면, 이 모든 것이 아무런 문제가 안 된다는 점도 기억해

둘 가치가 있다. 다시 말해서, 침입자들이 혈액뇌장벽을 뚫을 수 있는 건, 이미 장이나 구강의 내벽을 뚫었기 때문이다. 당연한 얘기처럼 들릴지 모르지만, 이 모든 문제가 실제로 어디에서 비롯된 것인지를 절대 잊지 말아야 한다. 안타깝게도 환자들의 피검사 결과에서 내가 끊임없이 목격하게 되는 부분이 바로 이것이다. 장이나 구강에 누수가 생기면 대부분 '뇌 누수'도 함께 겪는다.

이 교활한 침입자들이 혈액뇌장벽을 통과하면 어떤 일이 벌어질까? 기본적으로 장벽이 뚫렸을 때 일어나는 것과 똑같은 현상, 즉 염증과 그에 따른 질환이 생긴다. 브레인 포그, 건망증, 알츠하이머병과 파킨슨병 같은 본격적인 퇴행성 신경질환, 불안이나 우울증 같은 정신 질환은 모두 뇌의 염증에서 비롯된 부산물이다.[04,05]

지난 몇 년에 동안, 정신 건강에 문제가 생긴 사람들이 젊은 층을 포함한 모든 연령층에서 걱정스러울 정도로 증가했다. 이런 현상이 코로나 19 팬데믹의 스트레스 때문이라고 말하는 사람이 많지만(그런데 코로나 감염이 장 누수를 일으키고 마이크로바이옴을 변화시킨다는 강력한 증거가 있기 때문에, 코로나 바이러스의 유행도 한몫 보탠 건 사실이다[06]), 나는 요즘의 정신 건강 위기는 생리학적 측면을 바탕으로 한다고 믿는다. 장내 세균 불균형과 장 누수가 발생하면 기분 상태, 뇌 기능, 정신 건강을 포함한 심신의 안녕과 건강 문제에서 그 어떤 부분도 안전하지 않다.

장–뇌 축 gut-brain axis

 이렇듯 혈액뇌장벽은 대단히 중요한데, 어떻게 해야 이를 보호할 수 있을까? 다들 예상하겠지만, 장내 세균을 적절히 유지하고, 밀배아응집소를 피하면 된다! 이제 우리는 장내 미생물들이 여러 방식으로 혈액뇌장벽을 조절한다는 사실을 알고 있다. 그 중 하나는 부교감 신경계의 주요 신경인 미주신경 vagus nerve을 통한 방법인데, 미주신경은 기분 상태, 면역 반응, 소화, 심박수에 중요한 역할을 한다.

 미주신경은 장내 미생물과 마찬가지로 몸의 항상성을 유지하는데 꼭 필요하다. 미주신경은 장에서 뇌까지 연결되어 있어서, 장세균들은 미주신경을 전화선처럼 이용해 장에서 벌어지는 상황에 대한 신호를 뇌로 보낸다. 이때 사용되는 신호 분자에는 앞에서 살펴보았던 대사산물, 신경전달물질, 기체전달물질, 호르몬 등이 포함된다. 미주신경을 통해 전달되는 이런 신호는, 침입자를 공격해야 할지 말지를 면역계에 알리고,[07] 뇌에 생각하고 느끼고 행동하는 법을 가르친다.[08]

 신호는 양방향으로 오고 가지만, 이중 약 90퍼센트는 장에서 뇌로 전달된다.[09] 중요한 대목이니 재차 강조하면, 장에서 뇌로 전달되는 신호가 90퍼센트이고, 뇌에서 장으로 전달되는 신호는 단 10퍼센트에 불과하다. 자, 그렇다면 이 모든 과정을 책임지고 이끄는 것은 둘 중 어느 쪽인가?

행복한 장은 곧 행복한 뇌이며, 더 나아가 행복하고 건강한 몸을 의미한다고 결론지어도 타당할 것이다. 장 세균의 균형이 적절히 유지되면, 모든 것이 잘 진행되고 있다는 메시지가 미주신경을 통해 뇌에 전달되어, 면역계가 안정되고 신경계의 긴장이 풀린다. 또한, 혈액뇌장벽을 유지하는 데 도움이 되는 포스트바이오틱스도 생성된다. 짧은사슬지방산인 뷰티르산은 장벽을 보호하듯 혈액뇌장벽도 보호한다. 세균이 없는 쥐는 장에 건강한 장내 미생물군집이 형성된 쥐에 비교해 혈액뇌장벽의 투과성이 높았다. 그런데 놀랍게도, 무균 쥐에게 건강한 쥐의 대변을 이식하거나 짧은사슬지방산을 생성하는 세균을 보충제로 투여하자, 혈액뇌장벽이 예전의 온전한 상태로 회복됐다.[10]

반면 장 누수나 장내 세균 불균형이 있으면, 장이 미주신경을 통해 공격을 받고 있다는 메시지를 보내는 동안 이미 침입자가 혈액뇌장벽의 틈으로 침투하기 시작할 수 있다. 이런 경우, 출입구를 막고 방어선을 강화하기는커녕 오히려 혈액뇌장벽이 점점 더 많이 뚫리면서 침입자들이 더 많이 침투하고, 결과적으로 뇌와 신경계 전체에 염증이 점점 더 확산한다. 이런 환경에서는 우울증, 불안, 기타 기분 장애와 더불어 신경퇴행성질환이 쉽게 발달할 수 있다.

장내 세균의 언어를 구성하는 몇 가지 신호 분자에 대해서는 앞에서 자세히 살펴보았다. 짧은사슬지방산과 같은 신호 분자는 장에서 뇌로 전달되어 신경계에 직접적인 영향을 미친다. 뷰티르산은 혈액뇌장벽을 보호할 뿐만 아니라, 콜린성 뉴런cholinergic neuron을 강화하는데, 콜린성 뉴런은 뇌 기능에 중요한 역할을 할 뿐 아니라 필수 신경전달물질인 아세틸콜린acetylcholine을 분비한다.[11] 또한, 뷰티르산은 혈액뇌장벽을 통과해 미주신경과 시상하부hypothalamus(간뇌의 일부로, 주로 항상성 유지에 관여한다—옮긴이)를 활성화할 수 있으며,[12] 우울증과 조증이 있는 동물에서 항우울 효과가 있는 것으로 밝혀졌다.[13,14]

그런데 앞에서 설명하지 않은 포스트바이오틱스 중에 뇌 기능과 정신 건강에 특히 중요한 것이 있다. 바로 뉴런 사이에서 신호를 보내는 신경전달물질이다. 믿어지지 않을지 모르지만 사실이다. 장내 미생물은 뇌의 신경전달물질 수치를 결정하는 데 중요한 역할을 하므로,[15] 결과적으로 인지 기능에 직접적인 영향을 미친다.[16] 실제로 쥐 실험에서, 장 세균이 없는 쥐는 대변과 혈청을 통해 측정한 여러 신경전달물질의 수치가 세균이 있는 일반 쥐와는 달랐다.[17,18] 짐작하겠지만 항생제 투여도 같은 유형의 신경전달물질 수치 변화를 유발한다.[19,20]

일부 신경전달물질은 혈액뇌장벽을 통과할 수 없기 때문에, 장내 미생물은 신경전달물질의 전구체를 뇌로 대신 보내는데, 신경전달물질을 생산하는 데 필요한 원료가 바로 이런 전구체다. 그러면 뇌에서, 뉴런과 신경아교세포가 이 전구체를 다른 효소와 결합해서 신경전달물질을 합성한다. 흥미롭게도 장 세포들도 장에서 같은 효소를 생성해서 신경전달물질을 만들 수 있다.

그런데 잠깐, 어차피 혈액뇌장벽을 통과하지 못할 텐데 장에서 굳이 신경전달물질을 만드는 이유는 무엇일까? 장에 있는 수백만 개의 뉴런의 작용에 필요하기 때문이다! 많은 학자들이 장을 '제2의 뇌'라고 부르지만, 나는 장이 뇌에 우선한다고 생각한다. 실제로 장에는 척수 전체보다 더 많은 뉴런이 있다. '직감gut feeling'이라는 말도 있지 않은가! 장의 뉴런은 뇌의 뉴런과 연결되어 있으며, 장에서 만들어진 신경전달물질은 미주신경을 통해 뇌에 재빨리 신호를 보내는 데에도 사용된다.[21,22,23] 이 모든 작용은 장내 미생물이 뇌의 화학 작용을 변화시키고 기분과 행동에 영향을 미치는 방식 중 하나다.

ADHD(주의력결핍 과잉행동장애) 환자의 경우, 장 마이크로바이옴이 변형되어 활성산소가 과도하게 생성되고 세포자살의 양상이 비정상적으로 바뀐다. ADHD 환자들은 대개 보상 예측 조절이 정상적으로 작동하지 않는데, 흥미롭게도 이 환자들은 보상에 대한 예측을 조절하는 신경전달물질인 도파민의 전구체를 생성하는 세균이 보통 사람들보다 많다.[24]

인간과 유사한 유전적 구조를 가진 제브라피시zebrafish(줄무늬 열대어)에 관한 연구에서, 장내 미생물 군집은 뇌가 처음 발달하는 시기에 전뇌의 미세아교세포가 바뀌도록 자극함으로써 사회적 행동에 영향을 미치는 것으로 밝혀졌다.[25] 미세아교세포는 뉴런 사이의 접합부인 시냅스를 조절하는 기능도 한다.[26] 뇌의 신경망 생성은 정상적인 사회적 행동 발달에 꼭 필요하다.

뇌 발달과 시냅스 조절을 담당하는 미세아교세포는 대부분의 면역세포와 마찬가지로 장내 미생물의 신호에 반응한다.[27] 이 말은 장내 미생물이 적절한 균형을 이루고 있지 않으면 뇌가 신경망 발달과 형성에 대한 신호를 제대로 받을 수 없다는 뜻이다. 이것은 뇌 발달과 정상적인 사회적 행동을 할 수 있는지 여부에 직접적으로 영향을 미친다.[28] 안타깝게도 미세아교세포가 올바른 신호를 받지 못하거나 더 심각하게는 뇌가 공격받고 있다는 신호를 받으면, 가지치기라고 불리는 과정 중에 뉴런 사이의 연결을 끊거나 심지어 통째로 먹어버릴 수도 있다.[29]

인지 기능에 있어서도 이와 비슷한 상황이 펼쳐진다. 장에서 나오는 신호는 신경 회로와 연결성에 영향을 미쳐서 인지 기능을 통제한다. 간단히 말해서, 장내 미생물군집의 구성이 더 잘 균형잡혀 있으면, 인지와 뇌 기능, 정서적 건강이 개선된다.[30]

아직 다룰 내용이 많이 남았지만, 더 깊이 들어가기 전에 생성 과정에 장내 미생물들이 힘을 보태며 장내 미생물의 복잡한 언어의 일부인 몇 가지 신경전달물질에 대해서 더 자세히 살펴보자.

글루탐산 glutamate

글루탐산은 뉴런이 서로 정보를 공유하도록 자극하는 흥분성 신경전달물질 중에 가장 큰 비율을 차지한다. 글루탐산은 특히 뉴런 간의 신호 전달을 담당하며 신경가소성, 학습, 기억에 관여한다.[31] 뉴런과 별아교세포는 장내 미생물이 만드는 대사산물을 전구체로 사용해서 글루탐산을 만들 수 있다.[32] 장관에 있는 세포들도 글루탐산을 만들어 미주신경을 통해 뇌에 빠른 신호를 보낼 때 사용할 수 있다.[33]

글루탐산은 정신 건강에 직접적인 영향을 미친다. 혈장, 혈청, 뇌척수액, 뇌 조직의 글루탐산 수치가 정상 수치와 차이가 나는 것은 기분 변화, 정신병, 심지어 자살 위험과도 관련이 있다.[34,35,36] 그렇다고 겁먹을 필요는 없다. 일단 장내 미생물이 적절한 균형을 이루면, 뇌와 장에서 건강한 수준의 글루탐산 수치를 유지하도록 미생물들이 도울 것이다.

가바 gamma-aminobutyric acid, GABA, 감마아미노뷰티르산

가바는 억제성 신경전달물질로, 한 뉴런에서 다른 뉴런으로 전달되는 메시지를 차단하는 역할을 한다. 가바는 글루탐산과 서로 반대되는 힘으로 작용하면서 전체적인 균형을 잡는데, 가바 수치가 낮은 것은 우울증 및 기분 장애와 관련이 있다.[37]

뇌에서는, 가바생성 GABAergic 뉴런이 글루탐산을 가바로 전환하는 효소를 만든다.[38] 따라서 가바 수치가 적정 수준으로 유지되려면 글루탐산 수치가 적정 수준으로 유지되어야 한다. 짧은사슬지방산인 아세테이트를 비롯해 장내 세균이 만드는 다른 대사산물도 가바 생성에 관여한다. 이런 대사산물은 혈액뇌장벽을 건너 시상하부로 이동해서, 뇌에서 가바가 뇌에서 생성될 수 있게 한다.[39]

아세틸콜린 acetylcholine

아세틸콜린은 뉴런 사이에 흥분성 신호를 보내는 역할을 한다.[40] 아세틸콜린은 여러 세균에 의해 생성되지만,[41,42] 혈액뇌장벽을 건너가지 못하는데, 다행히 뇌에서 뉴런에 의해 합성될 수 있다.[43] 그런데 뇌에서 만들어지는 아세틸콜린조차도 장내 세균에 의존한다. 앞서 언급했듯이, 뷰티르산은 아세틸콜린을 만드는 뉴런을 강화한다! 뷰티르산을 생성하는 장내 세균이 없으면, 뉴런이 아세틸콜린을 제대로 합성할 수 없다.

예를 들어, 알츠하이머병 환자들은 뇌의 아세틸콜린 수치가 정상 범위에서 벗어나 있는 경우가 많다.[44] 알츠하이머병에 관한 쥐 실험에서, 뷰티르산은 증상을 호전과 기억력 개선에 도움이 됐을 뿐 아니라, 뉴런을 지원하는 면역세포의 한 유형인 별아교세포의 대사를 조절해 기억력 결핍을 개선했다.[45,46]

도파민dopamine

앞에서, 단세포생물인 톡소포자충이 설치류의 도파민 생성을 장악해서 위험 회피 성향을 줄인다는 사실을 알아보았다. 그런데 장내 미생물도 도파민 수치에 상당히 큰 영향을 미친다. 도파민과 도파민 수용체는 장에 널리 분포되어 있으며, 체내 도파민의 절반 이상이 장에서 만들어진다.[47] 우울증 환자들은 도파민의 전달과 흡수가 보통 사람보다 감소한 상태다.[48] 게다가 장과 도파민의 관계는 양방향이다. 장내 세균은 도파민을 만들고, 도파민 수치는 위 분비물과 운동성, 점막의 혈류에 영향을 미친다.[49]

세로토닌serotonin

세로토닌은 도파민과 가바를 모두 발현시키는 새로운 뉴런의 탄생에 영향을 미치기 때문에, 장-뇌 축의 핵심 신경전달물질로 여겨진다.[50] 뇌에서 세로토닌이 비정상적으로 발현되거나 기능하는 것은 우울증이나 불안 장애와 연관이 있다.[51] 세로토닌의 전구체이자 아미노산인 트립토판을 적정 수준으로 유지하는 것은 정신 건강에도 지극히 중요하다. 연구에 따르면 병에 차도가 있었던 우울증 환자들이 일시적으로 트립토판 수치가 감소할 경우, 증상이 재발하는 것으로 나타났다.[52]

체내 세로토닌의 약 90퍼센트는 뇌 바깥, 그 대부분은 장의 상피epithelium에서 만들어진다. 포자형성균Spore-forming bacteria(환경이 악화됐을 때 생존을 위해 포자를 형성하는 세균—옮긴이)은 트립토판 경로를 따라 유전자 발현이 증가한다는 신호를 보내는 대사물질을 만들어 이 과정을 촉진한다.[53,54] 일부 장내 세균은 트립토판을 이용해 직접 세로토닌을 만들기도 한다![55]

앞에서 설명했듯이, 제초제 라운드업의 성분인 글리포세이트는 그런 장내 세균을 건강을 위협한다. 그리고 북미에서는 대부분의 밀, 옥수수, 콩, 카놀라, 귀리(심지어 비유전자변형non-GMO 작물도)에 글리포세이트가 일상적으로 살포되기 때문에, 연구원들 대다수는 이른바 '통곡물의 장점'이 우리 장에 글리포세이트가 점점 더 많이 들어가는 결과를 낳는다고 믿는다.[56]

우울증, 불안 그리고 장

장내 세균이 신경전달물질 생성에 그토록 큰 역할을 한다는 사실을 고려하면, 우울증 및 불안 증세가 장내 세균 불균형과 직접적인 연관성이 있다는 건 당연하게 느껴질 것이다. 지난 몇 년 동안, 장 마이크로바이옴이 장-뇌 축을 따라 염증을 유발하는 신호를 보냄으로써 우울증과 불안을 유발하기도 한다는 증거가 발견되기 시작했다.

주요우울장애major depressive disorder, MDD 환자들은 건강한 사람들과는 상당히 다른 마이크로바이옴 구성을 보이는데,[57] 특히 장내 미생물의 풍부함과 다양성이 감소하고, 의간균과 후벽균의 비율에 변화가 생긴다. 특히 주요우울장애 환자들은 전(前)염증성(염증 반응을 촉진하는—옮긴이) 세균이 번성하고, 뷰티르산을 생성하는 항염증성 세균은 대폭 감소한다.[58,59] 범불안장애generalized anxiety disorder, GAD 환자들도 짧은사슬지방산을 생성하는 세균이 줄어들면서 마이크로바이옴의 풍부함과 다양성이 크게 감소한다. 하지만 범불안장애 증상이 호전되면 이런 변화가 더는 나타나지 않는다![60]

지금껏 우울증과 장 사이의 직접적인 관련성을 여러 차례 반복해서 확인했다. 쥐 실험에서, 주요우울장애 환자의 대변을 세균이 없는 쥐에게 이식하자, 쥐들이 우울증과 관이 있는 행동을 보이기 시작했다. 그리고 미생물 유전자와 대사물질에도 이상이 나타났다![61] 장내 미생물들이 필요한 신호를 뇌에 전달하지 않게 되면서, 결국 그 쥐들은 우울에 빠졌다.

2022년에, 우울증 환자 1,000여 명의 마이크로바이옴을 조사한 획기적인 연구가 진행됐다. 연구진은 우울증과 연관성이 있는 세균 13가지에서 변화가 생겼음을 발견했다. 이 13종은 글루탐산, 뷰티르산, 세로토닌, 가바의 합성에 관여하는 것으로 알려진 세균들이었다. 그뿐 아니라, 우울증 환자들은 뷰티르산을 생성하는 박테리아가 거의 고갈된 상태였다.[62] 그리고 중증 정신질환자의 경우, 장내 세균 불균형, 조눌린 수치, 지질다당류, 염증의 증가는 병의 심각성과 상관관계가 있었다.[63]

추가 연구에서는 불안과 우울증이 장내 세균 불균형, 특히 지질 다당류가 과도하게 생성되는 마이크로바이옴과 관련이 있음이 확인됐다. 물론 장에 이런 문제가 있을 때는 전신에 염증이 확산되며, 뇌에도 심각한 영향이 미쳐서 신경 염증neuroinflammation이 발생한다.[64] 장 관련 뇌질환은 불안과 우울증에만 국한되지 않는다. 섭식 장애도 이중 하나인데, 신경성 식욕 부진증anorexia nervosa, 신경성 폭식증bulimia nervosa, 폭식 장애binge-eating disorder와 같은 섭식 장애를 앓는 환자들이 프로바이오틱스 보충제를 복용하자, 해당 증상이 완화됐다.[65]

최근에는 장내 세균이 생성하는 기체전달물질의 일종인 황화수소의 감소가 우울증과 관련이 있다는 사실도 밝혀졌다.[66] 기억하겠지만, 황화수소는 뉴런의 연결을 강화하는 시냅스 가소성을 조절하는 물질이다. 황화수소를 생성하는 장내 세균이 없으면, 시냅스가 약해지고 뉴런들이 서로 소통하는 능력을 잃으면서 우울증이 유발될 수 있다.

장이 정신 건강에 중요한 역할을 한다는 증거가 더 필요하다면, 확실한 증거가 여기 또 있다. 우울증 치료에 주로 사용되는 선택적 세로토닌 재흡수 억제제selective serotonin reuptake inhibitor, SSRI는 장에 변화를 일으키는 방식으로 작용하며, 직접적인 항균 효과도 있다. 선택적 세로토닌 재흡수 억제제의 대사 작용에는 여러 종의 세균이 관여하며, 이에 따라 마이크로바이옴의 구성에도 직접적인 변

화가 생긴다.⁶⁷

최근의 한 연구는 주요우울장애 환자들의 장내 미생물 구성을 건강한 사람들로 이루어진 대조군과 비교했다. 치료 전, 주요우울장애 환자는 건강한 대조군에 비해 마이크로바이옴의 풍부함과 다양성이 현저히 감소한 상태였다. 환자들은 선택적 세로토닌 재흡수 억제제('렉사프로Lexapro'라는 약품명으로 주로 불리는 '에스시탈로프람escitalopram')로 치료를 받고서 증상이 개선된 후에 검사를 다시 받았다. 이때 치료받은 환자들의 마이크로바이옴은 대조군과 거의 비슷한 양상을 보였다.⁶⁸

더욱이 선택적 세로토닌 재흡수 억제제를 사용했을 때는 체중 감소를 비롯한 건강한 마이크로바이옴의 다른 이점들도 얻을 수 있다. 또 다른 종류의 선택적 세로토닌 재흡수 억제제인 플루옥세틴fluoxetine(프로작Prozac이라는 이름으로 더 잘 알려져 있다)을 건강한 수컷 쥐들에게 투여하자, 체중이 감소하고, 마이크로바이옴에 "시간에 따른 중대한 변화가 나타났다.⁶⁹

놀랍게도, 수천 년 동안 전해 내려온 중국 전통의학에서도 장을 통해서 우울증을 치료한다. 중국 전통의학에서는 장 마이크로바이옴을 조절하는 생리활성물질을 사용해, 신경전달물질, 짧은사슬지방산, 사이토카인의 수치를 개선하는데, 이런 치료는 항우울제를 복용했을 때와 비슷한 효과를 낸다.⁷⁰ 우리가 조사하고 배워야 할 옛 조상의 지혜에 다시 한번 놀라게 된다.

신경 퇴행성 질환과 장

장이 뇌를 철저히 통제하는 만큼, 알츠하이머와 파킨슨병을 비롯한 신경 퇴행성 질환도 장에서 시작된다는 사실은 충분히 예상할 수 있다. 이러한 질병의 메커니즘은 좀 더 복잡해 보일지 모르지만, 궁극적으로 장내 세균 불균형, 장 누수, 그로 인한 만성 염증과 자가면역 활성화에서 비롯된다. 장과 파킨슨병의 연관성을 대중들이 인식하기 훨씬 전부터, 위장 기능장애가 파킨슨병에서 흔히 나타나는 초기 증상이라는 사실은 널리 알려져 있었다.[71] 파킨슨병 환자들은 보통 변비에 시달리고 장 염증 수치가 높은 편인데, 이런 증상은 운동 신경과 관련된 증상에 앞서서 발현되는 경우가 많다.[72]

이제 우리는 이런 위장관 증상들이 장내 세균 불균형과 그에 따른 미생물 대사물질의 변화에서 비롯된다는 사실을 잘 안다.[73] 특히 파킨슨병 환자들은 짧은사슬지방산을 생산하는 세균의 양이 감소하면서 체내 짧은사슬지방산의 양이 줄어들어서, 결과적으로 장 내벽과 혈액뇌장벽을 보호하고, 미토콘드리아에게 결합을 해체하라는 신호를 보내고, 뉴런을 건강하게 유지하는 등의 여러 중요한 기능에 문제가 발생한다.[74,75]

게다가 밀착 연접 단백질의 발현이 감소하면서 장 누수가 악화한다. 이렇게 되면 침입자들이 혈류로 유입되어 염증을 유발하고 결국 혈액뇌장벽을 통과해 신경계로 들어가 문제를 일으킬 수도 있다. 예상했듯이, 파킨슨병 환자들은 지질다당류와 염증 지표가 정상보다 높으며, 정상 수치와의 차이가 클수록 병세가 더 깊었다.[76,77]

따라서 장 누수, 장내 세균 불균형, 뇌 누수, 광범위한 염증과 같은 증상은 신경 질환이 발생할 환경을 조성할 뿐 아니라 병을 심화한다. 파킨슨병과 알츠하이머병을 포함한 신경 퇴행성 질환에서는 이 모든 요인 외에도, 잘못 접힌 단백질의 축적과 응집이 특징적으로 나타난다. 간단히 말해서, 단백질 접힘protein folding은 몸속의 단백질이 사슬처럼 생긴 구조에서 3차원적인 구조로 바뀌는 과정을 의미하며, 이 과정을 통해 단백질의 생물학적 기능이 결정된다.

그런데 특정 유전적 돌연변이를 비롯한 여러 가지 이유로 단백질이 잘못 접혀서 기능장애가 생기기도 하며,[78] 이는 꽤 흔히 일어나는 일이다. 오류가 발생하면, 대기 중이던 세포의 '품질 관리' 시스템이 잘못 접힌 단백질을 찾아낸다. 일반적으로 품질 관리 시스템이 잘못 접힌 단백질을 발견해서 분해해 폐기하면, 아무 문제가 없다.[79] 그런데 잘못 접힌 단백질이 너무 많아지면, 품질 관리 시스템이 감당할 수 없는 상태에 이른다. 잘못 접힌 단백질이 쌓이기 시작하면, 세포기관의 기능장애와 세포자살이 나타난다.[80]

파킨슨병에서는 잘못 접힌 알파시누클린alpha-synuclein 단백질이 뉴런 사이에 침착되는 현상이 특징적으로 관찰된다. 이렇게 잘못 접힌 단백질 다발은 루이소체^{Lewy bodies}라고 한다.[81] 이것들이 장과 무슨 관계가 있는 걸까? 파킨슨병 환자들은 장의 뉴런 사이에도 루이소체가 있는 것으로 밝혀졌다![82] 더욱이 이 모든 단백질 접힘을 일으키는 요인은 알고보니 장내 세균 불균형이었다.[83] 유해균이 과도하게 증식하면, 유해균이 분비한 세균 아밀로이드^{bacterial amyloid}가 산화 스트레스와 단백질의 축적을 유발할 수 있다.[84, 85]

세균들이 아밀로이드 단백질을 만들어 내는 건 세균끼리 결합해 생물막^{bioflim}을 형성하는 데 사용하기 위해서다. 생물막이 있으면 면역계에 공격당해 죽는 것을 어느 정도 막을 수 있다.[87] 그런데 잘못 접힌 단백질이나 과잉 증식한 세균들이 이런 식으로 결합하면, 우리 몸에 더 큰 위협이 될 수 있다.

세균의 한 종류인 **녹농균**^{P. aeruginosa}은 파킨슨병과 알츠하이머병 환자에게서 과잉 증식한다. 녹농균은 장벽을 직접 손상시키고,[88] 자체적으로 응집한 단백질을 배출하고,[89] 신경 퇴행성 질환과 관련이 있는 아밀로이드 단백질의 배출을 촉발할 수 있다.[90] 지질다당류를 생성하며 녹농균과 같은 작용을 하는 **디설포비브리오**^{desulfovibrio}라는 세균도 파킨슨병 환자들의 장에서 발견됐다.[91] 이렇게 응집된 단백질 덩어리는 장의 뉴런 사이에 축적될 뿐 아니라 미주신경을 통해서 장에서 뇌로 이동한다.[92]

그런데 세균 아밀로이드가 뇌에서 생성되는 아밀로이드 단백질과는 다른데도 구조가 비슷해서, 상황이 더욱 복잡해진다.[93] 면역계가 세균 아밀로이드에 반응하는 데 익숙해지면, 경계를 늦추지 않고 뇌에서 만들어지는 아밀로이드도 공격하기 시작한다.[94] 이런 현상은 분자 모방이 염증성 자가면역 반응을 유발하는 또 하나의 사례 중 하나로, 이번에는 뇌가 공격받게 되는 것이다![95]

파킨슨병이 장에서 시작된다는 사실을 아직도 확신하지 못하겠다면, 지금부터 하는 이야기를 잘 들어보라. 스웨덴 한 연구팀은 미주신경의 가지를 한 개 이상 잘라내는 미주신경 절단술vagotomy을 받은 사람들을 포함해 수십만 명의 파킨슨병 발병 위험을 분석했다. 미주신경 절단술에는 두 가지 유형이 있다. 하나는 신경을 완전히 절단하는 '줄기truncal 미주신경 절단술'이고, 다른 하나는 위장으로 가는 신경의 일부분만 절단하는 '선택적selective 미주신경 절단술'이다. 연구 결과에 따르면, 줄기 미주신경 절단술을 받은 사람들은 미주신경 절단술을 받지 않았거나 선택적 미주신경 절단술을 받은 사람들보다 파킨슨병이 발생할 가능성이 40퍼센트 낮았다. 절단술을 받지 않은 집단과 선택적 절단술을 받은 집단의 위험도에는 큰 차이가 없었다.[96]

세균이 만든 아밀로이드와 이로 인해 축적된 단백질 덩어리가 장에서 뇌로 이동하는 것이지 그 반대 방향으로 이동하는 것이 아니라는 점을 생각하면, 이런 결과는 전적으로 타당하다.[97,98] 줄기 미주신경 절단술로 신경 줄기 전체를 절단하면, 아밀로이드와 단백질 덩어리가 길이 없어서, 뇌에 도달할 방법이 없다. 그러면 그것들은 장에 남아있을 수밖에 없어서, 장의 뉴런을 손상시켜 신경 질환이 아닌 위장 질환을 유발한다. 알츠하이머병의 발병 과정도 이와 비슷하다. 알츠하이머병은 잘못 접힌 아밀로이드 베타amyloid beta 플라크가 뉴런 사이에 축적되는 특징을 보인다. 이런 플라크는 타우 단백질tau protein로 뒤엉켜 있다. 표면적으로 보면 단백질만 다를 뿐 알츠하이머병과 완전히 똑같아 보이는데, 실제로 그렇다. 그런데 다른 단백질과 관련된 것으로 들린다. 그리고 실제로도 그렇다. 하지만 최근 아밀로이드 베타는 사실 면역 반응의 일부인 항균 펩타이드antimicrobial peptide임이 밝혀졌다.[99]

마이크로바이옴의 항상성이 유지될 때는 아밀로이드 베타가 세균 감염과 싸우는 데 도움이 되지만, 장 누수와 뇌 누수가 있을 때는 문제가 된다. 알츠하이머병 환자는 혈류는 물론이고 뇌에도 지질다당류가 상당히 많다.[100] 지질다당류로 인해 미세아교세포(뇌의 면역세포)에 있는 톨유사수용체가 지속적으로 활성화되면, 이들은 아밀로이드 베타와 비슷하게 반응하기 시작한다.[101] 설상가상으로, 미세아교세포가 신경 사이의 연결을 적극적으로 먹어치워서 뇌와 기억을 파괴한다.[102] 이것은 분자 모방의 또 하나의 사례로,[103,104] 결과적으로 신경 염증과 신경 퇴행이 발생한다! 관련 실험에서 연구원들이 타우 단백질과 관련된 뇌 손상을 입은 쥐의 장 마이크로바이옴을 조작하자, 뇌 염증과 뇌 손상이 크게 감소하는

결과가 나타났다.[105]

한편, 알츠하이머병 환자는 뇌에 플라스말로젠plasmalogen이라는 중요한 지질이 결핍된 상태인데, 플라스말로젠 감소는 만성 염증과 관련이 있다.[106] 흥미롭게도 내가 좋아하는 채소 중 하나인 치커리에서 발견되는 다당류인 이눌린(inulin)은 특정 유형의 플라스말로젠으로 전환될 수 있다. 치커리를 누가 또 좋아할지 한번 맞춰보라. 바로 장내 유익균들이다! 장내 세균은 치커리를 플라스말로젠으로 성분으로 바꾸어서, 뇌를 보호하는 데 힘을 보탠다.[107] 따라서 치커리의 유익한 성분을 얻으려면, 치커리를 자주 챙겨먹는 건 물론이고 그 속의 좋은 성분을 우리를 위해 소화해 줄 장내 세균들이 있어야 한다.

유전자는 생각하는 것과는 다른 이유에서 중요하다

유전자가 신경 퇴행성 질환 발병에 어떤 역할을 하는지 아마도 궁금할 것이다. 알아둘 필요가 있는 좋은 질문인데, 나는 이 질문의 답을 찾고서 솔직히 몹시 놀랐다. 아포지질단백질 E4apolipoprotein E4, APOE 4 유전자가 알츠하이머병 발병에 있어서 가장 큰 유전적 위험 인자라는 사실은 잘 알려져 있다. 사람들 대부분은 APOE 3/3 유전자를 가지고 있지만, 돌연변이가 나타나 APOE4 유전자를 갖게 될 수도 있다. APOE4 유전자를 보유한 사람은 대략 4명 중 1명꼴인데, 이 유전자가 있으면 알츠하이머병 발병 위험이 두 배로 높아진다. APOE4 유전자가 두 개인 경우는 훨씬 드물지만, 실제로 그런 사람이 간혹 있다. APOE4 유전자가 두 개이면, 알츠하이머병 발병 위험이 12배 이상 높아진다.[108]

APOE 유전자는 지방 대사를 돕는데, 유전자 돌연변이가 일어나면 콜레스테롤이 세포 안팎으로 제대로 이동할 수 없다. 승객을 역까지 태우고 가는 기차를 떠올리면 쉽게 이해할 수 있다. 기차(즉 APOE)가 역(세포)에 도착하면, 승객들(콜레스테롤)은 기차에서 내려 역 안으로 간다. 일반적인 상황에서는, 그곳이 최종 목적지인 승객은 그곳에 머물고, 그렇지 않은 승객은 기차를 다시 타고 다른 곳으로 이동한다. 그런데 돌연변이가 있을 때는, 모든 승객이 역에 내려서 그곳에 머문다. 아무도 그곳을 떠날 수 없다. 그러면 도착한 승객들이 점점 늘어나면서, 역이 발 디딜 틈 없이 붐빈다. 다시 말해, 콜레스테롤이 세포 안에 가득 쌓인다. 따라서 사람들 대부분은 식이 콜레스테롤이 아무런 문제가 되지 않지만, APOE4 유전자가 있는 사람들은 콜레스테롤을 제한해야 한다.

그런데 문제는 여기서 끝나지 않는다. 지질 중에는 우리 몸에 중요한 지질도 있다. 이 돌연변이가 있는 사람은 혈중 DHA$^{\text{docosa-hexaenoic acid}}$(도코사헥사엔산) 수치가 정상인데도 뇌에 DHA가 충분히 공급되지 않는다.[109] 이 사실이 중요한 건, 뉴런 세포막을 구성하는 성분의 절반이 DHA이기 때문이다![110] APOE4 유전자가 있는 사람은 지질을 운반하는 아포지단백질을 충분히 생산하지 못하고, 그러므로 뇌에 공급되는 DHA가 부족해진다. 즉 DHA를 뇌로 운반할 기차는 없는 것이다. 알츠하이머병 환자는 유전적 돌연변이가 있든 없든, DHA 성분이 풍부한 생선 기름과 아포지단백질(크릴 오일에 들어 있다)을 챙겨 먹으면 좋다.[111]

아마도 이런 것들이 장내 미생물과 무슨 관련이 있을까 싶을 들 것이다. 나도 최근까지만 해도 관련이 없을 것으로 생각했다. 나는 벌써 여러 해 전부터 우리의 운명을 좌우하는 유전자가 아니라 장내 미생물이라고 이야기해왔는데, 대체로는 맞는 사실이다. 하지만 이 책을 쓰기 위해 연구하면서, 우리 몸속에 사는 마이크로바이옴의 유형에는 유전적 요소가 작용한다는 사실을 발견하고 놀라움을 금치 못했다.[112,113] 바꿔 말하면, 각자의 유전자는 마이크로바이옴의 윤곽을 결정하는 데 중요한 역할을 한다.

이 유전적 요소는 전체적인 틀에서 보면 상대적으로 비중이 작다. 우리는 유전자와 관계없이 각자의 마이크로바이옴을 상당 부분 통제할 수 있다. 마이크로바이옴은 식습관과 환경의 변화에 매우 민감하기 때문이다. 하지만 유전적 요소도 나름의 역할을 하기 때문에 무시해서는 안 된다. 특히 APOE4 같은 돌연변이와 관련해서는 더더욱 그렇다. APOE4 유전자형은 아미노산과 짧은사슬지방산 생산량의 현저한 감소를 포함한 특정 마이크로바이옴의 윤

곽과 관련이 있는 것으로 밝혀졌다.[114] 세상에! 내가 지금까지 이런 중요한 상관관계를 놓치고 있었다는 사실이 믿기지 않는다.

APOE4 돌연변이가 무섭게 느껴질지 모르지만, 자신이나 가족에게 이 유전자가 있다면, 큰 희망이 될 것이다. 무엇보다도 과학자들이 이에 대해 더 많이 밝혀내면, 맞춤형 의료의 놀라운 미래를 기대할 수 있다. 둘째, 장내 미생물과 APOE 유전자의 상관관계를 이해하면, 예컨대 뷰티르산을 생산하는 세균 종자를 보충하는 것처럼, 마이크로바이옴을 보충하고 변화시키면서 개입할 수 있다. 쥐 실험에서, 마이크로바이옴 조작했을 때 염증, 타우 단백질 이상, 알츠하이머병으로 인한 손상이 현저히 감소했다.[115]

그리고 유전자가 마이크로바이옴에 영향을 미치지만, 마이크로바이옴도 유전자 발현에 영향을 미친다는 사실도 잊지 말자. 이 둘의 관계는 진정한 호혜적 관계다.[116] 앞에서도 여러 번 말했지만, 두 가지가 필요하다. 앞으로 우리는 *대장 체크!* 프로그램을 통해, 모든 방향에서 이 부분에 접근할 것이다.

7장. 장 누수 = 호르몬 누수

몸속 생태계는 내분비계를 통해서도 복잡하고 근본적인 방식으로 우리의 건강과 안녕에 영향을 미치는데, 특히 혈류를 순환하는 호르몬은 섬세한 균형을 유지하면서 장기와 여러 신체 기능을 조절하는 메시지를 보낸다. 호르몬의 균형을 유지하는 것의 중요성은 아무리 강조해도 지나치지 않다. 이쯤 되면 독자들도 예상하겠지만, 장내 미생물은 호르몬의 생성과 균형 유지, 대사 과정에 다양한 방식으로 아주 중요한 역할을 담당한다. 이런 작용은 장내 미생물이 소통하고, 몸의 다른 부위에 통제력과 영향력을 발휘하기 위해 사용하는 언어의 일부다.

일부 장내 세균은 호르몬을 대사한 다음 재활성화해서 혈류로 다시 내보내거나 노폐물로 배출하며, 이는 여러 호르몬의 혈중 농도에 직접적으로 영향을 미친다. 어떤 장내 세균은 호르몬을 만드는 데 필요한 전구체를 생산한다. 또 어떤 세균은 호르몬 물질 대사를 통해 그런 호르몬 전구체를 만들어낸다. 건강하고 안정적인 몸속 생태계에서는 미생물마다 각자의 역할이 있으며, 모두가 어우러져 완벽한 조화를 이룬다.

하지만 마이크로바이옴에 장 누수와 장내 세균 불균형이 있어서 혈중 호르몬 농도에 변화가 생기면, 건강에 심각한 타격이 될 수 있다. 특히 이런 영향은 세 가지 주요 성호르몬인 테스토스테론testosterone, 프로게스테론progesterone, 에스트로겐estrogen과 스트레스 호르몬인 코르티솔(cortisol)에서 가장 극적으로 나타난다. 실제로 미생물 내분비학(microbial endocrinology)이라는 완전히 새로운 연구 분야가 있을 정도로, 호르몬과 미생물 군집은 서로 밀접하게 얽혀 있다.

스트레스는 장에서 시작될까?

코르티솔은 스트레스를 받을 때 부신에서 생성되어 혈류로 방출되는 스테로이드 호르몬인데, 코르티솔이 신체에서 하는 역할을 명확히 이해하지 못하는 사람들이 많다. 자신이 '부신 피로 증후군adrenal fatigue'을 앓고 있다고 생각해서 나를 찾아오는 환자들이 많다. 부신 피로 증후군은 장기간의 스트레스로 부신에 무리가 생기면서 나타나는 증상이다. 그런 환자들은 최근 체중이 증가한 이유가 혈중 코르티솔 수치가 높아진 탓이라고 생각한다. 하지만 예전 책에서도 언급했듯, 모든 환자를 대상으로 아침 공복 상태의 코르티솔 수치를 측정해보면, 그 수치가 상승하거나 감소하는 경우는 아주 드물다.

그런데 연구에서 밝혀진 바에 따르면, 장내 세균인 루미노코쿠스$^{Rumino-}$ ^{coccus}의 개체수와 뇌 에너지 생산을 담당하는 세 가지 화학물질, 즉 N-아세틸아스파르트산$^{N-acetylaspartate,\ NAA}$, 세로토닌, 코르티솔의[01] 수치 사이에는 직접적인 상관관계가 있다. 놀랍게도 '부신 피로'의 증상은 부신의 과로보다는 장의 문제에서 비롯됐을 가능성이 더 크다.

그리고 혈중 코르티솔 수치가 높아지면서 스트레스를 느끼게 되는 것 역시 아닐 공산이 크다. 최근인 2022년에 발표된 한 인간 대상 연구에서는, 스트레스를 받고 있다는 인식이 코르티솔 같은 스트레스 호르몬의 혈중 수치와 상관관계가 없다는 사실이 밝혀졌다. 그렇다면 코트티솔 수치는 대체 어떤 것과 관련이 있을까? 바로 장내 세균 불균형이다![02] 스트레스는 장 마이크로바이옴의 구성을 변화시켜서 장 누수를 유발할 수 있으며, 그렇게 되면 염증과 신경염증이 생길 수 있다. 그 반대의 시나리오도 이에 못지않게 영향력이 크다. 장 누수와 장내 세균 불균형이 함께 나타나면, 염증과 신경염증이 확산하고 N-아세틸아스파르트산의 분비가 감소하면서 스트레스가 유발된다.[03] 다행스럽게도, 대장 체크! 프로그램을 실천하면 장내 생태계와 기분 상태를 안정된 상태로 되돌릴 수 있다.

장과 호르몬의 공생 관계

앞 장을 읽으면서 호르몬과 마이크로바이옴이 서로 영향을 주고받는다는 사실을 확신하게 됐을 것이다. 장내 미생물은 호르몬 수치에 영향을 미치고, 호르몬 수치는 장 마이크로바이옴에 직접적인 변화를 일으킬 수 있다. 예를 들어, 프로게스테론 호르몬이 박테로이데스 속Bacteroides genus [04] 세균의 성장을 촉진한다는 사실은 이미 수십 년 전에 과학자들의 연구로 밝혀졌다. 그리고 이제는 마이크로바이옴의 변화가 프로게스테론 수치에도 영향을 미친다는 사실도 알게 됐다.[05] 여성의 경우 프로게스테론 수치가 낮으면 불임, 월경 불순, 불안, 우울증이 생길 수 있고, 반대로 수치가 높으면 불안, 우울증과 함께 체중 증가, 피로 증상이 나타날 수 있다. 이런 호르몬 수치를 적정 수준으로 유지하려면, 장내 미생물 생태계의 균형이 아주 중요하다.

남성의 경우에는 테스토스테론 수치가 낮아지면 장 마이크로바이옴에 변화가 생긴다.[06] 이와 동시에 특정 세균이 대장에서 테스토스테론의 대사와 재흡수를 촉진한다. 이런 작용은 테스토스테론 수치를 조절하는 데 있어서 중요한 부분이다.[07]

일부 장내 세균은 당질 코코르티코이드glucocorticoid(글루코코르티코이드)라는 스테로이드 호르몬의 대사를 통해 테스토스테론을 만들어 내기도 한다.[08] 테스토스테론 수치가 높은 남성은 고혈압, 두

통, 체모 과다 등의 증상이 생길 수 있는데, 오늘날의 남성은 테스토스테론 수치가 기준보다 높은 사람보다 낮은 사람이 훨씬 더 많다. 테스토스테론 수치가 기준치보다 낮으면 불임, 성기능장애, 근력 약화, 피로, 우울증이 생길 수 있다.

테스토스테론은 여성에게도 필요하다. 여성의 테스토스테론 수치가 너무 낮으면, 남성과 똑같은 증상을 겪을 수 있다. 반대로 테스토스테론 수치가 너무 높아도 체모 과다, 탈모, 불임, 목소리 변성 등의 증상이 생길지 모른다. 또한, 테스토스테론 수치 증가는 다낭성 난소 증후군polycystic ovary syndrome, PCOS의 원인이거나 반대로 그 결과일 수 있다. 그리고 프로게스테론은 테스토스테론의 전구체이므로, 프로게스로톤 수치를 적절히 유지하는 것도 매우 중요하다.

그런데 아마도 마이크로바이옴은 에스트로겐과 가장 직접적이고 영향력 있는 관계를 맺고 있을 것이다. 남성의 경우 에스트로겐 수치가 너무 높거나 낮을 때 나타나는 증상은 서로 비슷한데, 성기능장애, 불임, 우울증 등이 이에 해당한다. 남성의 에스트로겐 수치가 높을 때 유방 조직이 확대되는 증상도 흔히 나타난다. 전문 용어로는 여성형 유방gynecomastia이지만 '남성 유방 비대증man boobs'이라는 이름으로 더 잘 알려진 이 증상은, 요즘 내 환자들 중에서도 아주 흔히 찾아볼 수 있다. 그런데 여성형 유방은, 남자아이들에게서 측정한 프탈레이트phthalate(플라스틱과 닭고기에서 발견

되는 주요 내분비계 교란물질)의 혈청 농도와 상관관계가 있다.[09]

여성의 경우 에스트로겐 수치는 폐경 이후 자연적으로 감소한다. 폐경 전 여성은 에스트로겐 수치가 낮으면 뼈가 약해지고, 월경이 불규칙해지고, 체중이 증가하고, 피부가 건조해지고, 모발이 가늘어질 수 있다. 반대로 에스트로겐 수치가 너무 높으면 두통, 월경 전 증상 악화, 체중 증가, 피로감 등이 나타난다.

에스트로겐 수치는 장에도 직접적인 영향을 미친다. 임신 중에는 에스트로겐 수치가 자연적으로 높아지고 마이크로바이옴에도 급격한 변화가 생긴다.[10] 어쩌면 당연한 일이겠지만, 폐경 전 여성의 마이크로바이옴은 그 구성이 남성과 확연히 다르지만 폐경 후에는 남성과 더 비슷해진다.[11] 이런 현상이 폐경 후 여성의 에스트로겐 농도가 낮아진 데 따른 결과라는 증거는 많다.[12]

에스트로겐 자체는 물론 마이크로바이옴에 긍정적인 영향을 미친다. 에스트로겐은 장의 투과성을 감소시켜서, 몸을 순환하는 지질다당류의 양을 줄인다.[13] 쥐 실험에서, 에스트로겐은 장벽이 손상을 더 잘 견딜 수 있게 도와서, 결과적으로 염증을 줄이는 데 도움이 됐다.[14] 여성이 폐경을 거치면서 에스트로겐 수치가 낮아지면 일반적으로 장 투과성이 높아지고, 이에 따라 (당연히) 염증이 증가한다.[15]

마이크로바이옴과 호르몬의 관계는 양방향 관계이므로, 폐경기에 마이크로바이옴에서 나타나는 이런 변화는 여성의 호르몬 수치를 더 크게 변화시킬 수 있다. 기본적으로 장벽이 온전하고 장내 미생물군의 조합이 적절하다면 장내 미생물이 이런 변화를 겪을 때 도움을 줄 것이다. 그렇지 않다면, 장내 세균 불균형이 호르몬 수치 불균형을 낳고, 그러면 세균 불균형이 더 심해지고, 이에 따라 호르몬 수치가 더 불균형해지는 악순환에 빠질 수 있다! 그러면 비만, 대사 증후군, 자궁내막증, 더 나아가 일부 유형의 암이 생기기 쉬워진다.[16]

다행스럽게도 장 생태계의 안정화를 촉진하면, 호르몬 수치가 균형을 회복해서 마이크로바이옴의 안정성을 뒷받침하면서 이 악순환을 끝낼 수 있다. 하지만 우선은, 장이 에스트로겐 수치에 어떻게 영향을 미치고 이것이 다시 어떻게 장에 직접적으로 영향을 주는지가 아주 중요하므로 이 부분을 중점적으로 살펴보자.

에스트로볼롬 Estrobolome

우리는 에스트로겐을 '여성 호르몬'이라고 생각하는 경향이 있으며, 에스트로겐이 특히 임신 기간에 여성에게 중요한 역할을 하는 것은 사실이다. 하지만 에스트로겐은 남성에게도 필요하며, 실제로 남성에게도 에스트로겐 호르몬이 있다. 여성의 경우 에스트로겐은 다가올 임신을 대비해 지방을 저장해두라고 세포들에게 지시하는 것이 주된 임무다. 에스트로겐 수치가 지나치게 높은 남성들에게서 '남성유방 비대증'이 생기고 배가 임신한 것처럼 불룩 나오는 이유가 바로 여기에 있다. 또한, 에스트로겐은 생리 주기를 조절하며, 생식관, 요로관, 심장, 혈관, 뼈, 유방, 피부, 머리카락, 점막, 골반 근육 그리고 뇌에도 중요한 영향을 미친다. 남성의 경우에는 에스트로겐이 성 기능과 정자 생산에서도 중요한 역할을 한다.

에스트로겐 수치를 적정 수준으로 유지하는 것은 분명히 중요하다. 그런데 마이크로바이옴이 체내 에스트로겐 농도를 직접 조절한다는 사실은 사람들 대부분이 잘 인식하지 못한다. 항생제 사용이 체내 에스트로겐 수치를 감소시킨다는 사실은 1980년대에 알려졌으며,[17] 최근에는 이런 현상이 어떻게 일어나는 것인지를 더 확실히 이해할 수 있게 됐다. 이 현상의 배후에는 에스트로볼롬이 있다. 에스트로볼롬은 마이크로바이옴에서 최근 발견된 세균 집합체로, 이 세균이 만들어내는 물질이 에스트로겐의 대사와 조절에 관여한다.[18]

에스트로볼롬은 글루쿠로니다아제glucuronidase(글루쿠론산분해효소)라는 효소를 생성하는 방식으로 주로 작용한다. 일반적으로, 에스트로겐은 맡은 역할을 완수하면 간에서 분해되어 담즙으로 방출되며, 그 이후 장으로 들어가 폐기물로 배출된다. 그런데 글루쿠로니다아제는 이 과정을 중지시키고, 분해된 에스트로겐을 한데 모아서 생물학적으로 다시 활성화한다. 이렇게 재활성화된 에스

트로겐은 혈류로 보내진다.[19]

글루쿠로니다아제가 꼭 그렇게 해로운 성분이라고 볼 수는 없다. 우리 몸에는 글루쿠로니다아제가 어느 정도 필요하지만, 반드시 적정 수준의 균형이 유지되어야 한다. 글루쿠로니다아제 활동은 물론 마이크로바이옴의 구성에 좌우된다.[20] 이런 의미에서 장 생태계가 안정되어 있다는 건, 글루쿠로니다아제가 균형을 이루고, 이에 따라 에스트로겐 수치도 적정 수준으로 유지된다는 뜻이다. 하지만 마이크로바이옴의 균형이 깨져서 글루쿠로니다아제를 생성하는 세균이 과다 증식할 경우, 지나치게 많은 에스트로겐이 재활성화되어 몸을 순환하게 된다.[21] 그리고 반대의 경우도 마찬가지여서, 글루쿠로니다아제를 생성하는 세균이 너무 적으면 에스트로겐부족해진다.[22]

글루쿠로니다아제의 양이 정상 범위를 벗어나서 에스트로겐 수치에 변화가 생기는 에스트로볼롬 불균형estrobolome dysbiosis은 실제로 많은 질병의 배후에 있다. 예를 들어 에스트로겐 수치가 증가하면 미토콘드리아와 면역계의 기능에 변화가 생기는데, 이런 현상은 자궁내막증이 있는 여성에게서 흔히 나타난다.[23] 그리고 실제로, 혈중 에스트로겐 수치가 증가하면 자궁내막증의 발달과 진행이 촉진될 수 있다.[24]

그런데 아마도 에스트로볼롬 불균형의 가장 큰 위험은 암 발병 위험의 증가일 것이다. 물론 모든 형태의 장내 세균 불균형은 앞에서 설명했던 이유들, 즉 만성 염증을 유발하고 면역 반응에 혼란을 초래함으로써 암 발생 위험을 높인다.[25] 이런 변화에 더해서 혈중 에스트로겐 수치까지 비정상적으로 높아지면 특히 에스트로겐 수용체 양성 암estrogen receptor-positive cancer이라는 암의 발병 위험이 극적으로 증가한다. 이런 암은 유방과 난소에서 가장 흔하게 발생한다.

일부 암세포에는 에스트로겐 수용체가 있는데, (물론 모든 암세포가 그런 건 아니다) 에스트로겐이 이 수용체에 달라붙으면 암세포가 성장한다. 에스트로겐이 이 수용체에 달라붙으면 암세포가 자란다. 기본적으로 이런 암세포는 에스트로겐을 먹고 자란다. 혈중 에스트로겐 수치가 높은 여성, 그중에서도 특히 에스트로겐 수치가 자연히 감소되는 폐경 후의 여성은 이런 유형의 암에 더 취약하다.[26]

이렇게 되면 암의 성장이 더 촉진된다. 에스트로겐 수용체가 활성화되면 암세포가 자랄 수 있을 뿐만 아니라, 세포의 미토콘드리아도 손상된다.[27] 이런 의미에서 에스트로겐 수용체 활성화는 치명적인 연타 공격이 될 수 있다. 에스트로볼롬은 이런 수용체를 활성화시키는 혈중 에스트로겐 농도를 조절하는 데 아주 중요한 역할을 하므로, 에스트로볼롬의 건강은 에스트로겐 수용체 양성 암 발병 위험의 주요 결정하는 큰 요인이다.[28]

에스트로겐 수용체 양성 암 발병 위험이 아주 높은 여성들에게는 종종 타목시펜tamoxifen이라는 약물이 투여되는데, 타목시펜은 에스트로겐 수용체에 작용해 암의 성장을 억제한다. 쥐를 대상으로 진행한 어느 실험에서, 연구원들이 쥐들에게 타목시펜을 투여하자, 항염증 작용을 하는 장내 유익균인 **락토바실러스**가 증가했다. 기억하겠지만 에스트로겐 수치는 마이크로바이옴에 영향을 미치며, 마찬가지로 마이크로바이옴도 에스트로겐 수치에 영향을 미친다. 연구원들이 이번에는 다른 집단의 쥐에게 **락토바실러스**를 투여하자, 종양 형성이 감소했다.[29] 이 결과는 장내 세균과 호르몬 사이에 어떤 복잡한 연관이 있으며 이것이 암 발병 위험에 어떤 영향을 미칠 수 있는지를 확실히 보여준다. 암 환자가 어떤 치료법을 따르든, 이런 연관성을 간과하지 말고 반드시 고려해야 한다.

다시 한번 말하지만(실은 앞으로도 몇 번 더 반복할 것이다), 우리가 장내 미생물을 잘 돌보면, 장내 미생물들도 우리를 돌봐줄 것이다. 하지만 그 반대의 경우도 마찬가지다. 장내 세균은 일반적으류 폴리페놀을 활성화해서 유익한 신호 분자를 만들지만, 폴리페놀로 에스트로겐 수용체를 활성화하는 에스트로겐 유사 화합물을 합성할 수도 있다.[30] 이 말은 장내 세균이 적절히 조화되지 않으면, 우리가 섭취하는 폴리페놀 성분이 우리에게 불리하게 작용해서, 우리를 보호하기는커녕 오히려 특정 암에 걸릴 위험을 높일 수도 있다는 뜻이다!

유방과 난소 마이크로바이옴

　다른 모든 암과 마찬가지로, 유방암과 난소암 조직에도 고유의 마이크로바이옴이 있다. 암이 있는 유방 조직은 건강한 유방 조직과 비교해, 어떤 세균은 증가하고 또 어떤 세균은 감소하는 등, 독특한 마이크로바이옴 구성을 보인다. 흥미롭게도 유방암 환자의 유방 조직을 인접한 기관의 건강한 조직과 비교해보면, 암이 있는 유방 조직에서는 일관된 변화가 관찰된다.[31]

　2021년, 건강한 유방의 마이크로바이옴과 암에 걸린 유방의 마이크로바이옴을 비교한 사상 최대 규모의 연구에서, 암 환자들의 유방 마이크로바이옴의 변화와 면역계의 변화 사이에서 흥미로운 연관성이 발견됐다.[32] 일반적으로 유방 마이크로바이옴의 미생물 다양성 감소는 면역계의 조절 장애를 낳았다. 더 구체적으로 설명하면, 유방의 악성 종양 조직은 **프로피온산균속**propionibacterium과 **연쇄상구균**streptococcus 같은 장내 유익균이 급감한 상태였다. 특히 이 세균들은 암세포를 감지하고 제거하는 1차 방어선인 백혈구의 T세포 활성화와 관련이 있다. 다시 말해서, 특정 장내 세균의 수가 감소하는 유방 마이크로바이옴의 불균형이 생기면 T세포의 활성화가 감소한다. 이렇게 되면 암세포가 자랄 수 있다.

　또한 유방암 조직에서 특히 덜 나타나는 세균 상당수는 중요한 대사산물을 만드는 세균들이다. 이런 중요한 대사산물 중에는, 이름이 다소 불길하게 들릴지 몰라도 유방암 전이을 억제하는 유익한 화합물인 카다베린(cadaverine)과 [33], 우리가 이미 잘 아는, 항염, 항암 효과가 있는 뷰티르산이 포함된다.[34] 일반적으로 유방암 환자들은 짧은사슬지방산을 생성하는 장 세균의 수치가 감소한 상태다.[35]

짧은사슬지방산은 항염 효과가 있을 뿐 아니라 장내 세균이 면역계와 소통하기 위해 사용하는 가장 중요한 신호이기도 하다는 점을 기억하자. 암의 성장을 부채질할 수 있는 만성 염증을 피하면서 면역계를 활성화하려면 이와 같은 의사소통 수단이 꼭 필요하다. 게다가 뷰티르산을 비롯한 모든 짧은사슬지방산은 악성 세포로 바뀌는 것을 직접적으로 막고 암세포 분열을 중지시키는 항암제인 히스톤 탈아세틸효소histone deacetylase, HDAC 억제제다.

난소암 역시 특정 종양 내에서 세균 불균형이 특징적으로 나타난다. 그리고 난소암의 경우에는, 세균 불균형이 종양 조직에서만 아니라 생식관 상하부와 하부, 골반, 흉선, 창자에서도 나타난다. 특히 이 경우에는 그람 음성균이 비정상적으로 증식하면서 지질다당류가 증가하고, 결과적으로 염증이 발생하는데,[36] 이런 염증은 난소암 증식의 주요 원인이다.[37,38]

게다가 골반염pelvic inflammatory disease과[39] 다른 여러 성병과[40] 관련된 미생물은 염증을 유발하고 난소 마이크로바이옴에 변화를 일으킨다. 이런 작용은 난소암의 유발과 진행에도 영향을 끼칠 수 있다.

그런가 하면, 종양 내 마이크로바이옴과 그 대사산물의 변화는 암세포의 성장과 죽음에 직접적인 영향을 미친다. 난소암 세포를 짧은사슬지방산으로 치료하면 암세포의 세포자살이 증진되며,[41] 난소암 세포에 항생제를 투여하면 암세포의 증식을 저해되고 난소암 줄기세포의 비율을 감소한다.[42] 난소암의 증식과 관련해 아주 인상적인 실험 결과를 들자면, 난소암이 있는 쥐에게 장 내벽 보호에 도움이 되는 장내 유익균인 **아커만시아** 보충제를 투여하자, 암세포에 맞서는 면역 체계가 활성화되면서 난소암의 성장이 상당 부분 억제됐다.[43]

다시 말하지만, 모든 병은 장에서 시작된다. 이것은 끊임없이 반복할 가치가 있는 아주 중요한 사실이다. 장내 생태계가 항상성 상태를 유지하고 면역계와 미토콘드리아와 건강한 의사소통을 유지하면, 호르몬 수치와 조직 내 마이크로바이옴도 안정적으로 유지된다. 이럴 때는 미생물들이 암세포를 죽여야 할 때처럼 필요한 상황에만 면역계를 소집하고, 그 외에는 염증 반응을 억제해 신체를 건강하게 유지할 것이다. 이것이 바로 우리 본연의 상태이자 우리가 앞으로 다시 만들어 나갈 몸의 상태다. 그런데 이에 대해 더 자세히 알아보기 전에, 특히 요즘에 이런 아름다운 내적 균형을 방해하는 요인을 한 가지 더 살펴보고 넘어가자.

제노에스트로겐 xenoestrogen

우리가 일상적으로 사용하는 많은 제품, 이를테면 플라스틱 병, 통조림 캔 내부 코팅제, 세제, 난연제, 장난감, 화장품, 살충제, 심지어 식품에 내분비계 교란물질(앞서 설명한 것처럼 인체 호르몬을 모방하거나 방해하는 화학물질)이 있다는 점은, 장내 미생물 생태계를 지키기 위한 상황을 더 복잡하게 만든다.

내분비계 교란물질은 직접 노출된 사람에게 영향을 미치는 데 그치지 않는다. 이런 물질은 유전자 발현을 바꾸어 놓고, 세대를 초월해 후대에까지 영향을 미치는 후성유전적 변화를 일으킬 수 있다.[44] 다소 극단적이지만 설득력이 아주 큰 사례를 한 가지 살펴보자. 1976년 이탈리아에서는 화학 공장 폭발 사고가 발생해, 인근 주민들이 다이옥신이라는 내분비 교란 물질에 노출되는 사고가 있었다. 이 사고를 겪은 여성들에서는 생식력 감소 현상이 나타났으며, 사고에 노출된 임산부들에게서 태어난 딸들 역시 생식력이 크게 떨어졌다.[45]

내분비계 교란물질의 주요 범주 중 하나는 에스트로겐 수용체와 결합해 에스트로겐 관련 유전자의 발현을 바꾸어 놓을 수 있는 제노에스트로겐이다. 짐작하겠지만, 제노에스트로겐이 체내에서 에스트로겐을 흉내 내고 에스트로겐 수용체와 결합하면, 에스트로겐 수용체 양성 암의 발병 위험이 극적으로 높아질 수 있다. 이 말은 마이크로바이옴과 에스트로볼롬이 완벽한 균형을 이루고 있더라도, 혈중 제노에스트로겐 수치가 너무 높아서 여전히 암 발병 위험이 있다는 뜻이다. 물론 장 누수와 장내 세균 불륜형이 있다면, 위험은 그만큼 더 높아질 것이다.

실제로 제노에스트로겐은 일반 에스트로겐보다 더 해롭다. 수용체와 결합했다가 분리되는 자연 발생적인 에스트로겐과 달리, 제노에스트로겐은 수용체와 결합한 상태 그대로 머물면서 수용체를 끊임없이 활성화한다. 암세포에 있는 에스트로겐 수용체가 지속적으로 활성화된다는 건 물론 암세포가 계속해서 성장할 수 있다는 뜻이다.

따라서 제노에스트로겐이 우리 몸속이나 주변 환경에 잔류하지 않게 하는 것이 무엇보다 중요하다. 대표적인 제노에스트로겐 몇 가지와, 제노에스크로겐 노출을 피해서 위험을 최소화할 방법들을 살펴보자.

파라벤 Paraben

파라벤은 맥주, 소스, 탄산음료, 개인 위생용품, 화장품을 포함한 여러 물품에 두루 사용되는 방부제다. 파라벤은 인체 조직과 체액에서 검출되었으며, 유방암 환자의 유방 조직에서도 다량 발견됐다.[46] 동물 실험에서, 파라벤은 유방암 세포를 증식하고 종양 크기를 키우는 효과가 있었다.[47,48] 또한 남성의 경우 파라벤 수치는 전립선암의 발병과 암 세포의 공격성과 밀접한 관련이 있다.[49] 제품을 구입하거나 사용할 때 성분표를 확인하고 메틸파라벤methylparaben, 프로필파라벤propylparaben등 '파라벤'으로 끝나는 성분이 있으면 피해야 한다.

프탈레이트 phthalates

프탈레이트는 비닐 랩, 플라스틱 용기, 비닐봉지, 닭고기, 바닥재, 개인 위생용품 등 수백 가지 제품에서 발견된다. 프탈레이트는 에스트로겐 수용체와 결합해 유방암 발병 위험을 높이며,[50,51] 남성의 정자 수와 테스토스테론 수치를 감소시킨다. 또 남자 아이가 출생 전 엄마 뱃속에 있을 때 프탈레이트에 노출되는 것은 평균보다 작은 음경 크기와 상관관계가 있다.[52] 놀라운 사실은, 측정할 수 있을 정도로 많은 양의 프탈레이트가 체내에 축적된 사람이 상당히 많다는 점이다. 그리고 프탈레이트는 당뇨병을 유발하기도 한다.[53]

프탈레이트를 피하려면, 가능한 향이 안 나는 제품을 선택하고, 플라스틱은 최대한 피하도록 한다. 고기, 닭고기, 생선은 비닐 랩이나 플라스틱 용기 대신 '고기 포장용지butcher paper'에 싸서 판매하는 상점에서 구입하고, 음식은 되도록 유리 용기에 보관하자. (참고로 지퍼백에는 다행히 프탈레이트 성분이 안 들어 있다) 그리고 패스트푸드 음식, 특히 부리토burrito, 햄버거, 치킨 너겟에는 프탈레이트가 많이 들어 있을 가능성이 높다.[54] 패스트푸드 음식점 직원이 이런 말을 하는 상상을 해본다. "유방암이나 전립선암을 특대 사이즈로 키울 수 있는 메뉴는 어떠십니까?"

노닐페놀 nonylphenol, NP

독성 물질인 노닐페놀은 다양한 산업 공정에 사용되며, 가정용 세탁 세제, 개인 위생용품, 차량 용품, 라텍스 페인트, 잔디 관리 용품에서 발견된다. 노닐페놀은 에스트로겐 수용체 양성 유방암 세포에서 에스트로겐과 유사한 활동을 보이며,[55,56] 사람의 모유, 혈액, 소변에서 발견된다. 다시 말하지만, 이곳저곳에 숨겨져 있을지 모르니, 물건을 구입할 때는 성분표를 꼭 확인하자.

비스페놀 A Bisphenol A, BPA

믿어지지 않겠지만, 처음 개발됐던 1930년대에, 비스페놀 A는 의약용 에스트로겐으로 사용됐다. 최근에는 특정 플라스틱 제조에 사용되며, 식품 용기, 물병, 보호용 코팅제 등에서 발견된다.[57] 인체의 에스트로겐을 모방하기 위해 개발된 물질이 실제로 체내 에스트로겐과 유사한 작용을 하는 건 당연한 일이다! 비스페놀 A는 에스트로겐의 활동을 모방하거나 강화하거나 억제해서 에스트로겐 수용체의 활동에 지장을 초래하며,[58] 유방암, 전립선암, 자궁암 발병 위험 증가와 밀접한 관련이 있다.[59]

미국에서는 비스페놀 A의 사용을 금지한 품목도 있지만, 여전히 일부 품목에서는 저용량의 비스페놀 A이 허용되고 있다. 비스페놀 A 노출을 피하려면, 통조림 제품과 플라스틱에 담긴 식품은 최대한 피하고, 유리나 스테인리스 용기에 담긴 제품을 선택하자. 앞에서 말했듯이, 비스페놀 S와 비스페놀 F 등의 비스페놀 A 대체 물질도 안전하지 않다.

DDT Dichlorodiphenyltrichloroethane

DDT는 농경지와 가정에서 오래전부터 사용되어 온 살충제로, 말라리아와 장티푸스 등의 질병을 옮기는 모기를 비롯한 여러 곤충을 죽이는 곤충 신경독 성분이다. 미국을 비롯한 일부 국가에서는 DDT 사용이 금지됐지만, 풍토적으로 말라리아가 유행하는 인도나 남아프리카 등의 지역에서는 여전히 널리 사용되고 있다.[60]

DDT는 지방 조직에 축적돼 에스트로겐 수용체의 활동을 방해하는데,[61] 이렇게 되면 유방암과 난소암 발병 위험이 높아진다.[62] 남성의 경우 DDT에 노출되면 정액의 양, 농도, 운동성이 감소할 수 있다.[63,64]

DDT가 금지된 이후, 모기와 바퀴벌레를 비롯한 해충으로부터 애완동물, 농작물, 가축을 보호할 대안으로 메톡시클로르^{methoxychlor, DMDT} 성분이 개발됐는데, 메톡시클로르는 에스트로겐의 결합을 억제하며, 난소암 발병 위험을 높인다.[65] 결국 메톡시클로르는 수년간의 사용된 끝에 미국과 유럽에서 모두 금지됐다.

4급 암모늄염 quaternary ammonium, chlormequat

4급 암모늄염은 곡물이 바람에 부러지거나 휘어지지 않도록 줄기를 짧게 유지하려고 귀리 등의 곡물에 뿌리는 제초제/살충제이다(지어낸 이야기처럼 들릴지 모르지만 사실이다!). 4급 암모늄염은 내분비 교란 물질이며, 구개열이나 페닐케톤뇨증 등의 선천적 결손증(birth defect)과도 관련이 있다.[66] 워낙 위험한 성분이라 미국에서는 식용 작물에 살포하는 것을 금하고 있지만, 2018년에 미국 환경보호국 Environmental Protection Agency, EPA은 미국산 귀리, 밀, 보리에 잔류하는 미량의 4급 암모늄염을 허용했다. 그리고 트럼프 행정부는 2020년에 미국산 귀리에 잔류하는 4급 암모늄염의 허용치를 더 높였다.

최근 환경 단체 EWG Environmental Working Group(환경워킹그룹)이 퀘이커 오츠 Quaker Oats, 치리오스 Cheerios 제품과, 여러 제조사의 그래놀라를 포함한 귀리 제품 11종을 검사한 결과, 모든 제품에서 위험 수준의 4급 암모늄염이 검출됐다. 나는 4급 암모늄염을 포함한 여러 이유에서 귀리가 든 식품을 먹지 않을 것을 권한다.[67]

* * *

이제는, 몇 가지 중요한 사실에 대해 확신을 품게 됐기를 바란다. 첫째, 장내 미생물은 우리가 상상하는 것보다 훨씬 더 똑똑하고 상황을 능숙히 제어한다. 둘째, 장내 미생물은 믿기 어려울 정도로 복잡하고 다면적인 방식으로 우리의 건강과 행복의 모든 측면을 통제하고 있다. 이 글을 읽고 있는 지금 바로 이 순간에도 말이다. 셋째, 우리가 병에 걸릴지, 행복하고 건강하게 오래 살지는 장내 미생물의 행동으로 결정된다.

그나마 다행인 건, 장내 미생물과 우리의 관계는 본질적으로 공생 관계라는 사실이다. 말하자면 우리가 그들의 등을 긁어주면 그들도 우리 등을 긁어줄 것이다. 자, 이제 어떻게 하면 장내 미생물을 더 잘 돌봐서, 그들이 우리를 더 잘 돌보게 할 수 있을지 살펴보자.

8장. 담배, 육류, 치즈:
장수의 비결은 생각과는 조금 다르다

내가 《장수 패러독스The Longevity Paradox》를 집필할 때, 건강히 장수하는 데 도움이 되는 요인을 잘 못 알고 있는 사람이 많다는 확신이 들었다. 특히 전 세계에서 장수하는 문화로 이름난 곳 중 일부에 대한 추측에 오해가 있기도 했다. 그러나 더 많은 연구가 진행되고 이에 대한 내 견해도 발전하면서, 그 당시에는 전체 그림을 제대로 보고 이해하지 못했던 것임을 알게 됐다. 이제 나는 오래도록 건강한 삶을 사는 사람과 그렇지 않은 사람을 가르는 가장 큰 차이점은 장내 생태계의 건강이라고 믿게 됐다.

최근의 한 연구는 100세 노인(99~104세)과 준 110세 노인(105~109세)의 마이크로바이옴을 조사하고, 이를 젊은이의 마이크로바이옴과 비교했다.[01] 물론 처음 두 집단(장수한 노인 집단)의 마이크로바이옴은 마지막 집단(젊은이 집단)의 마이크로바이옴과 극적으로 달랐다. 특히 흥미로운 부분은 100세 노인과 준 110세 노인들의 경우 제노바이오틱스xenobiotics(생체이물: 인체에서 생성되지 않는 인공화학물질, 약물, 식품첨가물, 환경오염물질 등을 뜻하는 말—

옮긴이)를 대사할 수 있는 세균이 더 많았다는 사실이다.

이 사실은 무엇을 의미할까? 백수를 누릴 때까지 장수하는 사람들의 마이크로바이옴은 앞서 언급한 플라스틱과 내분비계 교란 물질로부터 몸을 보호하도록 적응되어 있다는 뜻이다. 즉 그들의 마이크로바이옴은 아주 튼튼해서 그 어떤 것에 노출되어도 감당할 수 있다. 실제로 그들의 장내 미생물은 이런 이질적인 화합물이 혈류로 들어와 손상을 입히기 전에 먹어치울 수 있다. (예를 들면, 심지어 해상 석유 유출 사고로 퍼진 독소를 무해하게 만드는 세균도 있다!) 안타깝게도 나머지 사람들은 이런 제노바이오틱스를 몸에서 처리해내지 못한다. 우리는 몸속 생태계를 파괴했기 때문에 제노바이오틱스의 영향을 크게 받는다. 우리 대부분이 109세까지 살지 못하는 건 아마도 이 때문일 것이다.

장수하는 사람들은 그저 유전자가 훌륭한 것이라고 항변하고 싶을지 모르는데, 우선 그 말이 옳다는 사실부터 확실히 해두겠다. 그런데 장수하는 사람과 그렇지 않은 사람의 차이는 인간 유전자에서 비롯한 것이 아니다. 알다시피, 우리 몸속에 있는 유전 물질의 대부분은 인간이 아닌 세균의 유전 물질이다. 따라서, 이렇게 정리할 수 있겠다. 실제로 장수하는 사람들은 유전자가 훌륭하지만, 그 훌륭한 유전자는 인간의 유전자가 아닌 세균의 유전자다!

이는 장내 미생물이 우리가 사라지지 않고 계속 곁에 있기를 바란다는 또 하나의 증거다. 우리 몸은 그들의 집이며, 그들은 적응력이 대단히 뛰어난 작은 존재들이다. 그들은 우리를 보호하기 위해 재빨리 돌연변이를 일으키고, 새로운 유전 정보를 얻고, 진화할 수 있는 능력이 있다. 하지만 그들이 개체 수가 아주 많고 다양한 군집을 이루어 살면서 건강한 소통 수단을 통해 몸의 다른 부분과 소통할 환경이 갖춰지지 않으면, 그들은 그런 능력을 발휘할 수 없다.

백수를 누리는 사람들이 어떻게 그런 강력한 몸속 생태계를 만들었을지 분명히 궁금해졌을 것이다. 어쩌면 생각했던 것과 다를 수 있으니, 계속해서 주의 깊게 들어보기 바란다.

블루존 Blue Zone 에 대한 잘못된 믿음

논의 중인 주제에서 잠시 뒤로 물러나서, 장수에 기여하는 요인과 그 달성 방법과 관련해 우리가 오인하고 있는 부분을 살펴보고 넘어가자. 지금으로부터 약 15년 전에, 저널리스트인 댄 뷰트너 Dan Buettner 는 《블루존: 세계 장수 마을》이라는 저서를 출판했다. 이 책은 그가 동료들과 함께 전 세계에서 가장 장수하는 사람들이 사는 곳으로 알려진 마을을 조사한 결과를 바탕으로 쓴 것이다. 그런 세계적인 장수마을은 '블루존'이라는 이름으로 분류됐다.

그런데 왜 하필 파란색을 택한 걸까? 어느 연구원(여기서 이름을 따로 밝히지는 않겠다)이 백 세 노인 인구가 평균적인 경우보다 많은 지역이 있다고 주장했다(하지만 딱히 증명하지는 않았다). 프랑스 몽펠리에Montpellier에서 열린 회의에서, 그는 파란색 펠트펜으로 세계 지도에 그 지역들을 표시했다. 이 '블루존'에는 이탈리아 사르데냐Sardinia 섬의 올리아스트라Ogliastra 지역, 일본 오키나와, 캘리포니아의 로마 린다Loma Linda(내가 한때 로마 린다 대학에서 교수로 있으면서 살았던 곳), 코스타리카의 니코야Nicoya 반도, 그리스의 이카리아Ikaria섬 등이 포함된다. 뷰트너의 목록에는 장수하는 사람이 많은 곳으로 유명한 파푸아뉴기니의 키타반Kitavan과 이탈리아 나폴리 남쪽의 작은 마을 아치아롤리Acciaroli를 포함한 몇몇 지역이 빠져 있다.

 나는 댄 뷰트너를 만나 대화를 나누어 보기도 했고, 개인적으로 그의 연구를 깊이 존경한다. 하지만 블루존 이론에는 크게 두 가지 문제가 있다. 우선 데이터 자체가 불충분하고 불완전하다. 그리고 뷰트너와 그의 동료들의 편견이 연구에 반영됐다.02 실제로 자세히 들여다보면 많은 데이터가 미리 정해진 내용에 부합하도록 선택된 것처럼 보인다.

 미국의 싱어송라이터 폴 사이먼Paul Simon이 "사람은 듣고 싶은 것만 듣고, 나머지는 무시한다"라고 노래에서 이야기한 적이 있는데, 그 말이 맞을지 모른다. 뷰트너는 엄격한 채식을 따르는 열렬한 채식주의자(비건)인데, 나는 그가 보고 싶었던 것을 확인해주는 덜 인상적인 증거에 지나치게 집중하느라 의도치 않게 몇 가지 중요한 진실을 무시했다고 생각한다. 사실, 블루존에 사는 사람들 대다수는 식물성 음식만 섭취하는 엄격한 채식주의자가 아니며, 심지어 채식주의자와는 거리가 멀다. 오히려 그들이 섭취하는 동물성 음식이야말로 그들의 건강과 장수에 기여하는 중요한 요소다. 이에 대해서는 잠시 후에 더 자세히 설명하겠다.

그런데 이 연구에서 다룬 장수하는 사람들과 관련해, 이들의 수명을 파악하는 데 사용된 연령 기록은 정확성이 보장되지 않는다. 실제로, 최근 블루존 데이터를 검토한 결과 대부분의 기록에 오류가 있을 것으로 추정됐다.[03] 연구에 포함된 백 세 이상의 노인 중 유효한 출생 증명서나 사망 증명서가 있는 사례는 단 15퍼센트에 불과했다. 자료의 정확성을 고려할 때, 그리 좋은 징조는 아니지 않겠는가?

일본 오키나와가 그 대표적인 예다. 오키나와는 일본에서 90세에서 99세 사이의 인구가 가장 많은 지역으로 여겨진다. 그런데 오키나와는 1인당 노인 수가 가장 적고, 빈곤률과 범죄율은 가장 높은 지역이기도 하다. 대체 어찌 된 일일까?

역사에서 그 답을 찾아보자. 2차 세계대전이 계속 중이던 1945년, 미국의 폭격과 오키나와 침공으로 출생 기록과 사망 기록이 상당 부분 파괴됐다. 이 말은 일본어를 거의 구사하지 못하는 미군이, 주민들이 각자 보고한 내용을 바탕으로 대체 문서를 작성해야 해서 관련 문서 체계가 기본적으로 불완전할 수밖에 없었다는 뜻이다. 군인들이 태어날 날짜를 추측하거나, 똑같거나 비슷한 연도를 반복적으로 채워 넣는 경우가 많다 보니, 특정 시기에 태어난 사람들의 수가 불균형적으로 많은 것처럼 보이는 것이 아닐까?

더욱이 오키나와 외에 사르데냐 섬과 이카리아 섬도 빈곤 지역이라는 점은 우연이 아닐 수도 있다. 얼핏 보기에는 말이 안 되는 상황이다. 보통은 부유한 지역에 사는 사람들이 음식 섭취와 건강관리 면에서 더 유리한 조건이어서 더 오래 사는 경향이 있기 때문이다. 그런데 블루존으로 분류된 이 세 곳은 평균적인 장수율longevity rate이 아니라, 몇몇 극단적인 사례 때문에 목록에 포함됐다는 점에 주목해야 한다. 다시 말해, 그 세 지역에는 평균 수명을 훌쩍 뛰어넘는 초고령자들이 있었지만, 주민 대다수는 평균 수명보다 더 오래 살지 못했다.

그런데 사회경제적으로 어려움을 겪는 이 지역들에 초고령자가 많은 이유는 여전히 설명이 되지 않는다. 그렇기는 해도, 우리는 자원이 부족한 일부 지역에서 사망자 보고가 간혹 누락되기도 한다는 사실을 알고 있다. 연금을 수령하던 사람이 사망했을 때, 연금에 의존해 살던 가족들이 사망 사실을 신고하지 않는 경우도 있다. 따라서 사망했는데도 보고되거나 기록되지 않았던 사례가 있었을지 모른다.

블루존 다섯 곳 중 남은 두 곳인 로마 린다와 니코야 반도는 예외적인 사례가 아니라 장수율이 평균적으로 높아서 블루존에 포함됐다. 하지만 이 두 지역 역시 나머지 지역과 마찬가지로 미심쩍은 측면이 있다. 예를 들어 로마 린다는 주민 수가 2만 3천 명에 불과한 작은 마을로, 여성의 평균 수명은 86세이고 남성은 83세이다. 즉 평균 수명이 전혀 높지 않다. 홍콩, 싱가포르, 미국의 일부 지역을 포함해 전 세계의 다른 많은 지역의 평균 수명은 이보다 더 높다![04,05] 실제로 세계에서 기대 수명이 가장 높은 지역은 스페인과 프랑스의 국경을 이루는 피레네산맥Pyrenees Mountains에 있는 작은 국가인 안도라Andorra에 있으며, 두 번째로 높은 곳은 모나코Monaco에 있다. 그런데 블루존으로 분류된 지역에 사는 사람들이 어떤 음식을 먹을 것 같은가? 뷰트너가 로마 린다를 블루존에 포함한 이유에, 이 지역 주민들 대다수가 채식주의자라는 점이 작용했을 수도 있을까? 그런가 하면, 코스타리카의 니코야 반도는 사실 하나로 결합된 지역이 아니다. 블루존 이론을 지지하는 사람들은 마치 개리맨더링(선거구를 자기 당에 유리하게 변경하는 것—옮긴이)을 벌이듯, 지도에 파란 펜으로 동그라미를 그려서 이 지역을 하나로 묶었다.[06]

그렇다고 뷰트너나 그의 동료들이 의도적으로 대중을 속였다거나 블루존으로 지정된 지역들에서 배울 점이 전혀 없다는 말은 아니다. 어찌 됐든, 이 지역 주민 중 많은 사람이 세계의 다른 지역 사람들보다 비교적 오래 건강하게 사는 것처럼 보이는 것은 사실이다. 하지만 이것은 블루존 이론의 두 번째 문제, 즉 블루존 지역 주민들이 추정상 장수할 수 있었던 *이유*를 잘못 짚은 사람들이 많다는 사실로 이어진다. 예를 들어, 블루존에 포함된 지역 중에서 지중해 섬이 두 곳이나 있다는 점에서, 많은 사람이 장수의 비결은 지중해식 식단, 특히 지중해식 식단의 특징으로 알려진 통곡물 위주의 식습관에 있다는 성급한 결론을 내렸다.

다른 많은 것들을 오인했던 것과 마찬가지로, 우리는 이 상황을 완전히 거꾸로 이해하고 있었다. 우리는 통곡물을 많이 먹으면 과도한 흡연 같은 건강하지 못한 생활방식의 영향이 상쇄되는 것으로 추측했다. (참고로 이카리아에 사는 남성의 99퍼센트가 담배를 피운다!)[07] 하지만 현실은 정반대다. 지중해식 식단에는 많은 이점이 있지만, 사실 통곡물은 그들의 식단에서 부정적인 요소다.[08] 다시 말해, 이 사람들은 통곡물을 많이 먹기 때문이 아니라 많이 먹는데도 불구하고 건강하게 장수하는 것이다. 게다가, 그들은 통곡물 섭취 때문에 생기는 병에서 완전히 자유로운 것 같지도 않다. 실제로 이탈리아는 전반적으로 관절염 발병률이 높으며,[09] 특히 사르데냐 주민 중에는 자가면역질환 환자가 많다.[10] 이것이 바로 통곡물에 효능(폐단)이다!

그렇다면 지금부터 장수하는 사람들이 노년기까지 건강을 지키는 데 *정말로* 도움이 되는 것이 무엇인지 자세히 살펴보도록 하자.

블루존 패러독스: 장수와 치즈

이른바 프랑스의 역설, 즉 프랑스인은 치즈를 워낙 많이 먹어서 포화지방 섭취량이 많은데도 심장병과 비만율이 낮다는 사실을 잘 알고 있을 것이다. 대부분의 블루존 지역도 이와 마찬가지다. 이 지역 주민들도 유제품을 많이 섭취하는데, 중요한 건 소젖으로 만든 유제품이 아니라는 점이다. 사실, 블루존 세 곳(이카리아, 사르데냐, 니코야)에는 양을 치는 사람들이 특히 많으며, 이 지역 주민들은 우유, 치즈, 요구르트 등 양젖으로 만든 식품을 엄청나게 많이 섭취한다.

내 친구 마크 하이먼 박사가 사르데냐 여행에서 돌아와서 이렇게 말했다. "내말이 믿기지 않겠지만, 사르데냐 사람들은 요구르트와 치즈를 매일 먹더라고!" 그런데 나는 그의 말을 믿을 뿐만 아니라, 그들이 건강하게 장수하는 건 바로 그런 식습관 덕분이라는 것을 분명히 알고 있다.

곰곰이 한번 생각해보자. 사르데냐 섬 전체가 '블루존'인 것은 아니다. 사르데냐 섬에서 장수하는 사람들이 많은 유일한 지역은 산악지대인데, 이곳 주민들은 양을 치며 산다.[11] 마찬가지로, 코스타리카 사람들 대부분은 콩과 곡물을 많이 먹지만, 주민들이 양을 치는 니코야 지역은 그렇지 않다. 그리고 예상하겠지만, 이카리아 주민도 양과 염소를 치면서 사는 사람들이다. 그리고 로마 린다에 사는 제칠일안식일예수재림교회Seventh-Day Adventist Church 신도들은 실제로 남들보다 장수하는 편이어서, 그 지역의 평균 수명을 높이는 데 기여한다. 제칠일안식일예수재림교회 신도들은 평균적으로 미국의 평균 수명보다 수명이 10년 더 긴데, 그들의 식단은 유제품 50%를 이룬다. 처음에는 나도 이를 눈치채지 못했다. 그곳에서 처음 일을 시작했을 때 나는 병원 영양사들에게 환자식으로 나가는 요구르트와 치즈 때문에 내가 수술한 심장 수술 환자들이 죽어 나갈 수도 있다고 말했는데, 알고보니 내가 잘 못 알고 있었던 것이었다.

도대체 그들이 먹는 그 많은 치즈가 어떤 작용을 하는 것이었을까? 그들은 왜 포화지방과 콜레스테롤로 인한 심장질환을 앓지 않는 걸까? 콜레스테롤에 대한 관련된 잘못된 믿음에 관해서는 앞에서 이미 설명했었다. 그런데 이들이 섭취하는 유제품은 포화지방 함량이 아주 높기는 해도, 특별한 포화지방인 MCT medium-chain triglycerides, MCT이다. 양, 염소, 소의 젖은 MCT 함량이 30퍼센트에 이른다! 앞서 언급했듯이, MCT는 강력한 미토콘드리아 찍풀림제이다.

프랑스 사람들도 만체고manchego, 페코리노pecorino, 페타feta 치즈 등 양젖으로 만든 치즈와 A2 카제인A2 casein이 함유된 소젖으로 만든 유제품을 많이 먹는다. 프랑스인이 치즈를 '많이 먹는데도 불구하고'가 아니라 '먹기 때문에' 살이 덜 찌고 심장병에도 잘 안 걸리는 건 아닐까? 이것이 바로 프랑스의 역설(말장난 하려는 게 아니라 진지하게 하는 말이다)의 핵심이 아닐까? 나는 그렇다고 대답하고 싶다. 그리고 최근 연구들도 이런 견해를 뒷받침한다.

MCT에 관한 이야기로 이 논의가 마무리되는 건 아니지만, 이것만으로도 양, 염소, 물소의 젖으로 만든 유제품을 식단에 포함할 충분한 이유가 될지 모른다. 이런 유제품에는 MGFM^{milk fat globule membranes}(유지방구막)이라는 짝풀림제가 들어 있는데, 이 단백질은 유지방을 둘러싸서 잘 용해되도록 만든다. 미토콘드리아 짝풀림 단백질인 MFGM은 체중 감량과 인슐린 저항성 향상에 도움이 된다.[12,13] 나는 심지어 하버드 대학의 영양학자들도 고지방 아이스크림이 당뇨병 발병 위험을 줄여준다는 사실을 못 본 체하기 힘들어 한다고 말할 수 있다.[14] 그런데 왜 이런 이야기가 널리 회자되지 않는 걸까? 기존의 통념과 정설에 어긋날 뿐 아니라, '블루존'에 관한 흥미로운 이야기를 훼손하기 때문이다. 이런 측면과 앞으로 밝혀질 사실을 고려하면, 이제부터 지역을 '잘 알려지지 않은' 지역이라는 의미에서 '화이트존^{White Zone}'이라고 불러야 할지 모른다.

유제품은 그 자체로도 미토콘드리아 짝풀림에 중요한 역할을 하지만, 치즈가 숙성될 때(즉 발효될 때) 상당히 흥미로운 작용이 나타나기 시작한다. 숙성된 치즈에는 죽은 세균의 중요한 정보뿐만 아니라, 면역 반응을 조절하고 장벽을 보호하는 데 도움이 되는 폴리아민^{polyamine} 같은 포스트바이오틱스도 들어 있다. 폴리아민은 미토콘드리의 짝풀림을 유도하는 단백질이기도 하다.[15] 스웨덴에서 발표된 새로운 연구를 포함한 다수의 연구에서, 발효되지 않은 우유와 버터는 모든 원인에 의한 사망률을 높이지만 발효된 우유와 치즈의 섭취는 모든 원인에 의한 사망률을 낮추는 것으로 나타난 이유가 바로 거기에 있을지 모른다.[16,17] 꼭 기억해 둘 중요한 내용이다!

앞에서 설명했듯, 폴리아민의 또 다른 장점은 IAP(장의 알칼리성 인산가수분해효소)의 활성도를 높이는 것이다. 기억하겠지만 이 물질은 지질다당류를 분해해 더 이상 몸에 해를 끼치지 못하게 한다. 그런데 숙성된 치즈는 IAP의 효과를 두 배로 높이는 것으로 밝혀졌다. 생우유와 유제품의 다양한 성분과 치즈에 들어 있는 발효 산물은 모두 장을 자극해서 더 많은 양의 IAP를 만들어낸다.

그뿐만이 아니다. 곰팡이를 넣어 발효한 치즈는 IAP가 3배나 된다! 로크포르roquefort 같은 치즈에는 IAP를 자체적으로 생성하는 균류가 들어 있다.[18] 또한 곰팡이 발효 치즈에는 콜레스테롤의 생합성을 억제하고 세균의 성장을 조절하는 대사산물도 들어 있어서, 심혈관의 건강에도 도움이 된다.[19] 쥐 실험에서, 당뇨가 있는 쥐에게 요구르트와 치즈에 흔히 들어 있는 장내 세균을 투여하자 공복혈당 수치가 감소했다.[20]

안타깝게도 유제품에 알레르기가 있거나 민감성을 보이는 사람들이 많은데, 발효한 유제품의 경우 이런 증상이 덜하다. 실제로 발효 과정에서 카제인을 포함한 우유의 알레르기 유발 물질이 분해된다는 사실이 많은 연구로 확인됐다.[21] 이런 작용은 렉틴이 많이 함유된 식품을 발효하면 렉틴 수치가 감소하는 것이나, 건강한 고령 노인의 장내 세균이 제노바이오틱스(생체 이물)를 먹어서 처리하는 것과 유사하다. 세균들이 발효 과정에서 동료 세균들이 해를 입지 않도록 알레르겐(알레르기 유발 항원)을 대신 먹어치우는 것으로 보인다! 그뿐 아니라 세균들은 우유에 들어 있는 유당을 먹어서 유당 성분을 제거한다. 세균들은 그들이 미처 고려하지 못하는 부분이 과연 있을까 싶을 정도로 똑똑하다!

그런데 애석하게도, 이런 이로운 효과가 있다고 우리가 소젖으로 만든 일반적인 유제품을 많이 먹어야 한다는 뜻은 아니다. 내가 집필한 다른 책을 읽은 독자라면 미국에서 생산되는 유제품 대부분이 A1 베타 카제인$^{A1\ beta\text{-}casein}$이라고 불리는 염증 유발 단백질이 들어 있는 소젖으로 만든 것이라는 사실을 이미 알고 있을 것이다. 게다가 소젖에는 소중한 미토콘드리아 짝풀림제인 MCT가 들어 있지 않다.

모든 우유에는 MFGM 성분이 들어 있지만, 이 성분은 유지방에서만 발견된다. 즉 우리가 그동안 아이들에게 먹였던 저지방 유제품은 대부분이 당 성분일 뿐, 몸에 이로운 MFGM 성분은 안 들어 있다. 건강하게 장수하는 농부들은 알고 있었던 이 사실을 잘못 알고 오해했던 것이, 우리가 여러 세대에 걸쳐 비만과 당뇨를 앓아 온 원인일 수도 있지 않을까? 이런 견지에서 나는 건강하게 장수하는 농부들의 생활방식을 참고해서, 무지방 유제품 대신, 지방을 제거하지 않은 양젖과 염소젖으로 만든 요구르트와 치즈를 많이 먹을 것을 적극 권장한다.[22]

콩과 쌀은 그다지 건강에 좋지 않다

앞서 말했듯, '블루존'에 대한 가장 큰 오해 중 하나는 장수하는 사람들이 통곡물과 콩을 많이 먹는다는 사실이다. 니코야 주민들은 코스타리카의 나머지 지역 사람들과는 달리, 콩과 곡물을 즐겨 먹지 않는다. 니코야 주민들이 나머지 지역 주민들과 차별화되는 이유이자, 그들이 밀배아응집소를 포함한 렉틴으로부터 몸을 보호할 수 있었던 이유가 바로 거기에 있다. 실제로 쥐 실험에서, 쥐에게 콩을 먹이자 장내 세균의 다양성이 감소했으며, **오실로스피라**Oscillospira라는,[23] 날씬한 체형과 관련이 있는[24] 세균의 개체수도 줄어들었다. 간단히 말해서, 콩은 날씬한 체형을 유지할 수 있게 도와주는 장내 미생물에게 영양분을 주지 않는다.

더 놀라운 사실은 오키나와 사람들은 일본인이 가장 많이 먹는 음식인 쌀을 먹지 않는다는 것이다. 이것은 오키나와 주민을 나머지 일본인과 명확히 차별화하는 주요 요인으로, 그들이 장수하는 이유와 분명히 연관이 있을 것이다. 그런데 오키나와 사람들은 대체 왜 쌀을 안 먹는 걸까? 쌀은 일본인의 주식이자 일본 문화에서 엄청나게 큰 부분을 차지하는데, 그런데도 쌀을 안 먹는 건, 오키나와의 독특한 기후 때문이다. 아열대성 기후의 섬들로 이루어진 오키나와는 심한 열대성 폭풍이 자주 찾아오는데, 그런 기후에서는 쌀을 경작하기가 힘들다.

오키나와 사람들은 1600년대에 중국에서 자색 고구마 종자를 들여왔고, 고구마가 열대성 폭풍을 견딜 수 있다는 사실을 알게 됐다.[25] 그 이후 고구마는 오키나와 사람들에게 없어서는 안 될 음식이 됐다.[26] 실제로 고구마는 오키나와 주민이 하루에 소비하는 칼로리의 85퍼센트 이상을 차지하는 주요 영양 공급원으로, 그야말로 엄청난 양이라 할 수 있다!

타로 토란taro root(태평양 적도 부근 지역에서 재배되는 토란의 일종—옮긴이), 참마 등의 다른 뿌리채소와 마찬가지로, 고구마도 일반 탄수화물이 아니라 **저항성 전분**resistant starch의 일종이다. 저항성 전분이라는 용어는, 재빨리 소화되는 것에 '저항'하기 때문에 포도당으로 즉시 전환되지 못하는 탄수화물을 뜻한다. 그래서 저항성 전분은 온전한 상태로 소장을 지나 대장에 도달한다.

일단 대장에 도착한 저항성 전분은 우리가 아니라(예상하겠지만) 장내 미생물의 훌륭한 영양 공급원이 된다. 저항성 전분을 섭취하면 장내 미생물이 증식하면서 아세트산염, 프로피온산염, 뷰티르산 같은 짧은사슬지방산이 다량으로 생성된다. 따라서 저항성 전분은 장내 미생물의 개체수를 늘리고, 소화와 영양소의 흡수를 향상시키며,[27] 아주 소중한 장 내막의 점액층을 돌보는 장내 미생물의 성장을 촉진한다. 게다가 저항성 전분은 보통의 탄수화물처럼 재빨리 소화돼서 포도당으로 전환되는 것이 아니어서, 혈당이나 인슐린 수치를 높이지도 않는다. 그렇지만 우리는 물론이고 장내 미생물들도 기분 좋은 충만감과 포만감을 느끼게 해준다.[28,29]

남색이 섞인 보라빛이 도는 자색 고구마에는 저항성 전분 외에 강력한 항산화제 역할을 하는 화합물이 들어 있다.[30] 특히 자색 옥수수에는 유익한 폴리페놀인 4,5-디오카페오일퀸산 4~5-di-O-caffeoylquinic acid이 풍부해서,[31] 포도 껍질, 적양배추, 엘더베리 elderberry, 자색 옥수수, 아스코르브산 ascorbic acid 등의 다른 일반적인 폴리페놀보다 미토콘드리아 보호 효과가 더 뛰어나다.[32] 고구마에 들어 있는 폴리페놀은 암세포의 성장을 억제하는 것으로 밝혀졌다.[33] 하지만 그 어떤 폴리페놀을 섭취하더라도 장내 세균이 이를 소화해서 활성화하지 않으면 아무런 도움이 안 된다는 사실을 기억하자.[34] 운 좋게도 오키나와 주민들이 주식으로 먹는 고구마에는 저항성 전분과 폴리페놀이 모두 들어 있다.

그런데 이런 음식을 먹는 건 오키나와 사람들뿐만이 아니다. 파푸아뉴기니의 키타반 Kitava섬 주민들은 항산화 물질과 폴리페놀 성분이 풍부한 저항성 전분인 타로 토란을 엄청나게 많이 먹는다. 쥐 실험에서, 타로 토란은 대장암세포의 증식을 투여 용량에 비례해서 억제하는 효과가 있음이 확인됐다.[35] 키타반 섬 주민들은 MCT가 풍부한 코코넛도 많이 먹는다.

이를 통해, 건강하게 장수하는 사람들은 특정한 종류의 탄수화물(저항성 전분)을 먹고 특정한 종류의 식품(곡물과 콩)은 먹지 않음으로써 장내 생태계를 보호하고 돌본다는 사실을 확인할 수 있다. 그런데 이는 장수의 비결을 찾는 수수께끼의 답을 이루는 한 조각일 뿐이다.

육류에서 섬유질을 얻는다

블루존의 주민들이 일반적으로 붉은 고기를 많이 먹지는 않지만, 그렇다고 전혀 안 먹는 건 아니다. 하지만 그들은 관상동맥 질환을 거의 앓지 않는다. 이점은 블루존과 프랑스의 또 다른 역설이다. 그런데 뷰트너와 동료 연구자들은 이 지역의 붉은 고기 섭취량이 적다는 사실에만 지나치게 집중한 나머지 한 가지 중요한 사실을 놓쳤다. 바로 이 지역에서 소비하는 붉은 고기의 대부분이 발효육이라는 사실이다.

그리스의 이카리아 섬에서는 가족들이 야생 염소를 함께 사냥해서 그 고기를 일 년 내내 먹는 것이 일반적이다. 어떻게 일 년 내내 고기를 먹을 수 있을까? 고기를 발효시키면 된다! 돼지의 경우도 마찬가지인데, 연초 축제 기간에 돼지를 도축해서 고기를 발효

시키면 이듬해까지 보관해두고 먹을 수 있다.[36]

이런 문화권에 사는 사람들은 숙성된(즉 발효된) 소시지를 많이 만들어 먹는데, 소시지는 물론 유럽 전역에서 인기가 많다. 육류를 이런 식으로 가공하면 발효의 다른 모든 이점 외에도, 암 예방에 도움이 되는 카다베린^{cadaverine},[37] 장벽의 세포 증식을 돕는 중요한 폴리아민인 스페르민^{spermine}, 스페르미딘^{spermidine}, 푸트레신^{putrescine}[38]을 비롯한 많은 유익한 화합물이 생성된다.

나는 샤퀴트리^{charcuterie}(돼지고기를 가공해 만든 햄이나 살라미 등과 치즈, 견과류 등을 함께 상에 내는 것—옮긴이)가 전통 유럽식 식사에서 왜 그토록 큰 비중을 차지하는지 항상 궁금했다. 여기 또 하나의 역설이 있는데, 즉 유럽인들은 포화지방이 풍부한 고기와 치즈를 모두 먹지만 관상동맥 질환의 발병률은 낮다는 점이다. 이제 우리는 그 이유가 무엇인지 안다! 그렇다면 장수 지역으로 알려진 안도라에 사는 국민들은 어떨까. 그들은 매일 소시지와 양 치즈를 먹는데, 기대수명이 전 세계에서 가장 높다.

장수 지역에 사람들이 섭취하는 발효되지 않은 육류 일부도 장내 미생물에 영양을 공급한다. **동물성 섬유질**이라는 용어는 아마도 다들 들어보지 못했을 것이다. 동물성 섬유질은 일부 동물성 식품에 숨겨져 있는 장내 미생물의 먹이다. 안타깝게도, 육류와 생선의 인대, 힘줄, 뼈, 연골 등 우리 대부분이 먹지 않고 버리는 성분이 바로 동물성 섬유질이다. 동물성 섬유질은 저항성 전분과 비숫한 방식으로 장에 작용한다. 즉 소장에서 소화되지 않고 그대로 내려가서 대장에서 장내 미생물의 먹이가 된다. 연어 껍질, 힘줄, 닭 뼈 사이의 인대도 훌륭한 영양 공급원이다.[39]

나중에 더 자세히 이야기하겠지만, 동물성 섬유질의 이런 작용은 생선과 닭고기가 우리 몸과 장내 미생물에게 가장 건강한 동물성 단백질인 이유 중 하나다.

폴리페놀을 먹고 음식에 첨가한다

놀랄 일도 아니지만, 장수하는 사람들에게는 엄청난 양의 폴리페놀을 섭취한다는 공통점이 있다. 오키나와 주민의 경우, 쉽게 구할 수 있는 흔한 폴리페놀만이 아니라,[40] 앞에서 언급했듯 암과 싸우는 데 특히 도움이 되는 성분인 플라보노이드flavonoid를 다량 섭취한다. 오키나와의 지리적 위치와 아열대 기후 덕분에, 그곳 사람들은 다른 곳에서는 찾기 힘든 독특한 식물들을 재배한다.[41,42] 게다가 오키나와의 토양은 아주 오래된 산호로 이루어져 섬에서 재배되는 식물들은 플라보노이드 함량이 아주 높다.[43] 실제로 오키나와 사람들은 폴리페놀을 더 많이 섭취할수록 더 오래 산다.[44]

이들은 폴리페놀이 풍부한 향신료도 많이 섭취한다. 그래서 다른 지역 사람들은 오키나와 주민들을 '향신료 대식가'라고 부르기도 한다. 예를 들어, 폴리페놀인 커큐민 성분이 함유된 강황은 전

통적으로 수프, 카레, 차에 사용된다.[45]

그런가 하면, 사르데냐 사람들도 폴리페놀 함량이 높은 과일과 채소를 많이 먹지만, 특히 폴리페놀의 강력한 공급원으로 자리 잡은 식품은 와인이다. 레드와인에는 발효된 폴리페놀 성분이 있어서 적당량의 와인 섭취는 장내 미생물에게 이롭다는 사실이 이미 잘 알려져 있는데, 전통적인 사르데냐 칸노나우Cannonau와인은 일반적인 와인보다 효과가 더 뛰어난 것으로 보인다. 칸노나우는 사르데냐에서 재배되는 검은 포도로, 폴리페놀 함량이 매우 높다.[46] 칸노나우 포도로 만든 와인은 다른 와인보다 폴리페놀 함량이 두세 배나 더 높다!

'블루존'에 포함된 다른 지역들도 폴리페놀을 열심히 챙겨먹는다. 대부분 채식주의자이거나 해산물을 먹는 채식주의자pescatarian인 로마 린다의 제칠일안식일예수재림교도들은 평소에 잎이 무성한 녹색 채소를 많이 먹으며, 니코이 주민은 폴리페놀이 풍부한 열대 과일을 많이 재배하고 섭취한다.[47] 그리스의 이카리아 섬 사람들의 앞마당에는 오르타(horta)라는 야생 식물이 심겨 있는데, 특히 재배한 오르타를 먹을 때 올리브유로 요리하기 때문에 폴리페놀 섭취량이 두 배로 늘어난다.[48]

이카리아에서 폴리페놀의 또 다른 숨겨진 공급원은 그리스 전통 커피다. 엘리니코 카페Elliniko kafe라고 불리는 그리스 전통 커피는 다른 커피보다 폴리페놀 함량이 높고 카페인 함량이 낮은데,

이카리아 주민 대부분은 이 커피를 하루에 여러 차례 마신다. 이들은 로즈메리와 오레가노처럼 폴리페놀 함량이 높은 허브도 많이 먹는다. 그리고 보도의 갈라진 틈에서 자라는 흔한 잡초인 쇠비름purslane도 많이 먹는데, 쇠비름에는 수용성 섬유질이 풍부할 뿐 아니라 알파-리놀렌산ALA도 많이 들어 있다. 사실, 예전 쓴 저서에서 내가 언급했던 그 유명한 '리옹 식단 심장 연구Lion Diet Heart Study'도 연구원들이 이런 사실을 인식하면서 시작한 것이었다. 이 연구에서 알파-리놀렌산을 보충해 섭취한 심장 환자들은 미국심장협회American Heart Association에서 권고한 저지방 식단을 따르는 환자들에 비해 관상동맥 질환이 급격히 감소했다.[49]

다시 로즈메리에 관한 이야기로 돌아가 보자. 로즈메리는 이탈리아 해안의 어촌 마을인 아치아롤리Acciaroli에서도 특히 즐겨 사용된다. 이 마을 사람들은 이곳에서 자라는 향기가 아주 강한 야생 로즈메리를 거의 모든 요리에 넣어서 날마다 먹는다. 이 야생 로즈메리에는 폴리페놀이 풍부할 뿐 아니라 장내 미생물을 조절에 도움이 되는 우르솔산ursolic acid도 들어 있다는 사실이 최근에 밝혀졌다![50]

아치아롤리 사람들은 이 훌륭한 로즈메리를 그냥 먹기만 하는 것이 아니라 사육하는 동물들에게도 먹인다. 블루존에 포함된 다른 농촌 마을들도 마찬가지다. 그들은 동물들에게 그 지역에서 자란 식물과 허브를 잔뜩 먹인다. 내가 자주 말하듯, **우리는 곧 우리**

가 먹는 것이며, 우리가 먹는 것이 먹은 것이다. 장수하는 사람들이 먹는 소량의 동물성 단백질은 기본적으로 폴리페놀을 더 많이 공급하기 위한 장치다. 고기를 장기간 보존하기 위해 발효시키면 그 덕분에 폴리페놀도 발효되어 금상첨화다!

멜라토닌: 단순히 수면에만 관여하는 것이 아니다
멜라토닌은 수면 유도 호르몬으로 잘 알려져 있으며, 실제로 수면에 도움이 될 수 있지만, 우리가 생각하는 그런 이유 때문은 아닐 것이다. 앞서 말했듯이, 멜라토닌은 미토콘드리아를 보호하는 단 두 가지 항산화제 중 하나다. 멜라토닌은 뇌에서, 아미노산인 트립토판으로부터 만들어진다(기억하겠지만 트립토판은 여러 중요한 신경전달물질의 전구체이기도 하다). 그런데 멜라토닌은 잎, 줄기, 뿌리, 과일, 씨앗 등 식물의 일부에도 들어 있다.
도대체 멜라토닌은 식물에서 어떤 역할을 하는 걸까? 식물은 잠을 잘 필요도 없는데 말이다. 사실 멜라토닌은 식물의 미토콘드리아에 해당하는 엽록체에 작용하는 항산화 물질이다. 식물들은 자기 자신과 엽록체를 보호하기 위해 멜라토닌을 생성하는데, 우리가 그 식물을 섭취하면 우리도 똑같은 이점을 얻게 된다.
그렇다면 수면에는 어떤 영향이 있을까? '연관성은 인과관계를 의미하지 않는다'는 옛사람들의 신조를 기억하자. 멜라토닌 수치가 밤에 높아지는 것을 보고, 오래전부터 과학자들은 멜라토닌이 수면을 유도한다고 추정했다. 그런데 밤은 미토콘드리아의 복구가 진행되는 시간이기도 하다. 밤에는 우리 몸에서 케톤이 생성되는데, 케톤은 미토콘드리아에게 스스로 복구하고 증식하라고 지시한다. 물론, 이때 미토콘드리아가 깨끗해지고 건강해지는 데 도움이 되도록 멜라토닌을 보충해주면 좋다.

장수하는 사람들 대다수는 레드와인, 올리브유, 버섯, 견과류, 향신료 등 멜라토닌이 풍부한 음식을 엄청나게 많이 먹는다. 이것은 지중해식 식단이 그처럼 효과적인 이유 중에 지금껏 간과된 부분의 하나다.

햇볕을 쬔다

내가 댄 뷰트너의 의견에 전적으로 동의하는 부분은, 비타민 D가 장수하는 사람들에게 미치는 영향이다. 블루존의 5곳 중 4곳이 일 년 내내 햇빛이 쏟아지는 곳이어서 주민들이 비타민 D 수치를 최적으로 유지할 수 있다는 점은 우연이 아니다. 비타민 D는 장수와 밀접한 관련이 있다.[51] 블루존에서 오키나와 한 곳만 예외로, 오키나와는 겨울이 유독 흐리고 해가 잘 안 드는 지역이다.

비타민 D가 왜 그렇게 중요한 걸까? 앞에서 다뤘듯이, 미세융모의 움에 숨겨진 줄기세포가 증식해서 장벽의 죽은 세포를 대체하려면 충분한 양의 비타민 D가 있어야 한다. 비타민 D는 다른 여러 가지 방법으로도 장에 영향을 미친다. 비타민 D 수치가 높을수록 장의 다양성이 증가하고, 뷰티르산을 생성하는 세균 수가 증가하고,[52] 의간균/후벽균의 비율이 개선되며, 아커만시아와 비피도박테리움 같은 유익한 장내 세균이 번성한다.[53]

그러니 장수하는 사람들의 사례를 참고해, 햇볕을 많이 쬐거나 활성형 비타민인 비타민 D3를 보충하자. 혹시 피부암 발병이 우려된다면 두 가지를 모두 실천해도 좋다. 비타민 D 보충제를 복용하는 사람은 그렇지 않은 사람보다 흑색종이 발생할 확률이 낮다.[54]

사람들 대다수는 일 년 내내 햇볕을 쬘 수 있는 기후에서 살고 있지는 않은데, 이럴 때 장수 문화권에서 흔히 볼 수 있는 다른 공급원을 통해 비타민 D를 섭취할 수 있다. 짐작했겠지만, 그건 바로 유제품, 그중에서도 특히 양젖으로 만든 유제품이다. 영국영양재단British Nutrition Foundation에 따르면, 양젖에는 비타민 D가 소젖보다 4배 이상 많이 들어 있다.[55] 이것은 장수 마을로 알려진 곳에 사는 사람들이 장내 미생물을 잘 돌보고 건강하게 오래 사는 이유 중 하나다.

비타민과 담배는 조화를 이룬다

미리 밝혀두는데, 지금부터 논의할 내용에는 논란의 여지가 있다. 블루존에 사는 많은 사람이 담배를 많이 피우는데도 흡연에 따른 일반적인 폐해가 나타나지 않는다는 점에도 주목할 가치가 있다. 사실 흡연은 수명을 단축하기보다 오히려 장수에 도움이 되는 것으로 보인다. 예를 들어, 사르데냐에서는 흡연자가 주로 남성이며, 일반적인 경우와 달리 여성보다 남성이 더 오래, 건강하게 산다. 이런 현상은 이카리아, 아치아롤리, 코스타리카도 마찬가지다.

어떻게 그럴 수 있을까? 나중에 밝혀진 바에 따르면 니코틴은 강력한 미토콘드리아를 짝풀림제다![56] 흡연자들이 마른 체형을 유지하는 것으로 잘 알려진 이유도 아마 여기에 있을 것이다. 프랑스의 역설을 다시 떠올려보자. 프랑스 여성들이 포화지방을 많이 먹는데도 날씬한 몸매를 유지하는 이유 중에 흡연도 포함되는 것이 아닐까?

내 말을 오해하지는 않았으면 한다. 흡연은 물론 건강에 끔찍한 피해를 주지만, 여기서 우리가 주목하는 부분은 그 전달 장치다. 니코틴 자체는 건강에 여러 이점이 있는 것으로 보인다. 영국 의사 3만 명을 대상으로 한 연구에 따르면, 흡연은 파킨슨병 발병률을 30퍼센트 감소시켰으며,[57] 다른 연구들에서도 흡연과 치매 발병 위험 사이의 상관관계가 확인됐다.[58]

'아무리 니코틴이 미토콘드리아의 짝풀림제라고 하더라도, 그들이 어떻게 흡연에 따른 건강상의 문제를 피할 수 있었을까?'라는 궁금증이 들지 모른다. 그 의문의 답은 그들의 식단에 있다. 흡연은 산화 스트레스를 유발하기 때문에 건강에 악영향을 미친다. 비타민 C는 체내에서 산화 스트레스로부터 세포를 보호하는 역할을 한다. 하지만 담배를 피우면 체내에 저장된 비타민 C가 쉽게 소진된다. 그러면 흡연으로 인한 산화 스트레스의 영향에 대응할 수 없게 된다.

참고로 말하면, 인간은 비타민 C를 만들지 못하는 몇 안 되는 동물 중 하나다. 포도당을 비타민 C로 전환하려면 5가지 효소가 필요한데, 우리 몸에는 효소가 4가지밖에 없다. 비타민 C를 체내에서 합성하는 동물에게서는 관상동맥 질환이 전혀 나타나지 않을 만큼, 비타민 C의 보호 작용은 강력하다.

비타민 C 연구에 매진한 빌 사르디Bill Sardi 박사는 쥐 실험을 통해 적절한 수준의 비타민 C 수치를 유지하는 것이 얼마나 중요한지 증명했다. 실험에서 비타민 C 생성에 필요한 다섯 번째 효소(인간에게는 없는 효소)의 유전자 발현이 억제된 쥐는, 수명이 다른 쥐들의 절반으로 줄어들었다. 하지만 이 실험에서 효소 유전자가 억제된 쥐들이 마시는 물에 비타민 C를 첨가하자, 수명이 정상으로 돌아왔다.[59] 사르디는 인간이 비타민 C를 꾸준히 섭취하면 최대 250년까지 살 수 있을 것으로 믿었다.

우리는 왜 이토록 중요한 비타민을 몸에서 만들어내지 못하는 걸까? 다섯 번째 효소에 어떤 일이 벌어진 걸까? 이에 대한 한 가지 가설은, 마지막 효소를 침묵시킨 변이가 우리 몸을 보호하기 위한 작용이라는 것이다. 과거에 밀림에 살던 사람들이 그랬던 것처럼 비타민 C를 음식을 통해 충분히 섭취하면, 비타민 C 생성에 필요한 포도당은 다른 용도로 더 잘 사용할 수 있다. 진화는 효율성을 선호하는 경향이 있다. 그런데 물론 문제는, 흡연 여부와 관계없이, 현대인 대부분은 체내의 산화 스트레스에 대응할 수 있을 만큼의 비타민 C를 섭취하지 있지 않다는 점이다. 하지만 비타민 C를 충분히 섭취하면, 전반적인 건강이 훨씬 좋아질 뿐 아니라 흡연의 부정적인 영향에 면역력이 생길 수 있다.

나는 블루존에 거주하는 흡연자들이 바로 그렇다고 생각한다. 물론 비타민 C를 많이 섭취하면 흡연을 하지 않는 사람들의 수명도 늘어난다. 예를 들어, 비타민 C 함량이 지극히 높고 약초로 사용되는 여주는 오키나와 요리에서 빠지지 않는 식재료다.[60] 블루존 지역에서 소비되는 다른 많은 과일과 채소에도 비타민 C가 풍부하다.

특히 지중해식 식단의 주요 식재료인 올리브유는 비타민 C의 훌륭한 공급원이다. 실제로 올리브유의 하이드록시타이로솔hydroxytyrosol, HT이라는 화합물은 체내 비타민 C 수치를 두 배로 높여 주기도 한다![61] 이것은 내가 올리브유를 아주 좋아하는 무수히 많은 이유 중 하나다.

물론 담배 회사 임원이라면 누구든 잘 알겠지만, 니코틴은 중독성이 매우 강하다. 그런데 담배, 토마토, 감자, 가지, 고추 등이 포함된 가지속屬식물에는 모두 니코틴이 들어 있다는 사실을 혹시 알고 있었는가? 불과 500년 전에 세계 무역에 도입된 신대륙 식물군이 어떻게 전 세계에서 가장 널리 먹는(피우는) 식품이 될 수 있었는지 궁금했던 적은 없는가? 사람들은 장수에 도움이 되기 때문에 지금껏 먹었던(피웠던) 걸까, 아니면 그냥 니코틴에 중독됐던 걸까? 나는 그저 있는 사실을 설명할 뿐, 판단은 독자 여러분의 몫이다. 물론 니코틴 사용은, 자칫 파멸에 이를 수 있는 위험한 행동이지만, 나는 우리가 이를 단순히 멀리하지 말고 재탐색해보아야 한다고 생각한다. 물론 담배를 피운다면(혹은 피우지 않더라도) 반드시 비타민 C를 충분히 섭취해야 한다.

* * *

결국, 실제로 장수에 도움이 되는 요인과 그렇지 않은 요인에 관한 의견과 이론이 계속해서 새로 나오고 있다. 그렇지만 장내 미생물이 우리의 노화를 통제한다는 사실을 점점 더 많은 사람들이 명확히 알아가고 있다. 실제로 블루존에 사는 사람들은 미토콘드리아 짝풀림제, 멜라토닌, 폴리페놀, 발효식품을 많이 섭취하고 비타민 C와 D를 많이 섭취함으로써 장내 미생물과 미토콘드리아를 잘 관리한다. 그런데 건강히 오래 사는 사람들이 장내 미생물의 건강을 위해 하는 일에 대해서는 아직 논하지 않았는데, 대표적으로, 그들은 계절의 자연 주기에 맞춰서 음식을 먹는다. 다음 장에서는 이에 대해 더 자세히 살펴볼 것이다.

9장. 모든 것에는 제철이 있다

 지난 수십 년 동안, 우리는 잘못된 것을 먹였던 건 말할 것도 없고, 너무 많은 음식을 너무 자주 먹여서 장내 미생물에게 손상시켜 왔다. 장내 미생물이 증식하고 번성해서 우리를 보살피려면 분명 영양분이 필요하지만, 그렇다고 온종일, 일 년 내내 쉴 없이 먹어야 하는 건 아니다. 그런데 우리는 장내 미생물에게 그렇게 하도록 강요해 왔고, 이제는 그 대가를 치르고 있다.
 우리가 음식을 끊임없이 먹으면(그래서 장내 미생물을 끊임없이 먹이면), 미토콘드리아는 대사 유연성, 즉 다양한 연료를 사용해 ATP를 생성하는 능력을 잃는다. 미토콘드리아는 마치 하이브리드 자동차처럼, 한 가지 종류의 연료에서 다른 종류의 연료로 쉽게 전환하도록 되어 있다. 하이브리드 자동차 비유에서, 포도당은 하이브리드 자동차의 휘발유로, 저장 지방은 배터리로 생각할 수 있다. 포도당이 있을 때는 미토콘드리아가 포도당을 사용해서 에너지를 만들며, 배터리는 사용하지 않고 '충전'한다. 하지만 휘발유가 다 떨어졌을 때, 즉 포도당이 없을 때 미토콘드리아는 저장된 에너지를 이용해서 계속 구동한다. 이런 시스템은 우리가 자동차를 제대로 몰기만 한다면, 우리 몸의 다른 부분들과 마찬가지로 훌륭한 시스템이다.

우리 몸은 24시간을 주기로 연료와 배터리를 번갈아 사용하도록 만들어졌다. 낮에는 휘발유를 연료로 사용하고, 밤에는 배터리를 사용한다. 어쨌든 잠을 자는 동안에는 음식을 먹지 않기 때문에(적어도 그러기를 바란다) 태워서 에너지로 사용할 포도당이 없다. 게다가 잠들어 있을 때는 에너지가 그다지 많이 필요하지 않다. 그래서 미토콘드리아는 연소 속도를 늦추고, 지방세포에 저장된 배터리 전력을(유리지방산의 형태로) 사용해서 복구 작업을 수행할 수 있다.

이런 설계는 체중 감량에 도움이 될 뿐 아니라, 포도당을 구할 수 없을 때(밤 동안이나 음식 없이 오랜 시간을 보내야 할 때) 살아가는 데에도 도움이 된다. 후자(음식 없이 오랜 시간을 보내야 하는 경우)는 혹독한 환경을 견뎌야 했던 우리 조상들에게 분명히 일반적인 일이었다. 조상들은 이런 하이브리드 시스템이 있어서 먹을 것을 구하기 힘든 시기에 목숨을 보존하며 건강히 살아갔다.

하지만 우리가 장내 미생물에게 잘못된 음식(특히 장내 미생물이 먹을 영양분이 전혀 없는 가공식품)을 먹이면 미토콘드리아가 대사 유연성을 잃을 수도 있다.[01] 저항성 전분과 섬유질과는 소화되지 않고 장까지 내려와서 장내 미생물의 먹이가 되지만, 가공식품은 이와는 정반대다. 가공식품은 완전히 소화되어 버려서 장내 미생물이 발효할 것을 아무것도 안 남긴다.

설상가상으로 대부분의 가공식품에는 과당이 들어 있는데, 과당은 장에서 흡수되어 간으로 곧바로 전달되고, 간에서는 세라마이드ceramide와 팔미트palmitate 같은 유해 지방산으로 전환돼 혈류로 방출된다. 과당은 포장 판매되는 거의 모든 가공식품에 들어 있는 설탕(자당)의 절반을 차지하며, 이름에서도 알 수 있듯 고과당 옥수수 시럽은 과당 함유량이 설탕보다도 더 높다. 과당은 과일의 주요 당 성분이기도 하다.

과당이 많이 든 가공식품을 먹으면, 이제 유리지방산과 포도당이 미토콘드리아가 있는 곳으로 한꺼번에 쏟아져 들어온다. 이로 인해 세포에 '교통 정체'가 생기면서 활성산소가 생성되고, 활성산소가 미토콘드리아를 손상시켜서 결국 대사 유연성을 잃게 된다. 이에 따라 인슐린 저항성, 비만, 제2형 당뇨병이 나타날 수 있다.[02]

다행히도, 장내 미생물에게 적절한 음식을 먹이고, 덜 자주 먹이기 시작하면 대사 유연성을 회복할 수 있다.

성장과 퇴행의 주기

우리 몸은 가용 에너지가 얼마나 되는지를 끊임없이 확인하고 그 정보를 바탕으로 성장 여부를 결정하는데, 에너지가 풍부하면 성장하고, 힘든 시기여서 에너지가 많지 않을 때는 성장을 멈추고 불필요한 것들을 정리한다.

세포들은 mTOR^{mammalian target of rapamycin}(포유류 라파마이신표적)이라고 불리는 경로를 통해 이 정보를 주고받는다. mTOR은 에너지 가용성을 확인하는 일종의 센서라고 생각하면 된다.

여분의 에너지가 있다는 사실이 감지되면, mTOR은 인슐린유사 성장인자 1^{insulin-like growth factor 1, IGF-1}이라는 성장 호르몬을 활성화해서 세포의 성장을 유도한다. 반면 사용할 수 있는 에너지가 많지 않음이 감지되면, mTOR이 인슐린유사 성장인자 1의 생성을 제한해서, 세포의 성장이 억제된다. 따라서 인슐린유사 성장인자[01] 수치를 측정하면, 우리 몸에서 mTOR가 얼마나 많이 활성화됐는지를 확인할 수 있다.

문제는 우리가 음식을 지나치게 많이 먹으면 mTOR가 끊임없이 활성화된다는 점이다. 이렇게 되면 물론 대사 유연성이 떨어지며, 이보다 더 큰 문제가 생길 수도 있다. 그 한 가지를 예로 들면, 인슐린유사 성장인자 1이 세포의 성장을 지시할 때 건강한 세포, 오래된 세포, 기능장애를 일으키는 세포, 암세포를 구분하지 않아서, 모든 세포가 성장한다. (인슐린유사 성장인자 1을 활성화하는) mTOR가 암의 성장을 촉진하고 암 치료에 덜 반응하게 만드는 이유가 바로 여기에 있다.[03]

체내에서 인슐린유사 성장인자 1의 생성이 중단되면 암세포가 복구되거나 폐기되므로, 나중에 가용 에너지가 늘어나서 인슐린 유사 성장인자 1 수치가 다시 증가하더라도 암세포가 성장할 기회는 없다. 손상되거나 결함이 있는 비암성noncancerous 세포는 노화를 촉진하고 여러 질병을 일으킬 수 있는데, 이런 비암성 세포에도 같은 작용이 나타난다. 요점은, mTOR가 끊임없이 활성화되도록 해서는 안 된다는 것이다. mTOR이 활성화되지 않게 해서 인슐린유사 성장인자 1을 억제하면, 세포의 자식作용을 유도하고, 인슐린 저항성을 개선하고, 수명을 늘리고, 건강한 신진대사 작용을 증진할 수 있다.[04]

본래 인간은 봄과 여름에는 음식을 풍성하게 섭취하면서 mTOR가 활성화되고 살이 찌며, 가을과 겨울에는 음식 섭취량이 줄면서 살이 빠지는 식으로, 계절에 따른 성장과 퇴행 주기에 맞춰서 살도록 되어 있다. 퇴행기인 가을과 겨울에는 인슐린유사 성장인자 1 수치가 낮아져서, 세포들에게 에너지가 많지 않으니 성장을 멈추고 자가포식을 통해 정리하고 복구하는 데 집중하라는 신호가 전달돼야 한다.

간단히 말해, 일간 주기와 연간 주기가 있어야 한다. 이를테면 인슐린유사 성장인자 1이 증가하면 세포는 성장하고 증식한다. 그러다가 인슐린유사 성장인자 1 수치가 떨어지면, 결함이 있는 세포들은 정리되거나 제거된다. 인슐린유사 성장인자 1 수치가 다시 증가하면, 남은 건강한 세포만 성장할 수 있다. 이 과정은 건강하게 오래 사는 동안 계속해서 반복된다.

결국 계절의 변화에는 이유가 있으며, 우리는 계절에 맞춰서 음식을 섭취도록 적응해왔다. 단맛이 더 강해지도록 품종을 개량하는 건 말할 것도 없고(솜사탕 포도라고 들어봤는가?), 과일이 익기도 전에 수확해서 전 세계로 운송한 후에 인위적으로 익혀서 식료품점에서 판매하는 건 대자연이 의도한 바가 결코 아니다. 오늘날 우리는 일 년 내내 이런 과당 폭탄을 먹으며 산다. 본래 우리는 매년 특정한 시기에 그 지역에서 자란 잘 익은 과일을 먹어야 하며, 봄과 여름의 성장기에 지방 저장량을 늘려 두었다가 퇴행기인 겨울을 보내는 데 사용해야 한다.

하지만 우리는 일 년 단위로 반복되는 이런 성장과 퇴행의 주기에서 멀어져, 끝없는 여름을 살면서 세포에 성장 신호를 끊임없이 보내고 있다. 그 결과 대사 유연성 저하, 체중 증가, 질병, 급속한 노화, 암세포의 성장은 물론이고, 장내 미생물 생태계는 과당 함량이 높고 인위적으로 숙성한 과일을 일 년 내내 섭취하는 데 맞춰져서 불균형적인 상태가 됐다.

인간의 장내 미생물 생태계는 본래 각 계절에 구할 수 있는 음식에 따라 주기적으로 변경되도록 되어 있다. 탄자니아의 하드자Hadza족은 지구에 얼마 안 남은 수렵채집인 부족의 하나다. 이들은 우기에는 산딸기류 열매를 찾아다니고 꿀을 많이 먹지만, 건기에는 사냥에 집중하며, 그래서 고기를 더 많이 먹는다. 그리고 일 년 내내 섬유질이 많은 덩이줄기를 먹는데, 덩이줄기는 장내 미생물에게 아주 좋은 음식이다. 하드자족의 마이크로바이옴이 계절에 따라 어떻게 바뀌는지를 분석한 결과, 아주 흥미로운 사실이 드러났다.[05]

흥미롭게도 하드자족의 마이크로바이옴은 우기는 매년 우기마다 거의 똑같고, 건기는 매년 건기마다 거의 똑같지만, 우기와 건기 사이에는 극적인 변화가 있었다. 예컨대 우기에는 과당을 발효시키는 세균이 성장하고 번식한다. 그러다가 과일을 구할 수 없는 겨울이 되면 그 세균은 개체수가 급격히 줄어든다. 이는 어떤 한 가지 세균 종이 과도하게 증식하는 것을 방지하는 자연 본연의 메커니즘으로, 이 덕분에 하드자족은 과일과 꿀이 풍부할 때 많은 양을 먹더라도 대사 유연성을 온전히 지킬 수 있다.

이런 식으로 음식을 섭취하면 여러 종의 세균이 한 계절이 끝날 때 완전히 사라졌다가 다음 해 같은 계절에 다시 나타난다는 사실도 흥미롭다. 앞에서 살펴본 움에 숨어 사는 장내 세균이 바로 이것이다. 세균들은 늘 그곳에 머물고 있으며, 우리가 그 세균들이 좋아하는 음식을 먹어서 그들을 유혹하면 장으로 다시 불러낼 수 있다. 하지만 먹을 음식이 없으면 그 세균들은 동면 상태로 되돌아간다.

이런 메커니즘은 장내 세균 불균형으로 고생하는 사람들(현대인 대부분)에게 한 줄기 희망이 될 수 있다. 지금 얼마나 많은 장내 미생물이 숨어 있을까? 적절한 시기에 적절한 음식을 제공하면, 숨은 장내 세균이 스스로 모습을 드러내면서, 장내 미생물 생태계의 균형이 회복될 수 있다.

건강을 지키려면 성장과 퇴행의 계절적 변화에 맞게 먹는 것에 더해서, 하루 중에 정해진 시간에만 음식을 먹어야 한다. 음식을 온종일 조금씩 나눠서 먹거나 간식을 자주 먹어야 한다는 견해는 건강에 엄청난 피해를 입히는 완전한 근거 없는 믿음이다. 앞에서 살펴봤듯이 미토콘드리아는 밤에 휴식을 취해야 '배터리 모드' 전환해서 정리 작업을 수행할 수 있다. 또한 밤에는 멜라토닌 수치가 높아지는데, 멜라토닌은 항산화제로 작용해서 미토콘드리아에서 활성산소를 제거한다. 그런데 세포에 연료가 끊임없이 공급되면 세포에게는 휴식을 취하고 복구 과정을 끝낼 기회가 전혀 없다.

매일 반복되는 성장과 퇴행의 주기에 맞춰서 생활하면, 미토콘드리아의 짝풀림제 역할을 하는 케톤이 생성될 수 있다. 일반적으로 케톤은 마지막으로 음식을 먹은 뒤에 8시간이 지나면 생성되기 시작한다. 케톤이 생성될 수 있을 만큼 충분한 시간 동안 음식을 먹지 않으면, 생성된 케톤이 미토콘드리아가 스스로를 복구하고 증식하는 데 도움을 준다.

더욱이 우리는 음식 분자를 소화해서 장벽 너머로 운반하는 것이 엄청난 에너지와 혈류가 필요한 힘든 일이라는 사실을 흔히 간과한다. 장벽이 가동하지 않는 시간이 있어야 복구 작업을 수행하고 죽은 세포와 결함이 있는 세포를 청소할 수 있지만, 소화 작업으로 늘 과부하가 걸려 있으면 복구와 청소를 작업은 일어나지 않는다. 장벽은 멀티태스킹에 능숙하지 않다. 소화와 청소를 동시에 해야 하기보다는, 지금보다 더 짧은 시간 동안 소화 작업에 집중하고 나머지 시간은 청소와 정리에 사용하는 편이 훨씬 효율적이다. 건강을 지키려면 일 년의 주기에 맞춰서 음식을 먹어야 하는 것과 마찬가지로, 매일 일정 주기에 맞춰서 음식을 먹어야한다.

mTOR 억제: 어려운 방법과 쉬운 방법

하루 단위와 일년 단위로 성장과 퇴행 주기를 따르는 것 외에도, mTOR를 억제해 건강을 지키는 몇 가지 방법이 있다. 그 한 가지는 동물 단백질 섭취를 제한하는 것이다. mTOR는 에너지를 가용성을 알아보기 위해 몸을 살필 때 몇 가지 아미노산에 특히 더 주목한다. 이런 아미노산은 성장에 가장 필요한 메티오닌methionine, 시스테인cysteine, 아이소류신isoleucine 같은 것들로, 주로 동물 단백질에서 발견되며, 식물성 단백질에는 거의 들어 있지 않다. 따라서 동물 단백질을 피하면, 원하는 만큼 실컷 먹어도 여전히 퇴행 주기에 있다고 생각하도록 몸을 속일 수 있고, 그러면 mTOR가 활성화되지 않아서 인슐린유사 성장인자 1의 생성도 촉진되지 않는다.

노화 방지제로 쓰이는 라파마이신rapamycin은 mTOR를 억제해 노화 속도를 늦추고 노화 관련 질병을 개선한다.[06] 나는 과거에 이식 거부 억제제로 사용되던 항생 물질인 라파마이신을 연구해서, 이 약이 동물의 수명을 늘리는 데 도움이 된다는 사실을 발견했다. 우리 연구팀과 다른 많은 연구팀이 그 이유를 연구한 결과, mTOR를 억제하기 때문이라는 사실을 알게됐다. (기억하겠지만, mTOR는 '포유류 라파마이신표적'을 뜻한다)

쥐의 경우, 라파마이신이 수명을 극적으로 연장했는데,[07] 수명이 최대 3배까지 늘었다![08] 라파마이신은 마이크로바이옴의 구조를 부분적으로 바꾸고 소장의 세균 수를 줄임으로써 이러한 효과를 냈다.[09] 다발성 경화증에 걸린 쥐를 대상으로 한 연구에서, 라파마이신은 자가포식을 유도하고 면역 반응을 억제해 병의 진행을 늦췄다.[10]

앞에서 제2형 당뇨병 치료제로 가장 널리 사용되는 메트포르민이 장내 세균의 다양성을 증가시킨다는 사실을 알아보았다. 메트포르민은 장벽을 보호하는 장내 세균인 **아커만시아**의 개체수를 늘리는 역할도 한다.[11] 그런데 메트포르민은 라파마이신과 마찬가지로 mTOR를 억제하는 약물이어서, 메트포르민과 라파마이신 모두 수명을 늘리는 효력이 있다.[12] 라파마이신과 같은 효과를 내는 천연 화합물인 아슈와간다Ashwagandha는 오래전부터 아유르베다Ayurveda(고대 인도의 의학 및 장수 비법—옮긴이)에서 수명 연장 효과를 내는 데 사용됐다. 아슈와간다는 mTOR를 억제하고 장내 미생

물군집에 변화를 일으켜 스트레스에 대한 회복탄력성을 높이기도 한다.[13]

마지막으로, 인간에게는 항산화 작용을 하고 mTOR 신호 경로를 조절하는 세스트린sestrin이라는 단백질이 있는데[14], 이 단백질은 mTOR 신호 경로를 조절한다. 세스트린 단백질은 다양한 면역세포에서 발현되며,[15] 염증 반응을 억제하고, T세포 면역을 저해하고, 백혈구를 지원한다.[16]

스트레스를 받으면, 세스트린이 과발현되어 mTOR을 억제하는 가운데, 세스트린 단백질이 세포의 생존능력을 평가한다. 세포가 생존 가능하다고 판단되면, 세스트린 단백질이 항산화제로 작용해서 활성산소를 모두 제거해[17] 세포의 건강을 지킨다. 세포가 약간만 손상된 상태이면, 세스틴 단백질은 자가포식을 활성화하고 세포자살은 억제한다. 이렇게 하면 세포는 손상 없이 재생된다. 그러나 세포가 완전히 손상되거나 암세포가 되면, 그 세포를 세포자살로 몰아간다.[18] 따라서 세스트린은 항상성을 유지하고 회복하는 데 아주 중요한 성분이다.[19]

세스트린은 과식의 영향으로부터 우리를 보호하기 때문에, 오늘날과 같은 '끝없는 여름'의 환경 조건에서 특히 중요하다.[20] 쥐 실험에서 세스트린이 결핍된 쥐에게 고지방식을 먹였을 때 포도당 과민증, 인슐린 저항성, 지방간이 발생했는데, 이 모든 증상은 mTOR 과활성화에서 비롯한 것이다.[21] 그런데 다른 실험에서, 세

스트린은 고지방식을 먹인 쥐에서 mTOR을 억제해 인슐린 저항성이 나타나는 것을 방지했다.[22]

이쯤 되면, 언제 다시 마이크로바이옴 이야기로 돌아갈 것인지 슬슬 궁금해졌을 것이다. 좋은 소식을 전하자면, 마이크로바이옴 이야기로 돌아갈 때가 이제 됐다! 솔직히 이 책을 준비하려고 연구를 시작하기 전까지는 이런 연관성을 의식하지 못했었다. 연관성을 발견하고 나 스스로도 깜짝 놀랐다. 그럼 자세히 한번 알아보자.

2020년, 연구자들은 당뇨병이 있는 쥐의 세스트린 수치를 조사해서, 이 쥐들의 세스트린 수치가 건강한 쥐와 비교해 현저히 낮다는 사실을 발견했다. 잘 알듯이 세스트린은 대사성 질환을 예방하기 때문에, 이것은 타당한 결과다. 그런데 여기서 흥미로운 사실이 발견된다. 당뇨병에 걸린 생쥐에게 프로바이오틱스인 락토바실러스 델브루에키Lactobacillus delbrueckii를 투여하자 세스트린 수치가 높아지고 혈청 포도당 수치는 낮아졌다.[23] 기본적으로 프로바이오틱스는 쥐의 세스트린 수치를 높임으로써 당뇨병을 완화했다. 그런데 어떻게 그럴 수 있었던 걸까?

장내 미생물이 가장 좋아하는 먹이이기도 한 폴리페놀이 세스트린을 활성화하기 때문이다! 베리류, 양파, 포도, 브로콜리, 감귤류에 들어 있는 플라보노이드의 일종인 케르세틴quercetin은 세스트린을 강력히 활성화하고 대장암 세포의 mTOR을 사용 용량에 비례한 강도로 억제한다.[24] 폴리페놀인 레스베라트롤도 세스트린 유전자를 활성화하고 대사 질병으로부터 우리를 보호하는 것으로 밝혀졌다.[25] 앞에서 레스베라트롤은 세포 DNA를 복구하고 보호하는 시르투인 1도 활성화한다고 설명했다. 그런데 시트루인1은 mTOR도 억제하는 것으로 밝혀졌다!

폴리페놀은 시트루인1 과 세스트린을 통한 두 가지 방식으로 mTOR를 조절한다. 잘 알다시피 장내 미생물이 폴리페놀을 활성화해서 세포에 보내는 신호 전달 장치로 사용한다는 점을 고려하면, 이런 작용은 완벽하게 이치에 맞는다. 이 경우 장내 미생물은 폴리페놀을 이용해서, 세포들에게 성장을 멈추고, 결함 있는 세포를 찾아 없애고, 건강한 세포를 정화하고, 세포 DNA를 복구하고 보호하도록 지시한다. 이런 작용은 장내 미생물이 그들의 언어를 사용해(다만 그들이 사용할 적절한 언어가 갖춰져 있을 때) 우리를 돌보는 여러 방법 중 하나다.

mTOR, 장, 유전자 발현

지금 우리가 살펴보는 피즐에서 맞춰야 할 조각이 하나 더 있는데, 바로 우리 유전자와 관련된 부분이다. 물론 우리 몸에 있는 유전자는 세균 유전자가 인간 유전자가 훨씬 더 많지만, 인간 유전자도 여전히 상당히 중요하다. 그렇더라도 장내 미생물은 인간 유전자를 활성화하거나 억제하는 네 엄청난 역할을 한다.

인간의 모든 DNA는 세포핵 내에, 히스톤histone이라고 불리는 단백질 수백만 개에 단단히 싸여 있다. 히스톤은 기본적으로 DNA에 있는 엄청난 양의 데이터를 체계화해서, 세포핵의 작은 공간에 데이터가 들어갈 수 있게 한다. 따라서 히스톤에 영향을 주는 모든 요인은 유전자 발현에도 영향을 미친다. 예를 들어 히스톤 수치에 생기면 특정 유전자가 상향 조절되거나 억제될 수 있다.

흥미롭게도 어느 실험에서 초파리를 라파마이신(기억하듯이 mTOR를 억제하는 약물)으로 처치하자, 장 세포의 히스톤 수치가 증가했다. 그리고 이처럼 히스톤 수치가 높아지자 DNA가 재구성되고 자가포식과 관련된 유전자가 활성화됐다. 이제 과학자들은 히스톤이 라파마이신과 장수를 연결짓는 연결고리라고 믿는다. 라파마이신은 장내 히스톤 수치를 증가시켜서, 결과적으로 DNA를 재배열한다. 이렇게 되면 자가포식이 증가하고, 장벽이 보호되면서 건강히 오래 살 수 있게 된다.[26]

그러나 히스톤의 역할은 이것뿐만이 아니다. 히스톤 탈아세틸화효소Histone deacetylase, HDAC는 히스톤의 아미노산인 리신lysine(라이신)에서 아세틸기acetyl group를 제거하는 효소다. 이해하기 복잡한 내용이지만, 지금으로써는 우선 히스톤 탈아세틸화효소가 있으면 히스톤이 DNA를 더 단단히 감을 수 있게 돼서 DNA에 접근하기가 어려워진다는 사실만 알아두면 된다. 지시 사항이 적힌 인쇄물이 너무 촘촘하게 돌돌 감겨 있어서 적힌 내용을 읽을 수 없는 것과 마찬가지다. 히스톤 탈아세틸화효소 그 밖에도 여러 문제를 일으키는데, 그중에도 특히 암세포가 성장하고 증식할 수 있는 환경을 만든다. 그런 건 우리가 절대 원하지 않는 상황이다. 히스톤 탈아세틸화효소의 작용을 억제할 수 있는 무언가가 있다면 얼마나 좋을까….

억제할 수 있는 성분이 있다! 히스톤 탈아세틸화효소 억제제는 의학에서 기분 안정제로, 항간질제, 소염제, 구충제로 사용되어 왔다. 또한, 암을 치료하고 종양 세포의 자가포식을 유도하는 데도 사용된다.[27] 그런데 세계에서 가장 강력한 히스톤 탈아세틸화효소 억제제 중 하나가 무엇인지 아는가? 바로 장내 세균이 생성하는 짧은사슬지방산인 뷰티르산이다.[28] 다른 짧은사슬지방산도 히스톤 탈아세틸화효소 억제제 역할을 하지만, 뷰티르산은 히스톤 탈아세틸화효소의 활동을 억제하고, 암세포의 증식을 막고, 특정 유전자 발현을 촉진하는 데 가장 효과적이다.[29]

다시 처음의 이야기로 돌아가서, 애초에 장내 미생물군 생태계가 견고하고 안정적이라면 히스톤 탈아세틸화효소, 라파마이신, 세스트린, mTOR를 억제하는 방법들에 대해 걱정할 필요가 없다. 장내 미생물이 이를 비롯한 대부분의 문제를 알아서 처리해 줄 것이기 때문이다. 하지만 장내 미생물이 우리를 위해 그렇게 일해줄 수 있으려면, 먼저 우리가 적절한 시간에 적절한 음식을 먹어서 장내 미생물을 도와야 하는데, 다음 장에서는 그 방법을 자세히 알아볼 것이다.

10장. 대장 체크! 식사 주기

 대장 체크! 프로그램의 기본 토대 중 하나는 장내 생태계의 건강을 극대화하는 방향으로 식사 일정을 조절하는 것이다. 간단히 말해서, 앞으로 음식 섭취 시간을 하루 중 짧은 시간으로 압축하게 될 것이다. 내가 몇 년 전에 시간 제한 식사법에 대한 글을 쓰기 시작한 이후, 이런 식사 습관은 '간헐적 단식intermittent fasting'이라는 명칭으로 하며 사람들 사이에 꽤 유명해졌다. 이렇게 널리 알려졌다는 건, 내가 20년 전에 처음 환자들에게 이 방법을 권했을 때 환자들이 느꼈던 것만큼 그렇게 크게 겁나는 도전으로 느껴지지 않을 것이라는 의미였으면 한다. 이 방법을 따르면서 굶주릴 일은 없을 것임을 보장한다. 오히려 그 어느 때보다 몸의 영양 상태가 더 좋아질 것이다.
 우리가 앞으로 실천할 이 계획은 장내 미생물이 원하는 식사법이라는 내 말을 전적으로 신뢰해도 좋다. 지금쯤이면 장내 미생물이 원하는 것을 주어야겠다는 결심이 확고해졌을 것이다. 시간 제한 식사법은 마이크로바이옴의 짧은사슬지방산 생성에 변화를 주어, 열 발생thermogenesis을 증진한다.[01] 또한, 미토콘드리아의 짝풀림을 유도하는 케톤을 생성해서, 마찬가지로 열 발생을 증진하고 장벽을 강화한다. 혹시 기억을 못 할 수도 있으니 다시 설명하면, 열 발생은 체중 감소, 활력, 건강을 촉진한다.[02]

그리고 다시 말하지만, 소화 과정은 장벽에게 큰 부담이며, 실제로 이 과정에서 장벽은 가장 심한 스트레스를 받는다. 게다가 소화 과정에 지질다당류가 지방 분자 전달물질인 킬로미크론chylomicron에 올라타고 몸속으로 진입한다. 이때는 장벽과 면역계가 렉틴과 다른 파괴자들의 공격에 가장 취약한 상태에 놓여 있는 시기다.

시간 제한 식사법을 따르는 것이 옳다고 확신하면서도, 여전히 현실적인 어려움 때문에 고민할지 모른다. 그 마음은 나도 이해한다. 내가 고안한 프로그램에서 이상적인 식사 시간대에 도달할 때까지 서서히 시간을 조절해 나가는 것도 그 때문이다. 음식을 먹는 시간대를 서서히 압축하면 몸의 대사 유연성을 키우는 데 도움이 될 텐데, 이 프로그램과 다른 모든 식이요법 프로그램의 효과를 제대로 보려면 대사 유연성이 반드시 선행되어야 한다.

안타깝지만 이 책을 읽고 있는 독자들 대부분은 대사 유연성이 저하되어 있을 가능성이 크다. '건강한' 체중을 유지하는 사람들의 절반은 대사 유연성이 저하된 상태이며, '과체중' 범주에 속하는 사람의 88퍼센트, '비만'으로 분류된 사람의 99.5퍼센트도 마찬가지다. 인구통계학적으로 이 범주에 속하는 사람들은, 몸이 포도당을 태우는 것에서 아데노신삼인산(ATP)을 생성하는 유리지방산을 분비하는 것으로 전환할 수가 없다. 설사 그럴 수 있다 해도, 혈중 인슐린 수치가 높으면 지방 세포가 유리지방산을 방출하지 못하게 된다. 만약 몸에서 유리지방산이 분비되지 않으면, 케톤이 생성되지 못한다. 케톤을 생성할 수 없게 되면, 지극히 중요한 장벽의 세포들을 포함한 세포 복구 시스템이 갖춰지지 못한다.

이런 통계에 주눅 들어서 단념하지는 말자! 천천히 시작해서 대사 유연성을 서서히 키워 나가면, 이 프로그램의 효과를 완전히 누릴 수 있을 것이다. 천천히 시작하면 음식에 대한 갈망도 훨씬 덜하고 전체 과정이 훨씬 수월해질 것이다. 이를 위해, 처음에는 식사 시간대(24시간 내에 먹을 수 있는 시간)를 12시간으로 정하고, 거기서부터 차츰 줄여나가는 방식으로 진행할 것이다. 앞으로 5주 동안 식사 시간대를 매주 조금씩 줄여서, 가능하면 식사 시간대를 하루 중 6~8시간으로 제한할 것이다. 그리고 잠자리에 들기 최소 3시간 전에는 식사를 중단하게 될 것이다. 그렇게 하면 몸, 미토콘드리아, 장내 미생물, 뇌가 휴식하고, 복구하고, 재생하는 데 필요한 시간을 확보할 수 있다. 이 식사법에서 아마도 가장 좋은 점은 식사 시간대 제한을 주중에만(월요일~금요일에만) 유지하면 된다는 점일 것이다. 주말에는 각자의 일정에 맞춰서 식사 시간대를 조금 더 유연하게 관리해도 된다.

주간 식사 계획은 다음과 같이 진행된다.

1주차: 월요일부터 금요일까지 오전 8시에 아침 식사를 시작하고 오후 7시까지 하루의 마지막 식사를 마친다. 이 정도면 해볼만 하지 않은가? 주말이 되면, 이성적인 판단이 미치는 범위 내에서, 조금 더 유연하게 식사 스케줄을 관리해도 좋다. 다만 야식은 삼가야 한다. 대장 체크! 프로그램에서 규정한 권장 식품과 금지 식품, 먹어도 되는 식품 목록을 준수한다면, 아침은 원하는 시간에 먹어도 된다.

2주차: 아침 식사 시간을 한 시간 늦춰서 9시에 금식을 해제한다(첫 끼를 먹는다)는 점을 제외하면, 1주차와 거의 같다.

3주~5주차: 매주의 기본 일정은 같지만, 아침 식사 시간을 1주가 지날 때마다 1시간씩 뒤로 늦춘다. 즉, 3주차에는 오전 10시에 아침 식사를 하고, 4주차에는 11시 그리고 5주차에는 12시에 아침을 먹는 것이다. 그래서 5주차가 되면 하루 중 식사 시간대가 단 7시간(정오~오후 7시)으로 압축된다.

참고사항: 저녁 7시를 하루의 식사가 끝나는 시간으로 정한 것은, 그 시간대가 대부분의 환자들의 생활 리듬과 가장 잘 맞는 듯했고, 취침 전에 3시간을 보내고 잠자리에 들 수 있기 때문이다. 하지만 여기서 제시한 식사 시간대는 절대적인 것이 아니다. 일이나 가정의 상황으로 인해 이와 다른 일정을 계획해야할 수도 있다. 오전 9시에 첫 식사를 하는 것이 생활 리듬에 더 잘 맞으면 그렇게 하되, 마지막 식사를 오후 4시까지 마치차. 이 계획의 핵

심은 하루 중 음식을 섭취하는 시간대를 서서히 줄여서, 6~8시간으로 만드는 것이다. 시간대가 언제 시작되고 끝나는지는 중요하지 않다.

 주말에는 조금 더 유연성 있게 진행하면서 첫 5주를 계획대로 잘 지켜내면, 시간 제한 식사법은 어떤 생활방식에든 적용할 수 있다는 사실을 금세 알게 된다. 그리고 첫 5주 일정을 마치면 약간의 변화가 느껴질지 모른다. 우선은, 신진대사가 더 유연해질 것이다. 더 좋은 점은 짧아진 식사 가능 시간대에 익숙해져서, 더는 어려운 일로 느껴지지 않는다는 사실이다.

대장 체크! 프로그램의 요령과 비법

 이 프로그램을 시작하고 처음 2주는 다소 힘들 수도 있다. 특히 아침에 일어나자마자 아침 식사를 하는 데 길들여져 있다면 더욱 그렇다. 좋은 점이 슬슬 느껴질 정도로 프로그램을 충분히 오래 지속하면, 장내 미생물과 미토콘드리아가 보낸 적절한 메시지가 대사 작용에 전달되면서 공복감이 사그라들 것이다. 하지만 배고픔을 참기가 힘들다면, 그럴 때 도움이 될 몇 가지 비법이 있다.
 첫째, 수분을 충분히 섭취하도록 한다. 수분이 충분히 공급되면 허기가 덜 느껴진다. 나는 물에 녹아 있는 독소를 제거한 정수기

물을 마실 것을 권장한다. 가정용 역삼투압 정수기를 집에 설치하는 방법을 고려해보자. 최근에는 배관이나 호스가 보이지 않게 조리대에 간편히 설치하는 제품도 나와 있다.

마실 물을 직접 선택할 수 있는 상황이라면, 산 펠레그리노San Pellegrino 탄산수를 추천한다. 이 탄산수는 pH(산성과 알칼리성의 정도)가 균형 잡혀 있을 뿐 아니라, 시중에 나와 있는 모든 생수 중에서 가장 깨끗하고 유황 함유량이 높다. 그리고 기포를 형성하는 이산화탄소가 장기와 뇌로 들어가는 혈류에 도움이 될 수 있다.

음료를 선택할 때 폴리페놀을 첨가하면 덤으로 효과를 볼 수 있다. 녹차나 홍차, 블랙커피로 아침 카페인 섭취 습관을 마음껏 즐겨도 된다. 이런 차 종류에는 장내 미생물의 좋은 먹이인 폴리페놀 성분이 풍부하다(그리고 일반적인 믿음과 달리, 차를 마셔도 체내 수분을 잃지 않는다). 카페인은 그 자체로 미토콘드리아의 짝풀림제로 작용한다는 사실을 기억하자. 카페인을 즐기지 않는다면, 디카페인 커피를 마시거나 폴리페놀 성분이 함유된 민트 등의 허브가 들어 있는 허브티를 마셔도 좋다. 그리고 커피에 넣는 크림을 포기할 준비가 아직 안 됐다면, 시중에 나와 있는 케토 MCT 커피 크림 중에 선택해서 넣어 마시도록 하자.

물에 약간의 풍미와 발효된 폴리페놀의 효능을 더하려면, 발사믹 식초나 발효 사과즙apple cider 식초를 약간 첨가해서 상큼하게 마셔도 좋다. 발효식품(또는 음료)을 섭취하면 면역계를 훈련시키는 등의 여러 이점 외에도, [03] 건강을 증진하는 성분인 공액리놀레산conjugated linoleic acid, CLA의 수치가 높아진다. [04]

또 다른 유용한 비법은 MCT 오일을 섭취하는 것이다. MCT 오일(케톤 생성 효과가 더 큰 C8이나 C10 종류가 좋다)을 한 스푼씩, 하루에 세 번 먹어보자. 기운이 없어 힘든 시기를 견디기 위해 처음에 찻숟가락 한 스푼으로 시작해서 나중에는 밥숟가락 한 스푼으로 늘릴 수 있다. 그런데 주의할 점이 있다. MCT 오일을 섭취한 후 위장 장애가 겪는 사람들도 있으며, 이런 증상은 특히 여성들에게서 흔히 나타난다. 그래서 나는 환자들에게 처음에는 소량만 섭취하고 서서히 양을 늘려나가도록 권고한다. 사람에 따라서는 커피에 넣는 크림 제품으로 나온 MCT 파우더가 몸에 훨씬 더 잘 받기도 한다. MCT 오일의 좋은 점은 단식을 중단시키지 않는다는 것(즉 단식 상태가 유지된다는 것) 그리고 당연히 케톤을 생성한다는 데 있다.

배고픔의 고통을 잠재우는 아주 좋은 방법은 프리바이오틱 섬유소나 발효식품의 섭취량을 늘리는 것이다. 다시 말하지만, 장내 미생물들이 만족하고 행복해하는 환경을 만드는 것이 핵심이다. 프리바이오틱 섬유질을 식사할 때 먹는 음식으로 섭취해도 되지만, 내가 찾은 가장 좋은 방법은 차전자피(질경이 씨앗의 껍질)나 아마씨 가루와 같은 프리바이오틱 섬유질 분말 한 스푼을 물에 섞은 다음 발효 사과즙 식초나 다른 종류의 식초 한 스푼을 넣어서 마시는 것이다. 이 방법이 마음에 들지 않는다면, 장내 미생물의 먹이가 되는 무칼로리 감미료인 알룰로스^{allulose}를 넣어 달콤하게 마셔도 좋다. 이런 것들은 섭취해도 소화작용이 일어나지 않아서 단식을 중단시키지는 않으면서도, 장내 세균에게는 최고의 아침 식사가 될 것이다. 장내 세균은 뷰티르산을 생성하기 시작하고, 배가 부르니 더는 먹이가 필요하지 않다는 메시지를 뇌에 보낸다. 대단하지 않은가!

또 다른 비법은 MCT 카프라치노^{capraccino}를 먹는 것이다. '카푸치노^{cappuccino}'의 오타가 아니다. 카프라치노가 맞다. 카프라치노는 내가 만든 용어로, 이것을 염소 속屬을 뜻하는 라틴어 '카프라^{capra}'와 카푸치노를 합성한 것이다. 커피와 염소 우유로 만든 이 맛있는 음료는 미토콘드리아 짝풀림을 촉진하며, MCT 오일이 잘 안 맞는 사람들에게 도움이 된다. 카프라치노는 단식 시간을 연장해야 할 필요 없이 그날을 시작할 수 있는, 맛도 좋고 몸에도 좋은 음료다.

그리고 나는 견과류도 늘 챙겨 먹는다. 공복감을 견디기 힘들 때마다 견과류를 30그램(한 움큼) 정도씩 먹어보자. 이럴 때는 소금이 첨가된 견과류가 가장 좋다. 나는 폴리페놀 함량이 높은 구운 바루^{barùkas}와 열대 식물 사차인치$^{sacha\ inchi}$ 씨앗을 구입해서, 그 위에 요오드가 첨가된 고운 천일염(바닷소금)을 뿌려 먹는다.

일반적으로, 식사 시간대를 단축하려고 노력 중일 때는 소금 섭취량을 늘리는 것이 유익하다. 다시 한번 말하지만, 소금은 건강의 적이 아니다! 케톤은 사실 통풍을 일으키는 요산과 경쟁해서, 요산이 소변으로 배출되지 못하게 막는다. 하지만 일일 소금 섭취량을 한 티스푼 정도 늘리면 문제를 해결할 수 있다. 다만 이때 먹는 소금은 요오드가 포함된 천일염(바닷소금)이어야 한다. 핑크솔트를 비롯한 다른 여러 종류의 소금에는 요오드가 들어 있지 않다.

나는 LMNT 사에서 제조한 것과 같은 전해질 대체 분말도 좋아한다. 우리 회사에서 운영하는 영양 보충제 브랜드인 건드리MD[Gundry MD]에도 자체 개발한 전해질 대체제가 있다. 그렇지만, 사람들이 많이 찾는 일반적인 전해질 음료는 무설탕 제품이라도 마시지 않는 편이 좋다. 이런 음료에는 장내 미생물을 죽이는 독성 인공 감미료가 많이 들어 있기 때문이다. 이런 음료는 멀리해야 한다!

배가 많이 고플 때는 견과류나 코코넛으로 만든 에너지바를 먹어도 좋다. 2021년에 발표된 흥미로운 연구에서, 내 친구이자 동료인 서던캘리포니아대학교[USC]의 발터 롱고[Dr. Valter Longo] 박사는, 열량이 200칼로리 정도이고 대부분이 견과류로 구성된 패스트바[Fast Bar]라고 불리는 에너지바를 먹어도 시간 제한 식이요법을 따르는 사람들의 케톤 생성이 방해되거나 혈당이 높아지지 않는다고 보고했다. 정말이다. 견과류로 만든 에너지바를 먹는다고 해서 밤 사이의 단식 기간에 시작된 생긴 케톤 생성이 중단되지는 않는다. 견과류 한 줌이나 견과류 에너지바를 중간에 먹는다고 케톤 생성

노력이 방해받지 않는다는 뜻이니, 우리에게는 반가운 소식이다. 견과류는 참기 힘든 공복감을 다스리는 데에도 도움이 될 것이다.

배고픔을 극복하는 데 도움이 되는 또 다른 방법은 케톤염ketone salt이나 케톤에스테르ketone ester 형태로 된 케톤 보충제를 섭취하는 것이다. 믿기 힘들지 모르지만, 이런 보충제는 정말 효과가 있어서, 미토콘드리아에게 결합을 해제할 때가 됐다고 재빨리 전달한다. 게다가 이런 보충제는 전통적인 케톤 생성 식이요법과 마찬가지로 장 마이크로바이옴에 이로운 작용을 한다. 케톤염은 비교적 쉽게 구할 수 있지만, 케톤에스테르는 솔직히 너무 비싸고 맛도 형편없다. 내 환자들에게는 이런 보충제 보다는 구하기도 쉽고 먹기에도 더 좋은 MCT 오일이나 염소젖이나 양젖으로 만든 유제품을 권하는 편이다.

모든 방법을 다 썼는데도 식사 시간대를 단축하는 데 실패했다면, 속도를 더 늦춰보자. 내 환자들의 사례를 비추어 보면, 1주차는 누워서 떡먹기이지만, 2주차에 접어들면 배고프고, 짜증이 나고, 몸에 기력이 없어진다. 5주차까지 도저히 못 버틸 것 같은 마음이 자꾸 든다.

만약 이런 상황이 닥친다면, 1주차 스케줄을 한 주 더 연장하고, 그 다음 주부터 식사 시간을 매주 한 시간이 아니라 30분씩 줄여나간다. 이렇게 진행하면 이상적인 식사 시간대에 도달하는 데 5주보다 더 긴 기간이 걸리겠지만, 그렇더라도 결국에는 목표에 도달할 것이다!

　장담하는데, 결국에는 불편함을 편히 받아들일 수 있다. 그러면 그 반대의 효과가 나타나서, 식사 시간대를 단축하는 것이 편해지고, 이렇게 먹지 않는 것이 오히려 더 불편해진다. 이런 변화가 나타나면 내 환자들은 하나 같이 충격을 받는다. 그런데 생각해보면 놀랄 일도 아니지 않은가? 이제는 장내 미생물이 주도권을 쥐고 있어서, 우리는 마음 편히 지낼 수 있다!

　그런데 어떤 날은 유독 힘이 들어서 심리적인 활력과 각성이 필요하기도 하다. 중요한 프레젠테이션이 있었거나 격한 운동을 했던 날일지 모른다. 이런 경우에는 아침을 조금 더 일찍 먹거나, 집을 나서면서 견과류 에너지바(또는 견과류)를 조금 먹으면 된다. 다음 날이 되면, 정상 궤도로 복귀할 수 있다. 식이요법과 생활방식에 변화를 줄 때마다 어려움과 좌절을 경험하는 건 흔한 일이다. 자기 자신에게 조금 더 관대해지고, 계속 이 변화를 지켜나가기 위해 최선을 다하자.

약간의 융통성을 둔다

　지금까지 기본적인 진행 계획을 살펴봤는데, 이런 형태의 시간제한 식이요법의 가장 큰 장점 중 하나는 어느 정도의 유연성이 허용된다는 점이다. 식사 시간대를 단축하는 데 주력하고 있는 한,

각자의 생활방식에 가장 잘 맞는 방향으로 식사 일정을 조정해도 괜찮다. 예를 들어, 내 환자들 중에는 특정 시간에 아침식사를 하는 것에 집착하는 경우가 있다. 그런 이들은 뱃속을 든든히 채우고 하루를 시작해야지, 그렇지 않으면 남은 하루에 몸과 정신이 제 기능을 못할 것이라고 생각한다. 이런 사람들에게는 두 가지 선택지가 있다. 하나는 견과류 에너지바를 먹는 것이고, 다른 하나는 내가 라마단 방식 Ramadan option이라고 이름 붙인 방법을 따르는 것이다.

이슬람교에 대해서 잘 안다면, 이슬람 달력의 아홉 번째 달을 라마단이라고 한다는 사실을 알고 있을 것이다. 전통적으로 이 기간에 독실한 이슬람 신자들은 동틀 때부터 해가 질 때까지 금식하면서 기도를 올린다. 대부분의 가정에서는 일찍 일어나서 해가 뜨기 전에 간단하게 아침 식사를 하고, 그 이후 해가 질 때까지는 아무것도 먹고 마시지 않는다. 저녁 식사는 가족들이 함께 모여 밥을 먹으며 축하하는 시간이다.

여기서 이런 전통을 언급한 건, 이런 식사 일정을 따르면 하루 중 음식을 먹는 시간대를 짧게 압축할 수 있기 때문이다. 라마단 전통을 따르는 사람들은 낮에 12시간 동안 금식하고 밤에 잠을 자면서 8시간동안 금식을 하기 때문에, 하루 24시간 중 20시간을 금식하는 셈이다.

그런데 이런 식사법이 전통적인 식사법보다 더 잘 맞는 사람들도 일부 있지만, 관련 연구에 따르면 라마단식 식사법이 체중 감량에 도움이 되지는 않는다. 나는 실제로 내 환자들을 통해 이런 현상을 확인했다. 환자들은 인슐린 수치가 떨어지고 혈액 검사 결과가 개선되는 등 시간 제한 식이요법과 관련된 건강 개선 효과를 대부분 나타낸다. 그런데 이런 식사법을 따르는 사람 중 절반 정도는 살이 빠지지 않는다. 나는 환자들의 식사 일지food diary를 검토하면서, 살이 안 빠지는 사람들에게서 나타나는 공통점을 발견했다. 그들은 늦은 시간에 저녁을 거하게 먹고, 후식으로 무화과나 대추야자 같은 말린 과일을 넉넉히 먹는 경향이 있었다. 체중의 변화가 전혀 없었던 이유는 이들이 섭취한 그 많은 양의 과당으로 해명할 수 있다!

라마단 방식으로 식사하면 체중을 감량하기 힘든 사람들도 있겠지만, 특히 체중 감량이 주요 목표가 아니라면, 라마단 방식의 식사 스케줄이 여전히 건강에 도움이 될 수 있다. 그리고 완전히 포기하는 것보다는 훨씬 나은 선택이다. 아침을 먹고, 점심은 건너뛰고, 저녁으로 하루의 식사를 마무리하는 식으로 시도해보자. 이 방식을 따르면서, 아침에 견과류 한 줌, 염소이나 양 치즈 한 조각, 견과류로 만든 에너지바를 먹는다면 효과가 더 클 것이다. 시간이 흐르면서 대사가 적절히 조절되고 더 유연해지면, 아침 식사 시간을 뒤로 더 늦출 준비가 되어 갈 것이다.

내 환자들 중에는 '하루 한 끼' 식사법을 선호하는 사람도 있다.

이미 일정 형태의 간헐적 단식을 하고 있었거나 이 계획의 첫 5주를 꽤 수월하게 넘겼다면, 하루에 한 끼만 식사를 하는 방법으로 진행에 박차를 가할 수 있다. 실제로 나는 일 년 중 대부분의 기간에 이런 식으로 시간 제한 식이요법을 따르고 있다. 1월부터 6월까지는 저녁 6시부터 8시 사이에 한 끼를 먹는다. 즉, 일 년 중 6개월 동안은 일주일에 5일, 하루 22시간 동안 단식하는 것이다.

극단적인 방법으로 느껴질지 모르지만(실제로 이 방법이 과연 가능한지 의심하는 사람도 많을 것이다!) 내가 보증하는데, 이런 방식의 식사가 가능한 건 물론이고, 시간이 지나면 생각보다 유지하기가 훨씬 쉬워진다. 그리고 그 효과는 이론의 여지 없이 확실하다! 환자들이 '하루 한 끼' 식사법을 시도하면, 혈액검사 결과에서 즉시 변화를 확인할 수 있다. 장이 음식을 소화하는 시간을 급격히 줄임으로써, 미토콘드리아가 짝풀림되고 건강히 기능하는 데 필요한 나머지를 제공할 수 있다.

나는 보통 매년 이 기간에 체중이 5~7킬로그램 빠졌다가 그 이후의 6개월 동안 정상 체중을 회복한다. 빠졌던 체중이 다시 찐다니, 어리석은 일 아닌가? 아니, 전혀 어리석지 않다. 우리 조상들이 일 년 주기를 어떻게 보냈는지 떠올려보라. 수렵채집 생활을 하던 시대의 사람들은 겨울과 봄 동안 제한된 식량 공급에 대처해야 했다. 물론 여름과 가을에는 먹을거리가 풍부했다. 우리 유전자와 장내 미생물의 유전자에 깊이 새겨져 있는 이런 계절인 요인을 고려해 접근하면, 장내 미생물과 미토콘드리아에게 그 혜택이 돌아갈 것이다. 이런 계절적 생체 리듬이 수백만 년에 걸쳐 우리 몸속과 장내 미생물 속을 흘러왔다. 그러니 이런 자연의 흐름에 반기를 들 이유가 어디 있겠는가?

혹시 이런 계절적 리듬에 따른 식사법을 시도해보고 싶다면, 정오에 음식을 먹기 시작해서 저녁 7시까지 모든 음식 섭취를 중단하는 5주차를 마친 뒤에 시작하는 것이 좋다. 6주차에는 처음 음식을 먹는 시간을 오후 1시로 늦추고, 7주차에는 오후 2시, 그 이후로도 매주 한 시간씩 늦추면, 11주 차에는 2시간 내에 하루 한 끼를 먹게 된다.

그리고 하루 한 끼 식사법을 고려 중인 사람들에게 전달하고 싶은 주의사항이 한 가지 있다. 케토시스^{ketosis}(혈액과 소변 속의 케톤체가 비정상적으로 생성, 축적된 상태로, 케톤증이라고도 불림—옮긴이)가 지속적으로 유지되는 것은 건강에 안 좋다는 것은 나를 비롯한 여러 사람이 수없이 증명한 사실이다. 인간은 오랜 기간 굶주리면서 건강하게 잘 살았던 적이 결코 없다. 우리는 포식하는 시기와 굶주리는 시기를 모두 보내는 것이 몸에 이롭도록 설계됐다. 그런데 계속해서 굶주리기만 한다면 어떻게 될까? 애당초 성공할 가망이 없다.

그러니 만일 하루 한 끼 식사법을 시도한다면, 주말에는 하루에 두 끼를 먹거나 세 끼 모두 챙겨먹어서 기운을 다시 얻을 수 있게 하자. 여기서 내가 라마단 방식과 하루 한 끼 식사법을 소개한 것은, 시간 제한 식사법을 도입할 방법이 많다는 것을 설명하기 위해서였다. 하루 중 음식을 섭취하는 시간의 폭을 줄이는 데 목표를 둔다면, 우리 자신과 장내 미생물에게 모두 잘 맞는 일정을 분명 찾을 수 있다.

자, 그럼, 언제 음식을 먹을지 살펴봤으니, 이제는 **무엇**을 먹을지 자세히 살펴볼 차례다.

11장. 플랜트 패러독스 2.0

내가 수술이나 약 처방보다는 식단 변화와 보충제를 주로 활용해서 환자들의 온갖 질병을 치료하고 건강을 회복시켜온 지 벌써 20년이 넘었다. 오해는 없었으면 한다. 그렇더라도 필요할 때는 환자들에게 약을 처방하고 있으며, 몇 년 전까지 심장 수술을 집도했다. 하지만 3개월마다(또는 식단을 바꾸거나 보충제를 추가할때마다) 혈액 검사를 받겠다고 자원한 수천 명의 환자들 덕분에, 어떤 보충제와 음식을 하루 또는 일 년 중 어느 시기에 어느 정도의 양을 섭취하면 환자의 혈액 검사 결과와 증상 모두에서 측정 가능한 차이가 생기는지가 상당히 명확히 드러나기 시작했다.

나는 녹색 생명력 에너지가 환자의 건강을 회복하는 데 모든 역할을 할 것이라는 히포크라테스의 신념에 경의를 표하며 이런 방식의 치료를 **회복의학**restorative medicine이라고 이름 붙이고, 그런 생명력 에너지를 억제하는 식습관과 환경적 요인을 파악하면 환자의 건강을 회복할 수 있다고 믿어왔다. 초창기의 연구 활동을 바탕으로 한 내 첫 저서《건드리 박사의 식습관 진화: 해로운 유전자 발현을 억제하고 살을 완전히 빼는 법》을 2008년에 출간됐다.

그 책에 다양한 자가면역질환을 치료할 방법들을 소개했고, 책의 출간 직후부터 자가면역질환 환자들이 내 진료실을 점점 더 많이 찾기 시작했다. 나는 외과 전문의이기 때문에 자가면역질환 자체에 대해서는 많이 알지 못한다고 환자들에게 말했다. 하지만 이식 면역학transplant immunology을 연구하는 사람으로서, 면역 체계가 무엇을 찾고 어떻게 행동하는지에 대해서는 잘 알고 있었다. 나는 환자들에게, 함께 '놀면서' 배우겠다는 마음 자세라면, 내가 기꺼이 함께할 것이라고 말했다!

그런데 만일 누군가가 20년 전에 '**장 누수**'라는 용어에 대해 어떻게 생각하는지 내게 물었다면, 나는 아마 그런 개념은 사이비 과학이라고 말했을 것이다. 그런데 예일 대학교 학부생 시절에 인간의 진화 생물학에 대해 연구했던 경험 덕분에, 인류가 수백만 년 동안 특정 유형의 음식만 먹도록 적응해서, 최근(지난 만년에서 500년 사이를 의미한다)에 추가된 음식들을 인간의 면역계가 우호적으로 받아들이지 못할 수도 있다는 사실을 알게 됐다.

그래서 환자들에게 지난 만 년 동안 인류가 도입한 '현대적인' 식품을 식단에서 빼도록 지시하자, 환자들의 혈액 검사 결과와 건강 상태에 놀라운 변화가 나타났다. 그 프로그램을 실천한 사람의 약 90퍼센트에서 건강이 회복되고, 자가면역질환 지표와 증상이 개선되고, 관상동맥 질환이 호전되고, 관절염과 당뇨병이 나아지고, 편두통이 가라앉는 등의 변화가 나타났다. 이는 대단히 놀라운 일이었기에, 나는 관련 내용을 다룬 두 번째 책《플랜트 패러독스: 우리가 건강해지려고 먹는 '식물들'의 치명적인 역습》을 2017년에 출간하여 비평가와 대중의 호평을 받았으며, 그 이후는 굳이 말하지 않아도 잘 알 것이다.

《플랜트 패러독스》와 뒤이어 나온 '패러독스' 제목의 책 시리즈가 이토록 꾸준히 인기를 끌고 있는 이유는 무엇일까? 이유는 단 하나다. 효과가 있기 때문이다! 놀라운 성공 사례를 담은 이메일과 메시지가 단 하루도 빠짐없이 날아들었다. 그래서 그 이후로 내가 마음 느긋히, 수고했다고 스스로 격려하면서 편한 길을 걸어왔을 것이라고 생각할 것이다.

하지만 정반대의 일이 일어났다. 나는 요즘에도 주말을 포함해서 일주일에 6일 동안 환자를 진료한다. 왜 그렇게까지 하는 걸까? 좋은 비유는 아닌 것 같지만, 마치 사탕 가게에 들어간 아이처럼, 환자들이 스스로 '치유되는' 모습을 아무리 보고 또 봐도 질리지 않기 때문이다. 내 권고를 따르는 사람의 약 90퍼센트는 건강이 극적으로 개선하거나 자가면역질환이 호전되는 결과를 얻는다고 앞에서 이야기했다. 이 말은 환자의 약 10퍼센트는 개선 효과가 아예 없었던 것은 아니지만 '치유'되지는 않았다는 뜻이다. 어떤 점이 부족해서였을까?

그것이 바로 이 장의 주제다. 즉《플랜트 패러독스》를 세상에 내놓은 이후의 7년에 가까운 세월에 내가 새로 알게 된 내용을 여기서 다루려고 한다. 내가 쓴 다른 책들도 그렇겠지만, 이 책에도 독자들이 별로 마음에 들어하지 않을 사실과 권고사항이 있을 것이다. 미안하게 됐다. 하지만 그동안 놓쳤던 요인이 무엇인지를 발견하면 환자들은 뭔가 깨달은 얼굴을 하고서 "제가 그럴 줄 알았다니까요!"라고 말하곤 한다. 이 책을 읽는 독자들 그럴 것이라고 믿는다.

음식 민감성과 장 누수 증후군

현재 하버드대학교에 몸담고 있는 알렛시오 파사노(Dr. Alessio Fasano) 박사와 다른 많은 학자들의 연구로, '장 누수', 즉 장 투과성의 과학은 이제 확실히 입증되고 정립됐다. 그뿐 아니라 이미 널리 알려진 것들을 포함해, 장 누수 증후군에 관한 메커니즘이 끊임없이 밝혀지고 있다. 그리고 2007년에 시작해 2016년에 마무리된 미국 국립보건원의 인간 마이크로바이옴 프로젝트Human Microbiome Project 덕분에, 지금껏 밝혀지지 않았던 장내 미생물 군집의 '은하계'가 최근에야 발견됐다. 더욱이 장 누수를 측정하고 정량화하거나, 장에 서식하는 미생물 개체군을 파악하는 더 나은 검사법이 매해 새롭게 개발되고 있다. 이런 발전 덕분에, 나를 비롯한 이 분야의 많은 전문가들은, 알려진 방법을 실천하고도 환자들 10퍼센트는 개선 효과가 크지 않았던 이유를 알아내는 데 필요한 정보를 얻을 수 있었다.

내가 진료하는 병원에서는 환자의 혈액과 소변을 채취해 실시하는 바이브런트 웰니스Vibrant Wellness, https://www.vibrant-wellness.com/라는 검사법으로 장 누수, 음식 민감성, 환경 독소, 곰팡이 독소, 중금속 등을 검사한다. 그리고 그보다 앞서 셀리악병(글루텐 과민증의 극단적인 형태), 항조눌린anti-zonulin 면역 글로불린 G와 A, 항액틴anti-actin 면역 글로불린 G와 A, 항지질다당류anti-LPS 면역 글로불린 G와 A를 이용한 장 투과성, 밀배아응집소 항체, 글리아딘gliadin과 글루테닌glutenin 등 글루텐을 구성하는 여러 단백질 항체, 비글루텐 단백질 항체 등을 검사하는 검사법이 개발됐다. (참고로, 밀 단백질의 약 25퍼센트는 글루텐이 아니다.) 사람들은 이 모든 검사들을 통틀어서 '밀 줌 렌즈Wheat Zoomer'라고 불렀다. (화상 회의 플랫폼 '줌Zoom'이 나오기 전에 지어진 이름이다.)

그 이후, 옥수수에 들어 있는 여러 단백질에 대한 항체는 '옥수수 줌 렌즈Corn Zoomer', 렉틴 함유 식품에 대한 다양한 항체는 '렉틴 줌 렌즈Lectin Zoomer', 유청, A1 카제인, A2 카제인을 포함한 유제품의 여러 단백질에 대한 항체는 '유제품 줌 렌즈Dairy Zoomer', 달걀흰자와 노른자에 들어 있는 단백질에 대한 항체는 '달걀 줌 렌즈Egg Zoomer'라는 이름의 검사로 실시됐다. 마지막으로 사람들이 가장 흔히 섭취하는 200가지 식품에 대한 항체(면역글로불린 G와 A)를 검사해서 식품 민감도를 파악하는 검사도 개발됐다.

한 가지 짚고 넘어가자면, 음식 민감성은 음식 알레르기와는 다르다. 알레르기는 다른 종류의 항체인 면역글로불린 E(IgE)에 의해 유발된다. 예전에는 환자의 등에 핀으로 100군데쯤을 찔러 자국을 낸 뒤에 식품 알레르기 검사를 하곤 했다. (솔직히 나는 이 검사가 별 도움이 되지 않는다고 생각했다.) 하지만 음식 민감성은 이와 다른데, 설명하자면 다음과 같다.

일반적으로 우리가 섭취한 음식은 소화 효소와 장내 미생물 들에 의해 단백질에서 나온 아미노산 분자, 탄수화물에서 나온 포도당이나 과당 같은 당 분자, 지방산 분자로 분해된다. 이 중에서 지방을 제외한 나머지 분자들은 장 내벽의 세포를 지나서, 간으로 들어가는 정맥인 문맥門脈. portal vein으로 이동한다. 장 내벽에 틈이 생겼다면, 다시 말해 장 누수 증후군이 있으면, 분해되지 않은 음식 조각들이 벽을 통과했을 때 장벽을 둘러싸고 있는 면역계가 이를 '이물질'로 인식할 수 있다. 예를 들면 이렇게 생각하는 것이다. '저 브로콜리 조각이 여기서 뭘 하는 거지? 저런 건 본 적이 없는데. 이물질이니까, 항체를 만들어 뒀다가, 나중에 다시 보게 되면 공격하고, 병력을 소집해 염증을 일으켜야겠어.' 이때 만들어지는 항체는 면역 글로불린 E가 아니라 면역 글로불린 G와 면역 글로불린 A다.

지난 10년 동안 환자들을 대상으로 수천 번의 검사를 진행하면서 내가 어떤 사실을 발견하게 됐으며, 그것이 다른 모든 사람에게 의미하는 바는 무엇일까?

우선 장 누수를 검사하는 '밀 줌 렌즈' 검사부터 살펴보자. 자가면역질환이 확인된 환자의 100퍼센트에서 장 누수 증후군 표지자가 검출됐다. 이상! 과민성대장증후군[IBS]이 있는 모든 환자에게서 장 누수 증후군이 확인됐다. 이상! 관상동맥 질환을 앓고 있는 모든 환자도 장 누수 증후군이 있었다. 이상! 당뇨병 환자도 마찬가지였다. 설명이 과연 더 필요하겠는가?

밀과 관련된 검사 결과는 어떨까? 놀랍게도 치료를 시작하기 전 검사 단계에서 환자의 98퍼센트가 밀 배아응집소, 글루텐, 밀의 비글루텐 성분에 대한 강력한 면역 글로불린 G 항체를 가지고 있었다. 심지어 '글루텐 프리' 식이요법을 하면서 10년 동안 글루텐을 먹지 않은 환자들도 항체 양성 반응을 보인다. 어떻게 이런 일이 가능할까? 자세히 설명해보겠다.

우리는 모두 어릴 때 파상풍 주사를 맞았다. 그래서 몸에 파상풍 세균에 대한 면역 글로불린 G 항체가 형성돼서, 녹슨 못을 밟으면 면역계가 파상풍 세균을 인식하고 부대를 소집해서 균을 죽일 수 있다. 면역력은 시간이 흐르면 서서히 약해지기 때문에 10년쯤 지날 때마다 주사를 다시 맞아야 한다. 면역력이 유지되려면 문제가 되는 요인(항원)에 다시 노출돼서 항체가 더 만들어져야 한다.

밀 줌 렌즈 검사에서 밝혀진 사실은, 거의 모든 사람이 밀의 다양한 성분에 대한 강력한 항체가 형성되어 있다는 것이다. 기억하겠지만 밀배아응집소는 장 누수를 일으키는 글루텐과 달리, 입자 크기가 워낙 작아서 장 누수 없이도 장벽을 통과할 수 있는 부류의 렉틴이며, 통곡물에만 있다. 그리고 통곡물은 비교적 최근에야 식단에 도입됐다. 잘 알다시피 밀배아응집소는 혈관, 혈액뇌장벽, 관절의 외면, 안구 표층에 있는 글리코칼릭스와 결합한다. 모든 사람이 밀배아응집소에 대한 항체를 가지고 있어서, 우리 몸은 밀배아응집소와 그것과 결합한 모든 성분을 공격한다. 아직은 걱정하기에 이르다. 더 큰 문제가 기다리고 있으니 말이다.

밀을 먹지 않는 사람에게도 밀에 대한 항체가 있는 이유는 무엇일까? 하루 24시간 일주일 내내, 장 누수, 렉틴, 세균, 소화되지 않은 음식들이 장벽 틈으로 새어 나와 혈류로 들어오기 때문이다. 면역계는 우리가 지속적인 공격을 받고 있다고 믿고, 이질적인 성분에 대한 항체를 전부 활성화하고 공격 태세를 갖춘다. 나를 찾아오는 모든 환자가 이런 상태다. 말 그대로 어떤 병이나 문제로 진료실을 찾아왔는지 상관없이, 모든 사람이 밀, 호밀, 보리, 귀리의 다양한 성분에 대한 항체가 있다.

꽤 끔찍한 상황처럼 들리지 않는가? 하지만 좋은 소식도 있으니 잠시 기다리기 바란다. 틈 사이로 새어 나가던 장벽이 막히면, 면역 글로불린 G, 글루텐, 밀에 대한 모든 항체가 사라진다. 실제로 모두 사라져서, 검출이 안 된다. 장내 미생물이 아무런 문제 없이 잘 굴러가고 있고 자신들이 든든히 지키고 있으니 이제는 방아

쇠에서 손을 떼도 된다고 면역계에 '알려 주어서', 면역계가 뒤로 물러나는 것이다. 놀라운가? 사실 히포크라테스가 2천 5백 년 전에 이미 알고 있었던 이 사실(모든 질병은 장에서 시작된다는 사실)을 우리가 이제야 발견한 것뿐이다.

옥수수의 경우는 어떨까? 내 환자들을 조사했을 때, 장 누수가 있는 환자의 70퍼센트가 옥수수 단백질에 반응했다. 많은 사람이 옥수수에 마치 글루텐에 반응하듯 반응한다.

게다가 미국에서 재배되는 대부분의 옥수수는 유전자변형식품으로, 독소유전자에서 나오는 '크라이^{cry}'라는 단백질이 들어 있다. 이 단백질은 새로운 물질이기 때문에 사람들 대부분은 이에 대한 항체가 생긴다.

뽀빠이는 잘못 알고 있었다

이제는 렉틴에 대해 알아보자. 알다시피 렉틴은 포식자에게 먹히지 않기 위한 식물의 방어체계의 일부다. 《플랜트 패러독스》와 그 후에 쓴 책들에 렉틴을 함유한 식품 목록을 비교적 자세히 다뤘지만, 완선하지는 않다. 요즘에는 또 다른 종류의 렉틴인 아쿠아포르린$^{aquaporin, AQP}$ 검사도 병행한다. 식물은 잎의 기공을 통해 '호흡'하는데, 이런 기공을 통해 수증기가 들고 나며, 이산화탄소가 들어오고, 산소가 빠져나간다. 기공은 아쿠아포르린에 의해 통제된다. (참고로 아쿠아포르린은 물이라는 뜻의 아쿠아^{aqua}와 기공이라는 뜻의 포르^{pore}의 합성어다.)

사람에게도 식물의 아쿠아포르린과 거의 똑같은 작용을 하는 성분이 있는데, 장벽, 혈액뇌장벽, 신경 주위를 감싼 피막인 미엘린초$^{myelin\ sheath}$다. 분자 모방을 통해 특정 식물의 아쿠아포르린에 대한 항체가 생성되면, 면역계가 우리 몸의 아쿠아포르린인 미엘린초를 공격해 장 누수, 뇌 누수, 신경초 누수가 발생하고, 결국에는 다발성 경화증(MS)까지 생길 수 있다.

아쿠아포르린은 담배, 피망, 토마토, 감자, 대두, 옥수수 그리고 (놀랍게도) 시금치를 대부분의 가지속 식물에 들어 있다. 안타깝게도 다발성 경화증, 과민성 방광증후군, 브레인포그 환자 중 상당수가 시금치 아쿠아포르린에 대한 항체를 가지고 있으며, 이들 대부분은 시금치를 많이 먹는 경향이 있다. 자가면역질환이 있는 독자들에게 내가 해주고 싶은 조언은 아쿠아포르린이 들어 있는 식품을 피해야 한다는 것인데, 유감스럽게도 이 말은 시금치도 먹어서는 안 된다는 뜻이다.

유감스럽다는 말이 나온 김에, 내가 권고한 모든 방법을 실천하고도 A2 카제인, 염소젖, 양젖을 포함한 모든 유제품과 달걀흰자와 노른자에 대한 항체가 아직 완전히 사라지지 않은, 앞에서 말한 10퍼센트에 해당하는 사람들도, 다시 말하지만 걱정할 필요 없다. 장 누수가 해결되면 대부분은 서서히 이런 음식을 다시 먹을 수 있게 된다. 발효를 하면 카제인의 항원성이 훨씬 낮아진다는 연구 결과도 있는데, 이는 발효유 제품을 선호해야 할 또 하나의 이유다.[01]

그런데 육류는?

예전에 출간한 책에서, 모든 동물에는 글리코칼릭스를 감싸고 있는 당 분자(더 정확하게는 시알산)이 있다고 설명했다. 소, 양, 돼지, 들소에는 N-글리코릴뉴라민산^{Neu5Gc}이라는 분자가 있지만, 인간, 물고기, 닭, 기타 가금류에는 N-아세틸뉴라민산^{Neu5Ac}이라는 비슷하지만 완전히 똑같지는 않은 분자가 있다. 이 두 가지 분자는 산소 분자 하나만 차이가 날 뿐이지만, N-글리코릴뉴라민산은 우리 면역계에 낯선 존재다. 그래서 N-글리코릴뉴라민산이 들어 있는 음식을 먹으면 우리 몸에 이에 대한 항체가 생성된다. 그리고 이런 음식을 더 많이 먹을수록 항체가 더 많아진다.[02]

지금까지 주의 깊게 읽었다면, 어떤 이야기가 나올지 짐작이 갈 것이다. 붉은 육류 섭취가 심장병, 관절염, 암 발병 위험 증가와 관련이 있다는 사실은 수많은 연구들이 오래 전부터 계속해서 보고해왔다. 우리는 면역계가 N-글리코릴뉴라민산(이질적인 성분)에 반복적으로 반응하면 극도로 민감해져서 이와 비슷한 다른 분자, 즉 혈관, 혈액뇌장벽, 관절을 감싸고 있는 N-글리코릴뉴라민산에 반응하기 시작할 것이라고 추측했는데, 이는 분자 모방의 또 다른 예로 보인다.

붉은 고기류 섭취와 관상동맥 질환과 암 발병률이 높은 것 사이의 연관성이 자주 언급되는 이유가 이것 때문일까? 물론 연관성이 인과관계와 같지는 않다. 흥미롭게도, 암세포는 면역계를 눈속임하기 위해 N-글리코릴뉴라민산으로 자신의 존재를 은폐한다. 실제로 악성 종양에서는 N-글리코릴뉴라민산이 발견된다. 그런데 N-글리코릴뉴라민산은 몸에서 합성되지 않으므로, 식품에서 얻어야 한다. 이것이 붉은 고기 섭취와 암 사이의 연관성에 대한 설명이 될지 모르며,[03] 이런 주장에 힘이 실려 있었다. 지금까지는 말이다.

글리코칼릭스는 혈류와 백혈구가 혈관, 혈액뇌장벽, 관절의 표층과 상호작용하는 곳으로, N-아세틸뉴라민산 시알산 분자로 구성되는데, 이 분자들은 끊임없이 손상되고 다시 보충된다.

여기서 골치아픈 문제가 발생한다. 우리가 N-글리코릴뉴라민산이 들어 있는 음식을 먹으면, 이 성분이 소장에서 재빨리 흡수돼 글리코칼릭스와 쉽게 혼합될 수 있다. N-글리코릴뉴라민산이 든 음식을 많이 먹을수록, 원래 있어야 할 N-아세틸뉴라민산의 자리를 점점 더 많이 대체하게 된다. 그리고 N-글리코릴뉴라민산에 대한 항체가 갈수록 많이 생성되면서(이후의 일은 짐작할 것이다), 혈관, 뇌, 관절을 보호하기 위해 만들어진 구조물을 공격하는 일이 빈번해진다.

여기 더 무서운 사실이 있다. 뇌는 N-글리코릴뉴라민산을 아주 싫어한다. 그래서 N-글리코릴뉴라민산을 생성하는 동물조차도 절대 뇌에 들여보내지 않으려고 해서, 이를 적극적으로 차단한다.[04] 그런데 N-글리코릴뉴라민산이 혈액뇌장벽과 혼합되어 있으면, 혈액뇌장벽이 면역계로부터 공격받게 된다. 이에 따라 혈액뇌장벽이 손상되면, 손상된 틈으로 N-글리코릴뉴라민산이 침투해서 뇌에 신경염증을 일으킬 준비를 갖춘다.[05] 더 나아가 N-글리코릴뉴라민산이 혈액뇌장벽을 파괴하면, 단핵구증 mononucleosis에 감염됐을 때 단핵구증을 일으키는 앱스타인바 바이러스 Epstein-Barr virus, EBV가 뇌에 진입할 수 있다는 강력한 증거도 있다. N-글리코릴뉴라민산 항체 수치는 다발성 경화증 MS 환자들에게 매우 높은데, 이는 N-글리코릴뉴라민산이 앱스타인바 바이러스와 다발성 경화증(그리고 만성피로증후군) 사이에 작용하는 상당히 의심스러운 원인이라는 사실을 암시한다.[06,07]

게다가, N-글리코릴뉴라민산은 장벽을 파괴하는 주요 물질 중 하나이기도 하다.[08]

이렇게 되면, 이제는 연관성이 인과관계와는 다르다고 말할 수준의 문제가 아니다. 이제 우리는 붉은 고기와 이 모든 문제 사이의 연관성이 어디서 비롯하는지를 안다. 이 말은, 건강하게 풀을 먹으며 자란 소고기조차 먹으면 안 된다는 뜻일까? 방목한 양고기나 돼지고기도? 들소 고기나, 사슴 고기도 안 되는 걸까? 먹지 않는 편이 좋다는 것이 내가 환자들에게 제시하는 기본적인 내 의견이다. 세계 최대의 가축시장이 있는 도시인 오마하Omaha 출신인 내 입장에서도 무척 안타깝고 애석한 일이다. 문제를 완화할 수 있는 몇 가지 대안은 있다.

우선, 물론 N-글리코릴뉴라민산이 포함된 음식을 많이 먹을수록 이에 대한 항체가 더 많이 만들어지고, 혈관, 관절, 뇌와 더 많이 혼합될 것이다. 그러나 N-글리코릴뉴라민산이 포함된 육류를 덜 먹고, 대신 가금류, 생선, 조개류처럼 N-아세틸뉴라민산이 포함된 육류를 더 먹으면, N-글리코릴뉴라민산이 N-아세틸뉴라민산으로 대체될 것이다.[09,10] 그럼 스테이크를 먹어도 되는 걸까? 먹어도 된다. 하지만 N-글리코릴뉴라민산이 포함된 육류를 먹을 때마다 손상을 복구해야 한다는 사실을 염두에 두어야 한다.

내장육, 그중에서도 특히 간에는 N-글리코릴뉴라민산이 가장 많이 들어 있다.[11] 사골 국물은 어떨까? 장 치유가 아니라 장 손상을 바라는 것이 아니라면, 먹을 생각조차 하지 말자. 그나마 다행인 건, 닭 간과 닭 육수에는 N-아세틸뉴라민산이 들어 있다는 사실이다. 장수하는 이탈리아 사람들이 닭 간 파테pâté(고기를 다져서 양념한 뒤 오븐에 익힌 것—옮긴이)를 먹고 유대인 할머니가 어떤 병에든 닭고기 수프 처방을 내리는 것도 이렇게 보면 당연한 일이다!

두 번째 좋은 소식은, 최근 연구에 따르면 장내 세균은 일반적으로 N-글리코릴뉴라민산을 대장에서나 음식 속에 있을 때 모두 먹어치울 수 있다. 이렇게 되면 N-글리코릴뉴라민산이 몸에 흡수되지 않아서 아무런 손상이 생기지 않는다.[12] N-글리코릴뉴라민산은 대장으로 내려가기 전에 이미 소장에서 흡수되는데, 과연 장내 세균이 어떻게 이런 작용을 할 수 있는 걸까? 그 해답은 이런 육류를 많이 섭취하는 장수 지역의 문화에서 찾을 수 있다. 세계적인 장수 지역에 사는 사람들에게도 육류는 양이 한정된 자원이어서, 동물의 코에서 꼬리까지 갈아서 향신료와 소금을 섞어 숙성(즉 발효)시켜 먹었다는 사실을 기억할 것이다. 발효 과정에서 세균이 당 분자인 N-글리코릴뉴라민산를 먹어치운다. 그렇다면 해답은 숙성한 소시지, 초리조chorizo, 살라미 같은 전통적인 발효육을 먹는 것이 될 것이다.

그런데 잠깐, 아직 다루지 않은 문제가 더 있다. 이런 동물들의 젖에도 N-글리코릴뉴라민산이 꽤 많이 들어 있는데, 그렇다면 우유도 마시지 말아야 할까? 냉장고는 비교적 최근에 나온 발명품이지만, 동물의 젖을 짜서 마시는 관습은 수천 년 전에 시작됐다. 이번에도 문제의 해결책은 발효에 있다. 요구르트, 케피어, 파르메산parmesan과 페코리노pecorino처럼 숙성된 딱딱한 치즈, 저온 살균하지 않은 생우유로 만든 치즈는 모두 N-글리코릴뉴라민산 수치가 현저히 낮다. 앞에서 언급한 스웨덴 연구에서 우유를 마시면 협심증이 악화하지만 치즈를 먹으면 완화한다는 역설도 이런 작용으로 설명될지 모른다. 우유에는 항원인 N-글리코릴뉴라민산이 들어 있지만 치즈에는 들어 있지 않다. 슬슬 결론이 내려지는 듯하다. 그렇지 않은가?

이 식사 계획에서, 닭 간 파테, 방목한 닭의 껍질, 정어리, 멸치나 청어처럼 뼈째 먹는 작은 생선을 먹으라고 처음으로 권장하려고 한다. 이런 육류는 장내 미생물의 먹이가 되기 때문이기도 하고, 우리에게 필요한 영양성분이기 때문이기도 하다. 우리는 글루탐산과 글리신 같은 중요한 아미노산을 충분히 만들지 못하며,[13] 이런 육류에 든 콜라겐에는 트랜스 4-하이드록시-L-프롤린trans-4-hydroxy-l-proline이라는 아미노산이 들어 있는데, 우리 몸에서 합성할 수 없는 이 아미노산은 활성산소를 찾아 없애며, 대사 작용을 통해 몸속에서 글리신으로 분해된다![14] 채식주의자들은 채식주의자용 콜라겐 보충제로 보충해주는 것이 좋다. 또 다른 단백질인 젤라틴은 특히 폴리페놀의 일종인 탄닌산tannic acid과 결합해서 장벽을 보호한다.[15]

작은 야생 어류와 조개류도 훌륭한 동물성 단백질이다. 생선은 크기가 작을수록 좋다. 정어리, 청어, 멸치, 야생 연어와 이매패류二枚貝類(조개, 굴, 홍합 등)는 모두 수은과 기타 중금속이 많지 않은, 오메가-3 지방산과 인지질의 훌륭한 공급원이다. 옥수수와 대두를 먹여 키운 '유기농' 양식 연어는 먹지 않도록 한다. 양식 연어는 식단의 변화로 더 이상 몸에서 DHA를 만들지 않고 대신 염증을 유발하는 오메가-6 지방산을 만든다.

오메가-3 달걀도 많은 사람에게 좋은 선택이지만, 내가 진료한 자가면역질환 환자 중에 달걀의 단백질에 반응하는 사람이 많았다. 그러니 '육류'를 먹는다면, 품질이 가장 좋은 가금류와 생선을 소량(아무리 많아도 100~110그램 이하로) 섭취하는 것이 좋다. 연어와 새우를 포함한 공장식 양식 해산물과 육류는 병을 예방하고 지방을 늘리기 위해 항생제를 먹여 키운다. 항생제는 동물의 살 속에 들어 있는데, 이런 육류를 먹으면 우리 장에 서식하는 미생물을 죽이게 된다. 유기농으로 생산한 것, 자연산 해산물, 방사해서 키운 닭고기만 먹도록 하자.

마지막으로, '건드리 박사가 닭고기를 먹어야 한다고 했다'라고 무작정 성급하게 받아들여서는 안 된다. 나는 네브래스카에서 자랐는데, 그곳에서는 닭을 농장에서 방목해서 키웠다. 닭들은 날마다 젖소 목장을 돌아다니며 소똥을 헤집어서 벌레를 잡아먹고 거름을 퍼뜨리고, 닭장으로 돌아와서 알을 낳고는 했다. 더 이상 알을 낳지 못하는 늙은 암탉을 잡아 요리를 할 때는, 살이 너무 질기고 빳빳해서 하루 종일, 때로는 밤새도록 끓여야 했다. 그렇게 오래 끓이면 우리 몸에도 좋고 장내 미생물에게도 좋은 영양분인 콜라겐이 서서히 분해된다. 그런 닭고기는 오메가-6 지방산과 오메가-3 지방산의 비율이 적정 비율인 3~5대 1이었다.

최근 식료품점에서 판매하는 닭고기를 분석한 결과, 그 비율은 25대 1이었다. 이것은 한때 항염증성이었던 닭고기가 이제는 오메가-6가 가득한 염증 폭탄이 됐다는 의미다. 렉틴라이트치킨Lectin-LightChicken(https://lectinlightchicken.com/)에서 판매하는 것과 같은, 방목해서 키우는 좋은 닭고기를 찾았다면, 껍질에 있는 스페르미딘spermidine 성분과 힘줄에 있는 콜라겐 같은 좋은 성분이 전혀 없는 순살 닭가슴살이 아니라, 통닭을 구입해서 요리하자.

유제품의 경우, 다들 잘 알겠지만, 미국에서 생산되는 유제품은 A1 베타카제인이라는 염증성 단백질이 많은 우유를 생산하는 소 품종에서 얻은 우유로 만든다. 그래서 나는 A2 베타카제인이 함유된 남유럽 소의 젖이나 염소와 양의 젖으로 만든 유제품을 구입해 섭취하라고 환자들에게 권한다. 염소, 양, 물소의 젖으로 만든 치즈와 요구르트는 미토콘드리아의 강력한 짝풀림제이며, 발효 과정에서 N-글리코릴뉴라민산이 미생물에 의해 분해되기 때문에 훨씬 좋은 선택이다. 마지막으로, 유기농 헤비크림heavy cream(유지乳脂가 많은 크림—옮긴이)에는 N-글리코릴뉴라민산이 들어 있지 않으니, 유기농 헤비크림에서 몸에 이로운 유지방구막MFGM 성분을 섭취하자.

자가면역질환 진단을 받은 독자들에게 마지막으로 덧붙일 주의점이 있다. 내가 만든 장점검 프로그램을 실행하고도 완전히 회복되지 않은, 전체의 10퍼센트에 해당하는 환자들은 일반적으로 A2 베타카제인, 달걀흰자와 달걀노른자를 포함한 모든 유제품에 양성 반응을 보인다.[16] 그러므로 건강을 회복하기 위해 이 책을 읽고 있다면, 당분간은 모든 유제품과 달걀 섭취를 중단하기 바란다. 너무 걱정할 필요는 없다. 장벽이 치유되고, 면역계가 잠잠해지고, 장내 미생물 생태계가 회복되고 강화되면서, 대부분은 나중에 다시 유제품과 달걀을 섭취할 수 있게 됐다.

렉틴 함유량이 높은 대표적인 식품

장 누수를 일으키는 가장 대표적인 요인 몇 가지를 추가로 살펴보자. 이 식품들은 환자들의 혈액검사에서 민감 식품으로 나타난다. 식품 목록을 제시하기에 앞서 미리 양해를 구한다. 이 중 일부는 마음에 안 들거나 받아들이기 힘들지도 모른다. 앞에서 언급한 최악의 렉틴 함유 식품을 제외한, 상위 12개 식품은 다음과 같다.

아몬드와 아몬드 밀가루	흰 버섯
생강	파인애플
복숭아	흰 양파
레몬	바나나
육두구(nutmeg)	시나몬
시중에 나와 있는 일반 품질의 가금류 고기	바닐라빈(vanilla bean)

이 목록에 나온 식품들은 당신이 개인적으로 이 식품들에 민감

하다는 의미가 아니라, 식단에서 제외할 것을 고려해야 할 추가 식품으로 생각해야 한다는 뜻이다. 물론 대체할 수 있는 식품도 있다. 흰 버섯 대신 갈색 버섯이나 다른 종류의 버섯을 사용하고, 흰 양파 대신 적색이나 황색 양파를 사용하고, 복숭아 대신 천도복숭아나 자두를 먹고, 레몬 대신 라임을 쓰고, 아몬드 밀가루 대신 코코넛, 밤, 기름골tiger nut(타이거 너트) 가루 활용하도록 한다.

결론적으로, 환자 수천 명의 검사 결과를 통해 이제는 '좋은' 음식과 '나쁜' 음식을 가리는, 더 많은 정보를 바탕으로 한 더 명확한 프로그램을 제공할 수 있게 됐다. 거의 모든 사람이 밀배아응집소와 글루텐에 대한 항체가 있는 상황이니, 밀, 호밀, 보리, 귀리의 위험성이나 이점에 대해 굳이 설명하거나 논쟁할 필요가 없다. 그리고 소, 양, 돼지, 들소, 사슴 고기에 들어 있는 N-글리코릴뉴라민산을 섭취하면 이 성분에 대한 항체가 생성되는데, N-글리코릴뉴라민산이 혈관, 혈액뇌장벽, 관절에 있는 글리코칼릭스와 혼합되면서 장 누수를 더욱 악화시킬 것이다. 앞선 논의에서 악성 종양이 자신의 존재를 감추려고 종양 세포벽에 N-글리코릴뉴라민산을 집어넣는다는 사실은 다루지 조차 않았다.[17] 끔찍한 소식이다!

이것을 다른 식으로 표현하면, 유기농 통밀빵에 방목해 키운 소고기를 넣어 만든 햄버거에 유기농 우유 세이크를 곁들여 먹는 것은 건강을 장단기적으로 해치는 퍼펙트 스톰이 될지 모른다. 반면, 전통 방식으로 만든 발효 소시지를 염소젖이나 양젖으로 만든 요구르트와 폴리페놀이 풍부한 생치즈를 정오에 '늦은 아침 식사'로 먹는 것은 그동안 우리가 인식하지 못했던 '블루존'의 진정한 비밀일지 모른다.

12장. 대장 체크! 식사 계획

 마침내 지금껏 기다렸던 내용을 다룰 차례다. 이 장에서는 대장 체크! 프로그램의 '해야 할 일'과 '해서는 안 되는 일' 하지 말아야 할 일 그리고 먹어도 되는 음식과 피해야 할 음식의 목록을 소개한다. 가장 큰 변화는 전반적으로 우리 자신을 위해서가 아니라 장내 미생물을 위해 먹게 된다는 점이다. 장내 미생물이 건강히 잘 지내는 데 필요한 음식을 제공하면 우리도 함께 건강해질 수 있다. 우리뿐만 아니라 미생물들도 대장 체크! 프로그램에 포함된 다양한 식품들을 즐길 터이니 안심해도 좋다.

 장내 미생물에게(따라서 우리에게도) 가장 좋은 음식은 프리바이오틱스, 프로바이오틱스, 포스트바이오틱스의 세 가지 주요 카테고리로 나눌 수 있다. 많은 사람이 이 세 가지를 혼동하기 때문에 (그러는 것도 이해할 만하다) 과거로 돌아가 이름을 바꿀 수 있으면 좋겠다는 생각도 들지만, 알고 보면 아주 간단히 구분할 수 있다. 프리바이오틱스prebiotics는 폴리페놀과 섬유질과 같은 장내 미생물의 먹이, 프로바이오틱스probiotics는 요구르트와 발효식품에서 발견되는 장내 미생물 자체, 포스트바이오틱스postbiotics는 식초에 들어 있는 아세테이트처럼, 장미생물, 외부의 세균과 효모가 만들어낸 유익한 산물로, 장 안에서와 밖에서 생산된 것이 모두 포함된다.

포스트바이오틱스는 장내 미생물이 미토콘드리아 및 다른 신체 부위와 소통하는 데 사용하는 아주 중요한 신호 전달 시스템의 일부다. 물론 장이 항상성 상태에 이르려면 이 세 가지가 모두 필요하며, 장내 미생물이 스스로 일해주어야 이런 안정된 상태에 이를 수 있다. 장내 미생물이 성장하고, 무성해지고, 다양한 역할을 수행하려면 영양분이 필요하다. 그리고 포스트바이오틱스는 우리 몸의 수많은 기능을 조절하는 데 필요한 가장 중요한 최종 산물이다.

장내 미생물은 정확히 무엇을 먹고 싶어 할까? 우선적으로 폴리페놀과 프리바이오틱 섬유질이 풍부한 채소를, 디른 많은 종류의 폴리페놀과 함께 섭취해야 한다. 그리고 소중한 정보가 들어 있는 발효식품이 필요하며, 이런 발효식품에 폴리페놀이 함유되어 있으면 더욱 좋다. 이런 식품들이 대장 체크! 프로그램의 기본 바탕이 될 것이다. 커피, 다크 초콜릿, 레드와인, 샴페인에도 폴리페놀이 들어 있다는 사실을 잊지 말자! 실제로 우리가 좋아하는 이런 식품들을 마음껏 먹을 수 있다.

견과류와 일부 씨앗류, 프로바이오틱스와 포스트바이오틱스가 포함된 양젖과 염소젖으로 만든 유제품, 압력솥으로 조리한 렌틸콩과 기타 콩류, 일부 자연산 생선, 조개류, 갑각류 그리고 원한다면 방목한 가금류, 오메가-3 달걀, 전통 방식으로 숙성 발효된 소시지 등의 발효육 도 먹을 수 있다. 장내 미생물은 제철에 나오는 저과당 과일도 좋아한다. 보다시피 먹을 수 있는 음식이 다양할 뿐 아니라 어느 정도 융통성도 있다. 비건vegan(우유와 달걀을 포함한 동물성 식품을 일절 먹지 않는 엄격한 채식주의자—옮긴이), 팔레오paleo(고대의 식단을 추정해 현대에 적용한 식단으로 제철 과일, 채소, 씨앗, 자연산 생선, 유기농 가금류 등이 포함된다—옮긴이) 혹은 그 사이의 어떤 식단을 따르든 이 프로그램을 실행할 수 있다.

구체적인 내용을 알아보기 전에, 우선 다음 내용을 살펴보자.

이 프로그램을 통해 달성하려는 목표

장 생태계 복구

대장 체크! 프로그램의 기본은 장내 유익균에 영양을 공급하는(결과적으로 장에 영양을 공급하는)식품들로 구성된다. 이런 영양분은 장내 미생물이 우리 몸에 중요한 포스트바이오틱스를 더 잘 만들어내고, 모든 것이 괜찮다는 신호를 몸의 다른 부위에 보내도록 장려한다. 그리고 이런 식품은 숨어있던 장내 미생물이 밖으로 나와 우리를 위해 일하도록 유도할 것이다.

장내 유익균을 죽이고, 숨어서 기회를 엿보는 유해균을 증식시키는 음식을 식단에서 완전히 제외하는 마찬가지로 중요하다. 항상성 상태에 도달하기가 만만치 않을지 모르지만, 유해균 대신 유익균에게 먹이를 주면 항상성 상태에 더 쉽게 도달할 수 있다. 그렇게 되면 본연의 상태인 튼튼하고 왕성한 장내 미생물 군집이 형성될 것이다.

장벽 강화

장벽을 손상시키는 음식을 식단에서 제외하고 다른 음식, 특히 장벽의 미토콘드리아를 튼튼하고 건강하게 유지시키는 짝풀림제를 식단에 추가함으로써 침입자에 대한 방어력을 키울 수 있다. 대장 체크! 프로그램은 장벽을 치유하고, 몸 전체의 염증을 현저히 감소시키고, 장내 생태계를 복구하도록 도울 것이다. 장벽을 강화하면 심각한 질병을 치유하는 등의 놀라운 결과를 얻을 수 있다. 현재의 장 상태가 어떻든, 장은 치유될 수 있다!

글리코칼릭스 보호

자가면역 증상을 예방하거나 호전시키려면, 뇌를 보호하는 혈액뇌장벽을 비롯해 몸의 여러 곳에 있는 보호 당질층인 글리코칼릭스를 면역계가 공격하지 못하도록 해야 한다! 이런 당질층은 두 번째 방어선으로, 애초에 장벽이 뚫리지 않았다면 걱정할 필요가 없었을 것이다. 장벽과 당질층을 동시에 치유하고 보호하면, 염증과 자가면역이 크게 감소할 것이다.

미토콘드리아 결합 해제

마이크로바이옴을 회복시키기 위해 노력하는 동안, 장내 미생물들은 짧은사슬지방산, 활성 폴리페놀, 그 밖의 여러 화합물을 통해 미토콘드리아에 결합을 해제하고, 미토콘드리아의 수를 늘리고, 연료를 '허비'하라는 메시지를 전달할 수 있다. 이렇게 하면 장벽을 강화하고, 온갖 질병으로부터 몸을 보호하고, 신체의 모든 세포와 조직의 건강이 증진된다. 또 다른 좋은 효과로, 칼로리 우회를 통해 체중을 감량할 수도 있다!

해야 할 일과 해서는 안 되는 일

대장 체크! 프로그램은 내가 예전에 소개한 '패러독스^{Paradox} 식이요법'에, 장에 가장 좋은 음식과 가장 나쁜 음식에 대한 최신 정보를 추가했다. 다른 프로그램과 마찬가지로, 우리의 목표는 장에 해로운 렉틴, 그중에서도 특히 교활한 종류인 밀배아응집소는 어떤 대가를 치러서라도 피하는 것이다. 장내 미생물의 의사소통을 촉발하는 발효식품과 발효 폴리페놀을 포함해서 장내 미생물에게 특히 좋은 식품을 식단에 추가하자.

이런 식품을 식단에 넣을 때 참고할 수 있도록, 해야 할 일과 해서는 안 되는 일을 간단한 목록으로 정리해보았다.

해야할 일: 폴리페놀이 풍부한 식품 섭취

잘 알다시피, 장내 미생물들은 폴리페놀을 무척 좋아하며, 미토콘드리아 짝풀림제 역할을 할 수 있도록 폴리페놀을 활성화한다. 이들의 이런 작용은 장내 생태계와 몸 전체의 세포가 왕성해지게 한다. 폴리페놀 섭취가 장 투과성을 개선과 예방에 도움이 된다는 증거가 점점 더 많이 보고되고 있는데,[01] 이는 당연한 결과다! 장벽의 미토콘드리아가 결합을 해제하고 증식해서 수를 늘리면, 장벽의 건강과 안정성이 지켜진다.

홍차와 커피, 산딸기와 키위, 케일과 엔다이브 중에 어느 쪽을 선호하든, 식물군에는 폴리페놀이 풍부하게 함유되어 있어서, 기호에 잘 맞으면서도 장내 미생물에게 영양을 공급할 수 있는 맛있는 음식이 가득하다. 하지만 이한 식품을 섭취하기 전에 당분과 곡물 함량을 고려하는 것도 중요하다. 다음은 폴리페놀 함량이 가장 높은 식품부터 가장 낮은 식품까지 분류한 일반적인 식품 목록이다.[02]

정향(clove, 정향나무의 말린 꽃봉오리)

팔각(star anise)

향리피아(mexican oregano, 멕시코 오레가노)

다크 초콜릿

아마씨 가루

페퍼민트, 말린 것

코코아 가루

검은 아로니아(black chokeberry, 블랙 쵸크베리)

셀러리 씨앗

블랙 엘더베리(black elderberries)

밤일반 세이지, 말린 것	로즈메리, 말린 것
스피어민트, 말린 것	타임(common thyme), 말린 것
블랙 커런트(black currant)	케이퍼
블랙 올리브	헤이즐넛
로우부쉬 블루베리(lowbush blueberries)	하이부시 블루베리(highbush blueberry)
피칸	플럼(서양 자두)
그린 올리브	바질(sweet basil), 말린것
카레 가루(curry powder)	버찌(weet cherries)
아티초크	블랙베리
딸기	레드 치커리(red chicory)
레드 라즈베리(red raspberry)	원두 커피
생강, 말린 것	푸룬(말린 자두)
아몬드	검은 포도
적 양파	치커리
타임, 생잎	템페(tempeh)
정제된 옥수수 가루(잿물에 담가 껍질을 제거한 옥수수로 만든 것)	
사과	시금치
샬롯(shallot)	홍차
레몬 버베나(lemon verbena), 말린 것	레드와인
녹차	콩 요구르트(soy yogurt)
황색 양파	석류 주스(100퍼센트 주스)

엑스트라 버진 올리브유

복숭아

커민(cumin)

흰콩 (압력 조리 또는 발효)

블론드 오렌지 주스(blond orange juice, 100퍼센트 주스)

브로콜리

레몬 즙

캐러웨이(caraway)

호두

실론 계피나무(ceylon cinnamon)

천도 복숭아

마조람(marjoram), 말린 것

모과

포멜로(pomelo) 주스(100퍼센트 주스)

배

청포도

식초

로제(Rosé) 와인

검은콩(압력 조리 또는 발효)

블러드 오렌지 주스(blood orange juice, 100퍼센트 주스)

자몽 주스(100퍼센트 주스)

육계나무(Chinese cinnamon)

레드 커런트 (red currant)

살구

아스파라거스

감자(압력 조리)

파슬리, 말린 것

컬리 엔다이브(curly endive)

적상추

엔다이브(샐러드용 꽃상추(escarole))

유채(카놀라유) 오일, 유기농

콩나물

당근

화이트와인

해야할 일: 발효식품 섭취

기억하겠지만 장내 세균이 우리 몸에 아주 중요한 성분인 짧은사슬지방산을 만들려면, 짧은사슬지방산 생성의 매개가 되는 성분(미리 소화되거나 발효된 식품)이 필요하다. 이 조건이 갖춰져야만 대장 체크! 프로그램에서 섭취하는 식이섬유의 이로운 효과를 얻을 수 있다.

그런데 어떤 발효식품을 먹을지 선택할 때 주의가 필요한다. 시판 중인 일반 요구르트는 염증을 유발하는 A1 카제인이 들어있는 우유로 만들었고 당분도 지나치게 많기 때문에 애초에 몸에 이로울 수가 없다. 그릭 요구르트도 마찬가지로 안 좋다. 이보다는 양젖이나 염소젖으로 만든 플레인 요구르트가 훨씬 나은 선택이며, 저당 콤부차, 생치즈, 이탈리아, 프랑스, 스위스산 치즈, 발효 사과즙, 사우어크라우트, 김치 등도 마찬가지로 좋은 식품이다.

해야할 일: 폴리페놀 발효

폴리페놀과 발효식품은 모두 장에 필수적인 성분이다. 그런데 발효된 폴리페놀을 섭취하면 장 미생물과 우리 몸 모두 두배의 효과를 얻는다. 이미 활성 상태인 폴리페놀을 섭취하는 것이어서,[03] 몸에서 즉시 사용할 수 있기 때문이다.

차, 채소, 과일 등 폴리페놀 함량이 높은 식품은 발효시킬 수 있다. 레드와인과 샴페인은 발효 폴리페놀이 들어 있는 주요 식품이며, 내가 아주 좋아하는 발사믹 식초도 마찬가지다. 발사믹 식초 섭취량을 늘리는 방법은 생각보다 쉽다. 매일 아침 한 잔씩 마시거나, 그린 스무디에 첨가하거나, 염소젖이나 양젖 요구르트나 아이스크림 위에 붓거나, 샐러드 드레싱에 넣어서 먹으면 된다. (샐러드 드레싱을 사먹는 것보다 집에서 직접 만드는 편이 훨씬 더 건강에 좋고 간편하다.) 앞에서 공유했듯이 내가 가장 좋아하는 방법 한 가지는 탄산수에 식초를 섞는 것이다. 내가 몇 년 전부터 탄산수에 발사믹 식초를 넣어 마시라고 권해왔는데 이 '건강한 탄산음료'는 이제 일종의 작은 유행이 된 듯하다. 장 미생물에게 이런 좋은 음식을 먹이는 사람이 많아져서 참 다행이다!

한 가지 주의할 점이 있다. 식품 회사들도 발효 폴리페놀의 효능에 주목하고 발효 주스로 만든 음료를 판매하고 있는데, 이런 주스를 구입할 때는 당분 함량을 꼼꼼히 확인하자!

해야할 일: 비타민 D 섭취

비타민 D 섭취는 식단 변화라고는 할 수 없지만, 비타민 D가 장내 미생물과 특히 장벽에 워낙 중요하기 때문에 이 목록에 포함했다. 우리 조상들은 햇볕을 통해 비타민 D를 충분히 섭취했지만, 지금은 대부분의 시간을 실내에서 보내거나 자외선 차단제를 바르고 지낸다. 그 결과 사람들 대부분은 비타민 D 결핍 상태다. 나는 면역계를 진정시키고 장벽 미세융모의 움에 숨어 있는 줄기세포를 불러들으기 위해, 거의 모든 환자에게 비타민 D를 처방하는데, 비타민 D 처방이 장벽을 복구하고 염증과 자가면역을 완화하는 사례를 실제로 여러 번 목격했다. 이 사실은 관련 연구들로도 증명되고 있다. 2022년 발표된 한 연구는 비타민 D가 자가면역을 줄이는 데 도움이 된다고 밝혔다.[04] 당연한 일이다. 장벽이 손상되지 않고 면역계가 과잉 경계 상태에서 벗어나면, 면역계가 우리 몸을 공격할 이유가 없다. 그리고 2023년에 발표된 다른 연구는 체내 비타민 D 수치가 높을수록 치매 발병률이 낮아진다고 보고했다.[05] 내가 보기에는 완벽한 타당한 결과인데, 아마 독자들도 나와 같은 생각일 것이다.

비타민 D는 얼마나 섭취하는 것이 좋을까? 캘리포니아 대학교 샌디에이고 캠퍼스[UCSD]의 어느 선도적인 비타민 D 연구팀의 발표에 다르면, 평균적으로 하루 9,600IU의 비타민 D3를 섭취하는 것이 건강 유지에 도움이 되는 안전한 수준이라고 한다. 연구팀은 매일 40,000IU을 보충제로 섭취하더라도 독성이 나타난 사례가 없었다고 밝혔는데,[06] 내 경험 상으로도 그렇다. 실제로 나는 자가면역질환이나 장 누수 증후군이 있는 환자들에게 비타민 D를 처음에는 매일 20,000IU씩 복용하게 하며, 혈액 검사에서 비타민 D 수치가 100~150ng/ml로 유지되도록 하는 데 목표를 둔다.

해야할 일: 포스트바이오틱스 생성에 도움이 되는 식품 섭취

장내 미생물이 신호 분자를 만드는 데 도움이 되는 음식을 섭취하면 면역계 및 미토콘드리아와 효과적으로 소통하는 데 도움이 된다. 가장 좋은 식품은 브로콜리, 콜리플라워와 같은 십자화과 채소와 양파, 마늘, 부추, 쪽파, 샬롯, 파(모두 파속(屬) 식물임)을 포함한 유황 함유 채소다.

해야할 일: 프리바이오틱 섬유질이 풍부한 식물성 식품 섭취

프리바이오틱 섬유질이 풍부한 식품을 섭취하면, 영양소가 부족해서 장내에 웅크리고 있던 장내 유익균들에게 영양을 공급할 수 있다. 덩이줄기^{tuber}(괴경), 루타바가(스웨덴 순무), 파스닙(양방풍나물), 무, 뿌리채소, 라디치오(적색 치커리), 엔다이브(꽃상추), 오크라, 아티초크, 압력 조리한 콩과 협과(콩과 식물), 바질시드(바질씨), 아마시드(아마씨), 차전자피 등 수용성(일부 불용성) 섬유질이 풍부한 식품은 마이크로바이옴의 세균들이 건강하게 번식하도록 돕는다. 장내 미생물이 필요한 영양분을 섭취하면, 필요가 충족됐다는 메시지를 뇌에 보낸다. 그렇게 되면 실제로 배고픔이 덜 느껴지고, 상내 미생물에게 유익한(따라서 우리 자신에게도 유익한) 음식을 더 많이 찾게 된다.

최고의 프리바이오틱스 중 하나인 이눌린^{inulin}은 치커리, 아스파라거스, 양파, 리크^{leek}, 아티초크와 같은 식품에 함유된 식이 섬유의 일종이다. 앞서 언급했듯이 이눌린 섭취의 많은 이점 중 하나는 장내 세균이 이눌린을 이용해 뇌를 보호하는 플라스말로젠plasmalogen을 생성한다는 점이다.

프리바이오틱스를 섭취하는 또 다른 좋은 방법은 차전자피 분말을 먹는 것이다. 스탠퍼드 대학교의 최근 연구에서, 차전자피 분말은 이눌린 분말보다 장내 세균 다양성을 증진하는 데 탁월한 효과가 있는 것으로 나타났다. 혹은 내가 즐겨먹는 방식인 물에 불린 바질시드를 먹어보자. 잘 알다시피 치아시드에는 렉틴이 많이 들어 있다. 대신 바질시드를 먹으면 렉틴의 위험성 없이 치아시드와 똑같은 효과를 내는 프리바이오틱스를 섭취할 수 있다. 물에 섞어 먹든 아니든, 하루에 찻숟가락 한 숟가락으로 시작해서 밥숟가락 한 숟가락으로 늘리고 효과를 극대화하려면 하루에 두 숟가락까지 늘려도 좋다.

최근 이탈리아에서 발표된 연구에 따르면 그린 지중해식Green Mediterranean식단이 혈관 유연성 증진에 있어 전통적인 지중해 식단보다 우수하다고 한다.[07] 그린 지중해 식단이란 무엇을 말하는 걸까? 그린 지중해 식단은 지금 우리가 시작하려는 프로그램과 매우 유사한 식사요법으로, 이 연구에서 실험 참가자들은 매일 녹차를 4잔씩 마시고, 스무디에 덕위드duckweed(개구리밥, 고인물의 수면에서 자라는 수생 식물로, 렌틸콩과 아무 관련이 없지만 단백질이 많아서 '물속의 렌틸콩'이라고 한다) 분말을 크게 한 숟가락 넣어서 먹었다.

해야할 일: 유기농 농산물 구입

식물성 식품의 이점을 최대한 누리려면 가능한 한 유기농 제품을 선택하도록 한다. 관행적인 방식으로 재배되는 농작물에는 장내 미생물을 죽이고 이 책에서 언급한 많은 질병의 원인이 되는 농약이 뿌려진다. 유기농 농산물을 구입하는 건 정말로 큰 차이를 낳는다. 유기농 식품을 섭취하면 아동의 농약 축적량이 감소한다는 사실이 연구로 밝혀지기도 했다.[08]

해야할 일: 자연 식품whole food **섭취**

자연 식품에는 장내 미생물들의 먹이인 저항성 전분이 들어 있다. 저항성 전분은 빠른 소화에 저항하기 때문에 흡수되지 않고 소장을 지나 대장으로 이동해, 장내 미생물이 뷰티르산과 같은 중요한 신호 수단으로 전환할 수 있다. 참마, 토란, 수수, 기장, 압력 조리한 쌀, 카사바는 모두 익혀서 식힌 뒤에 재가열하면 저항성 전분으로 바뀐다.

명확히 설명하자면, 전분이 들어 있는 이런 식물성 식품은 모두 화학 결합으로 연결된 당으로 이루어져 있다. 이런 음식을 조리하면 결합이 끊어지지만, 음식을 식히면 결합의 상당 수가 재형성되며, 먹기 전에 다시 데워도 결합이 유지된다. 이 간단하고 쉬운 방법은 대사 유연성이 떨어지는 환자들에게 큰 도움이 될 수 있다.

식물성 재료는 원래의 형태, 즉 자연 그대로 남아 있을수록 소화에 더 많이 저항하며(즉 소화가 잘 되지 않으며), 따라서 대장에 사는 미생물들에게 효용이 더 높다. 예를 들어, 익히고 식힌 후 재가열한 고구마는 고구마 가루로 만든 파스타보다 전분 저항성이 훨씬 강하다.

또한 비트와 당근을 포함한 인기 있는 뿌리 채소는 생채소일 때 복합 탄수화물과 저항성 전분이 들어 있다는 점도 알아두자. 안타깝게도 조금이라도 익히면 그런 성분이 손실된다.

해야할 일: 미토콘드리아에게 이로운 음식 섭취

미토콘드리아가 산화 스트레스로부터 보호되려면 두 가지 특별한 물질이 필요하다. 하나는 항산화 물질인 멜라토닌이고, 다른 하나는 달걀노른자, 생선 등에 함유된 특별한 유형의 지방 분자인 인지질을 포함한 건강한 지방질이다. 장내 미생물들이 아미노산에서 멜라토닌을 만들 수 있기는 해도, 음식으로 멜라토닌을 풍부하게 공급하면 미토콘드리아를 더 확실히 보호할 수 있다. 다행스럽게도 멜라토닌은 아주 쉽게 그리고 맛잇게 보충할 수 있다. 아래 목록에 있는 식품들에는 멜라토닌이 풍부하게 함유되어 있다. 이 중에서 쌀 종류는 압력 조리해서 식힌 뒤 데워서 먹도록 하자.

멜라토닌이 풍부한 식품

멜라토닌은 미토콘드리아에서 활성산소를 제거할 뿐만 아니라 그 자체로 활성산소 제거제 역할도 한다. 멜라토닌 함량이 높은 식품을 소개한다. (멜라토닌 함량이 가장 높은 것부터 순차적으로 나열한 것이다).

피스타치오	버섯
흑후추	적색 쌀red rice
흑미	겨자씨
올리브유	원두커피
레드와인	크랜베리
아몬드	바스마티 쌀Basmati rice
쇠비름purslane(이카리아인들이 먹는 잡초)	타트 체리tart cherry
딸기	아마씨

이제 건강한 지방에 대해 알아보자. 인지질, 짧은사슬 오메가-3, 긴사슬 오메가-3, 긴사슬 오메가-6 지방산은 모두 미토콘드리아 막을 최상의 상태로 유지해서, 아데노신삼인산 생산에 차질이 없게 해준다. 그리고 이런 지방은 자체적으로 짝풀림을 촉진하면서도 동시에 미토콘드리아 막의 짝풀림 단백질이 수용되어 있다. 짧은사슬 오메가-3인 알파리놀렌산ALA의 가장 좋은 공급원은 들기름, 아마씨유, 아히플라워씨ahiflower seed유, 유기농 카놀라유다.[09] 들기름은 운동선수의 장내 미생물과 장벽 기능을 개선하는 것으로

확인됐다.[10]

다행히도, 인지질은 홍합, 가리비, 조개, 굴, 새우, 게, 오징어, 랍스터와 같은 조개류에 풍부하다. 오메가-3 달걀노른자에는 짧은사슬 오메가-3가 풍부할 뿐만 아니라 긴사슬 오메가-6 지방산의 일종인 아라키돈산arachidonic acid, AA도 풍부하다.[11] 올리브유는 마이크로바이옴의 균형을 유지하는 데 필요한 지방과 폴리페놀의 훌륭한 공급원이기도 하다.

해야할 일: 음주(적당히)

'해야할 일' 목록의 끝을 신나는 소식으로 마무리하려고 하는데, 그렇다고 너무 흥분할 필요는 없다. 레드와인이나 샴페인 같은 일부 주류에는 효과가 강력한 폴리페놀이 함유되어 있다. 하지만 알코올을 너무 많이 섭취하는 것은 결코 좋은 일이 아니므로 현명하게 선택해야 한다. 일부 와인을 만드는 데 사용되는 포도에는 장내 미생물을 파괴하는 살충제가 뿌려지므로, 항상 유기농이나 생명역동biodynamic농법으로 생산된 와인을 선택하자.

섭취량을 제한하는 것도 중요하다. 여성은 저녁 식사와 함께 레드와인이나 샴페인을 110~170그램 이하로 섭취하는 것이 좋다. 남성은 양을 이것의 두 배로 늘려도 된다. 증류주를 선호한다면 저녁 식사 중에 색이 짙은 증류주 종류를 30그램 정도 마셔도 된다. 왜 보드카나 진 같은 투명 증류주가 아닌 짙은 색 증류주를 마셔야 하는 걸까? 짙은 색 증류주는 나무통에서 숙성되면서 나무의 폴리페놀이 흡수된 술이기 때문이다!

해서는 안 되는 일: 렉틴이 많이 들어 있는 식물성 식품 섭취

프리바이오틱 섬유질이 풍부한 식물성 식품을 섭취하는 것은 중요하지만, 렉틴이 많은 채소, 곡물, 부적절하게 조리된 콩류를 피하는 것도 마찬가지로 중요하다. 렉틴은 장 누수 증후군을 유발하는 주범 중 하나라는 사실을 기억하자. 장벽의 투과성이 높아지면 렉틴이 내부 장기와 관절 조직을 손상시켜 류머티즘, 하시모토 갑상선염 등의 자가면역질환과 당뇨병, 관상동맥 질환을 유발할 수 있다.[12]

아마도 가장 해로운 렉틴 유형은 온전히 장벽을 통과하고 동맥이나 관절의 내막이나 뇌 보호장벽의 글리코칼릭스에 달라붙을 정도로 작은 밀배아응집소일 것이다. 대장 체크! 프로그램에는 밀배아응집소 성분이 들어 있는 통곡물은 전혀 포함되지 않는다.

밀배아응집소는 특히 밀, 호밀, 보리의 겉껍질에 있으며 옥수수와 쌀겨에도 비슷한 화합물이 들어 있다. 전 세계 사람들이 겉껍질을 제거하기 위해 얼마나 많은 수고를 해왔는지 잠시 생각해보라. 아시아 문화권의 사람들은 현미가 아닌 백미를 먹는다. 옥수수를 먹는 문화권의 사람들은 전통적으로 옥수수를 석회나 잿물에 담가 껍질을 제거했다. 그렇게 만들어진 것이 호미니hominy이며 호미니는 다시 가루인 마사^{masa}가 되어 토르티야를 만드는 데 사용됐다.

통밀가루로 흰 밀가루를 만들려고 시도했던 역사는 어디서부터 시작됐다고 봐야 할까? 이탈리아 파스타는 왜 통밀이 아닌 흰 밀가루로 만들까? 왜일까? 제분 과정에서 혈관, 관절, 혈액뇌장벽을 손상시키는 주요 원인(렉틴)이 제거되기 때문이다. 밀배아응집소는 외부에서 들어온 항원이며, 우리 몸속에서 공격받는다는 사실을 기억하자. 이렇게 보면 '통곡물의 장점'이 관절염, 심장병, 치매를 급증시킨 것은 당연한 일이 아니겠는가?

렉틴은 가지속 식물(흰 감자, 토마토, 고추, 가지, 구기자 등), 현미, 콩, 렌틸콩, 곡류, 유사 곡류(아마란스, 퀴노아, 메밀 등), 땅콩, 캐슈, 치아시드 등에도 들어 있다. 다행스럽게도 대부분의 렉틴 함유 식품은 압력 조리하거나 발효하면(미생물이 우리를 위해 렉틴을 대신 먹게 하자!) 렉틴 성분이 대부분 사라지므로 섭취해도 괜찮다!

해서는 안 되는 일: 가공식품 섭취

이제는 우리 자신을 위해 먹는 것이 아니라 장내 미생물들을 위해 먹는다는 사실을 기억하자. 좋아하는 정크 푸드를 포기하기 힘들까 걱정된다면, 그런 음식이 자꾸 먹고 싶어 지는 건 장이 현재 장내 세균 불균형 상태이기 때문이라는 사실을 명심하라. 이런 음식을 먹으며 번성하는 유해균이 뇌와 연락하는 소통 체계를 장악해서 가공식품을 더 많이 원한다고 뇌에 말하고 있는 것이다. 장내 유익균에게 필요한 것을 먹이고 그들이 성장할 수 있는 환경을 제공하면, 건강한 소통 체계가 회복되면서 유익균에게 가장 좋은 음식(그러면서 우리 자신에게도 가장 좋은 음식)을 먹고 싶어 질 것이다.

또한 가공식품에는 일반적으로 대두유와 옥수수유에서 추출한 고도 불포화 오메가-6 지방이 다량 함유되어 있어서, 장내 세균이 장내 염증 완화에 도움이 되는 물질인 황화수소를 생성하는 능력을 없앤다.[13] 가공식품과 튀긴 음식은 트랜스 지방의 숨겨진 공급원이기도 하다. 트랜스 지방은 현재 사용이 금지됐지만, 어떻게 된 일인지 우리가 먹는 식품들 중에 교묘히 들어와 있다. 식품 제조 과정에서 생성되는 이런 유형의 지방은 미토콘드리아의 내막이 막히고 손상되게 한다.

그뿐 아니라 짧은사슬 오메가-6 지방인 리놀레산은 식품업계에서 콩, 옥수수, 목화씨, 해바라기, 잇꽃safflower, 포도씨 등으로 가공하는 대부분의 종자유에 가장 많이 함유된 지방이라는 점이다. 가열하면 미토콘드리아 기능에 가장 유해한 화합물 중 하나인 알데히드aldehydes로 바뀌는데, 알데히드는 지금까지 발견된, 미토콘드리아에 가장 유해한 화합물의 하나로 꼽힌다. 이런 해로운 화합물로부터 자기 자신을 보호하려면, 성분표를 확인해서 이런 **식물성 기름이 한 가지 이상 포함됐으면**, 병을 내려놓고 돌아가자.

마지막으로 가공식품에는 식용 색소, 인공 감미료, 고과당 옥수수 시럽 같은 화학물질이 가득 들어 있어 장내 미생물을 손상시킨다. 수크랄로스sucralose 같은 인공 감미료 한 포는 장에 서식하는 장내 미생물의 절반을 죽일 수 있는 힘이 있다. 무려 절반이나 말이다! 또한, 자외선 차단제 같은 개인 생활용품에 첨가되거나 도넛의 가루 설탕 토핑에 미백제로 사용되는 일반적인 첨가제인 이산화티타늄titanium dioxide은 마이크로바이옴의 구성에 변화를 일으키고 염증을 유발하는 것으로 확인됐다.[14] 장내 미생물들에게는 진짜 음식이 필요하다. 장내 세균이 원하는 것을 주면 적어도 아무도(최소한 우리 자신은) 다치지 않을 것이다!

해서는 안 되는 일: 과일 과다 섭취

많은 과일에 폴리페놀이 들어 있으므로, 언뜻 생각하기에 과일을 많이 먹는 편이 이로울 것 같을지 모른다. 하지만 무작정 '많이 먹으면 먹을수록 좋다'라고 생각하면 어떤 일이 벌어지는지 들어서 잘 알고 있을 것이다.

과일의 가장 큰 문제는 미토콘드리아에게 해로운 과당 함량이 높다는 점과, 마이크로바이옴에 변화를 일으킨다는 점이다. 이렇게 되면 장내 세균의 다양성이 감소하고, 유해균이 증식하게 만들며, 장 누수 장내 증후군이 생길 수 있다. 또한 과당은 기체전달물질 생산을 방해하고[15] 인슐린 신호 전달에 결함을 일으켜[16] 인슐린 저항성을 유발하는데, 심지어 어린아이들까지 인슐린 저항성이 생길 수 있다.[17] 아이들에게 간식으로 종이팩에 든 주스를 주어도 과연 괜찮을까?

과일은 '자연이 만든 사탕'이라고 할 수 있는데, 바로 그 점이 문제다! 역사적으로 인간은 일년 중에 제한된 기간에만 과일을 섭취할 수 있었다. 이런 견지에서 제철에, 현지에서 재배된 과일을 먹는 것이 좋다. 우리집 마당에는 블랙베리와 블루베리 관목이 있어서, 일년 중에 열매가 자라는 6~8주 동안 베리를 즐겨 먹는다. 하지만 일년 내내 언제든지 과일을 먹을 수 있는 것은 자연스럽지도, 건강하지도 않다.

설상가상으로 요즘 과일은 야생에서 자라는 과일보다 더 달고 과당 함량이 높은 품종으로 재배되고 있다. 몇 가지 예외를 제외하면 현대 과일은 마이크로바이옴의 친구가 아니다. 제철 석류와 패션프루트(백향과)는 당도가 매우 낮아서 우리에게 이로운 과일이다. 키위(껍질에 섬유질과 폴리페놀이 많으니 껍질째 먹도록 한다!)와 자몽도 당분이 적고 폴리페놀이 풍부하다.

하지만 과일즙은 기본적으로 농축 과당이기 때문에 일년 내내 섭취를 제한해야 한다. 과일을 무척 좋아하는 편이라면 예전 책에서 언급했던 '거꾸로 주스reverse juicing'로 만들어 먹는 것을 추천한다. 이 방법은 과일즙을 내려서 과육을 버리고 즙을 마시는 것이 아니라, 반대로 대부분의 과당이 들어 있는 즙은 버리고 대신 과육을 먹는 것이다! 이렇게 하면 과당 섭취량은 한결 줄어들지만 폴리페놀은 대부분 그대로 먹게 된다. 이렇게 준비한 과육은 그냥 먹어도 좋고, 염소젖이나 양젖 혹은 코코넛 밀크 요구르트에 섞어 먹어도 좋다.

해서는 안 되는 일: 당분 섭취

대부분의 가공식품에는 고도로 정제된 설탕과 탄수화물이 들어 있다. 물론 이것은 가공식품 과자만이 아니라 빵을 포함에서 건강에 좋은 음식으로 판매되는 식품들도 마찬가지다. 대부분의 빵에는 밀배아응집소가 함유되어 있을 뿐 아니라, 산업화된 제분 과정에서 밀이 재빨리 소화되는 당으로 바뀐다. 흰 빵의 혈당 지수glycemic index, GI는 100으로, 일반 설탕보다도 높다!

더 심각한 문제는 고과당 옥수수 시럽이 에너지 바, 그래놀라 바, 쿠키 등 많은 포장 가공식품에 들어 있다는 점이다. 성분표에 **옥수수 시럽, 현미 시럽, 천연 시럽, 사탕수수 시럽, 메이플 시럽**이라는 단어가 보이면, 모두 농축 과당의 음어임을 인식해야 한다.

장에는 잠재적으로 해로운 세균이 서식하고 있다는 사실을 기억하자. 너무 걱정할 필요는 없다. 장내 미생물에게 충분한 영양을 공급하면 이로운 세균이 유해균을 견제해서 균형이 유지된다. 하지만 안타깝게도 유해균은 포화 지방과 단당류가 있으면 번성한다. 이런 음식이 식단의 주축이 되면 유해균에 영양분이 공급되면서 유해균의 크기와 수가 늘고, 유해균은 염증을 유발하는 지질다당류를 생성한다. 이와 동시에 건강을 지켜주는 유익균은 굶어죽게 된다.

다행히 단 것을 좋아하는 사람들이 건강한 방법으로 단것을 먹고 싶은 욕망을 충족시킬 수 있는 방법이 있다. 장내 세균을 위한 최고의 대안은 혈당이나 인슐린 수치에 영향을 미치지 않는 자연 발생 당분인 비유전자 변형 알룰로스 non-GMO allulose다. 게다가 장내 미생물들도 알룰로스를 좋아한다. 알룰로스는 마이크로바이옴에 긍정적인 변화를 일으키고 염증을 감소시킨다.[18] 쥐 실험에서, 알룰로스를 투여한 쥐는 짧은사슬지방산을 더 많이 생산했다.[19] 알룰로스는 단 음식에 대한 우리의 욕구와 장내 미생물의 욕구를 모두 충족시키는 이로운 성분이다.

해서는 안 되는 일: 단백질 과잉 섭취 또는 단백질 섭취 부족

고단백 식단의 문제는 N-글리코릴뉴라민산과 관련된 모든 문제 외에도, 장내 미생물이 미토콘드리아와 소통하는 데 필요한 섬유질과 폴리페놀을 얻지 못한다는 데 있다. 실제로 일반적으로 고단백 식단을 시작한 지 며칠 지나지 않아 미토콘드리아의 기능이 급격히 떨어지기 시작한다.[20] 단백질을 너무 많이 섭취하면 장내 미생물들은 뷰티르산을 포함한 짧은사슬지방산을 덜 생산하기 시작하고,[21] 폴리페놀을 섭취하지도, 활성화하지도 못하게 되며, 해로운 화합물을 더 많이 생산하기 시작한다.[22]

동물성 단백질을 과다 섭취하면 장내 세균이 황화수소를 너무 많이 만들어 세포를 손상시킬 수 있다는 점도 기억하자. 황화수소는 일반적으로 유익하지만, 과유불급이라는 골디락스 효과는 이번에도 유효하다.

대장 체크! 식품 목록

이런 목록이 당연하고 명확하게 느껴졌으면 한다. 더욱 쉽게 확인할 수 있도록, '좋은 것'과 '안 좋은 것'을 각기 구별해서 정리했다. '예' 및 '아니오' 목록을 만들었다. 이 정보는 웹페이지 DrGundry.com에서 확인 가능하며, PDF 파일로 내려받을 수도 있다.

예: 포스트바이오틱스를 강화하는 식품

십자화과 채소

아루굴라	청경채
브로콜리	방울양배추
양배추, 녹색 및 적색	콜리플라워
콜라드	케일
김치	콜라비
배추	사우어크라우트(생)
근대	물냉이

포스트바이오틱스를 강화하는 그 밖의 채소

- 아티초크
- 죽순
- 비트(생)
- 당근(생)
- 치커리
- 고수
- 엔다이브
- 피들헤드(fiddlehead, 청나래 고사리)
- 마늘
- 생강
- 겨자무(horseradish, 홀스래디쉬)
- 리크
- 메스클링(mesclun, 샐러드용 잎채소 모음)
- 미즈나(mizuna)
- 청갓
- 오크라
- 파슬리
- 들깨
- 쇠비름
- 무
- 아스파라거스
- 바질
- 줄기 달린 당근
- 셀러리
- 골파(chive)
- 다이콘 무(daikon radish)
- 에스카롤
- 컬리드 엔다이브(frisée)
- 마늘쫑
- 야자심(heart of palm)
- 돼지감자
- 레몬그라스
- 민트
- 버섯
- 노팔(nopale, 선인장 잎, 현지에서 구할 수 없으면 온라인으로 구입하자)
- 양파
- 파스닙
- 푼타렐레(puntarelle, 이탈리아 치커리)
- 라디치오
- 적상추 및 청상추

로메인 상추

파(scallion)

김 및 해조류

시금치(경고: 아쿠아포리린 렉틴 함유)

루타바가

해초

샬롯

남방개

지방과 같은 작용을 하는 과일

아보카도(하루 한 개까지 통째로 섭취)

올리브, 모든 종류

기름류

아보카도 오일

카놀라유(유전자 변형 성분이 없는 유기농만)

대구 간유(레몬향 및 오렌지향 제품은 생선 맛이 나지 않음)

마카다미아 오일(오메가-7)

올리브유, 엑스트라 버진, 첫 번째 냉압착 들기름(다량의 알파-리놀렌산 및 로즈마린산 함유, 둘 다 짝풀림제임)

레드 팜 오일(red palm oil)

참기름, 생참기름 및 볶음참기름

블랙씨드 오일

코코넛 오일(약간의 효과가 있음)

아마씨유(리그난 함량이 높음)

MCT 오일

미강유

호두 오일

견과류 및 씨앗류 : 하루 최대 ½컵으로 제한

아몬드(껍질 벗긴 힌 아몬드 또는 마르코나(marcona)아몬드만 가능)

바루(barùkas)

브라질너트(한정 수량)

바질시드

밤

코코넛 과육(코코넛 워터는 안 됨)	코코넛 밀크/크림(지방을 제거하지 않은 무가당 통조림)
코코넛 밀크(무가당 유제품 대체품)	개구리밥 가루
아마씨(신선한 것)	헤이즐넛
대마 단백질 파우더	햄프시드
마카다미아 너트	피칸
밀카다미아(Milkadamia)	커피 크림(무가당, 우유가 아닌 것)

견과류 버터(아몬드 버터의 경우, 아몬드 껍질에는 렉틴 함유되어 있으므로 껍질 벗긴 아몬드 사용)

필리 너트(pili nut)	잣
피스타치오	차전자/차전자피
사차인치(sacha inchi) 씨	참깨
타히니(tahini)	호두

'에너지' 바 : 하루에 최대 1개로 제한

어댑트 바(Adapt bar): 코코넛, 초콜릿

패스트 바(Fast Bar)

건드리 MD(Gundry MD) 바

케토 바(Keto Bars): 아몬드 버터 브라우니, 솔티드 캐러멜(salted caramel), 레몬 양귀비씨, 초콜릿 칩 쿠키 반죽, 민트 초콜릿, 디크 초콜릿 코코넛 아몬드, 초콜릿을 입힌 딸기

케토 크리스프(Keto Krisp): 초콜릿 민트, 아몬드 버터, 초콜릿 라즈베리, 아몬드 버터 초콜릿 칩, 아몬드 버터와 블랙베리 젤리

키스 마이 케토(Kiss My Keto): 쿠키 도우, 초콜릿 코코넛, 버스데이 케이크

마리골드(MariGold): 초코넛, 퓨어 조이, 에스프레소, 진저 코코넛

프리멀 키친(Primal Kitchen): 아몬드 스파이스, 코코넛 라임

로디 바(Rowdy Bars): 케토 쇼콜라 쿠키 도우

스토카(Stoka): 바닐라 아몬드, 코코 아몬드

가공 저항성 전분

- 매일 제한된 양으로 섭취할 수 있으며, 당뇨병이나 당뇨병 전증이 있는 사람은 일주일에 한 번으로 섭취를 제한해야 한다.

발리 브레드(Barely Bread): 빵과 베이글(건포도가 들어 있지 않은 제품만)

브레드 SRSLY(Bread SRSLY): 렉틴이 안 들어 있는 사워도우 빵, 쌀이 안 들어 있는 사워도우 롤

카펠로(Cappello): 페투치니와 그 밖의 파스타 제품

크레피니(Crepini): 에그 씬(egg thin)

풀러브 푸즈(Fullove Foods): 케토 헴프 및 아마씨 빵

줄리안 베이커리 팔레오(Julian Bakery Paleo) 랩(코코넛 가루로 만든), 팔레오 씬 브레드(thin bread), 아몬드 빵, 샌드위치 빵, 코코넛 빵

러브버드 시리얼(Lovebird Cereals): 무가당 제품만

오나나(ONANA): 토르티야

포지티브 플랜테인(Positively Plantain): 토르티야

더 리얼 코코넛(The Real Coconut): 코코넛과 카사바 가루 토르티야와 칩

시에테(Siete): 칩(주의가 필요하다. 내 환자 몇 사람이 칩에 들어 있는 소량의 치아시드에 반응했다), 토르티야(

카사바와 코코넛 가루 또는 아몬드 가루로 만든 것만)

슈퍼블룸베이커리닷컴(Superbloombakery): 빵 제품

테라(Terra): 카사바, 토란, 질경이 칩

스라이브 마켓(Thrive Market): 유기농 코코넛 플레이크

티아 루피타(Tia Lupita): 그레인 프리 선인장 토르티야

트레이더 조스(Trader Joe's): 히카마(jicama) 랩, 차전초 칩

저항성 전분

- 적당히 섭취한다. 특히 당뇨병이나 당뇨병 전증이 있는 사람은 프로그램 초기에는 이런 식품의 섭취를 제한해야 한다.

바오밥나무 열매	카사바(타피오카)
셀러리 뿌리(셀러리)	글루코만난(glucomannan, 곤약 뿌리)
덜 익은 바나나	그린 망고
그린 파파야	그린 플랜테인(green plantain)
건드리 MD 팝트 슈퍼푸드 크리습스(Popped Superfood Crisps)	
히카마(Jicama)	기장
파스닙	감
루타바가(rutabagas)	수수
고구마 또는 참마	타로 토란(taro root)
기름골(타이거 너트)	순무
유카(yucca)	

> **'푸들(Foodle)'** (허용되는 면류(Noodle))

- 당뇨병, 당뇨병 전단계, 인슐린 저항성이 있는 사람은 곤약과 야자심 이외의 재료로 만든 면류는 극도로 절제해야 한다.

  빅 그린(Big Green): 기장, 수수 파스타

  에디슨 그레이너리(Edison Grainery): 수수 파스타

  건드리 MD: 곤약 면

  건드리 MD: 수수 스파게티

  조비알(Jovial): 카사바 파스타

  켈프(Kelp): 국수

  코냑(Konjac): 국수

  미라클 누들(Miracle Noodle): 칸텐(kanten) 파스타

  미라클 라이스(Miracle Rice)

  내츄럴 헤븐(Natural Heaven): 하트 팜 스파게티와 라자냐면

  팔미니(Palmini): 야자심 국수

  시라타키(Shirataki): 국수

  슬림다운 360(Slimdown 360): 고구마 파스타, 엘보우 마카로니(elbow macaroni)

  트레이더 조스(Trader Joe's): 콜리플라워 뇨키

> **자연산 해산물**

- 미세 플라스틱이 함유되어 있으므로 주의해야 하며, 하루 최대 120그램 이하로 섭취한다.

알래스카 연어(미세 플라스틱 함유량이 매우 낮음)	멸치
오징어	참치 통조림
조개	대구
게	민물 농어
넙치	랍스터
마히마히(mahimahi), 오노(ono), 오파(opah) 등의 하와이산 어류	
레이크 화이트 피시(Lake Superior whitefish)	
홍합	굴정어리
가리비	새우(자연산)
스틸헤드(steelhead)	송어

자연 방사해서 키운 가금류

- 하루에 120그램씩 섭취한다.

닭	오리
가금류(꿩, 들꿩, 비둘기, 메추라기)	거위
토종 칠면조 또는 방목 칠면조	타조
자연 방사 또는 오메가-3 달걀(매일 최대 4개)	
자연 방사 닭고기 또는 칠면조 육포(저당 제품)	

육류

100퍼센트 목초 사육 및 목초 가공한 소고기(일주일에 120그램씩 섭취한다. 적은 양만 섭취해야 하는 이유는 앞장을 참조한다)

소고기

들소

멧돼지

엘크

돼지고기(동물복지 환경에서 사육된 것, 프로슈토(prosciutto), 이베리코(Ibérico) 햄, 싱코 오타스(Cinco Jotas) 햄 등)

전통 발효 소시지(좋은 소식: N-글리코릴뉴라민산이 안 들어 있음)

식물성 단백질 및 식물성 '고기'

개구리밥 분말

아마씨 단백질 파우더

건드리 MD: 프로플랜트(ProPlant) 단백질 쉐이크

햄프(hemp) 단백질 파우더

햄프 두부

힐러리즈(Hilary's): 뿌리 채소 버거(hilaryseatwell.com)

저스트(Just): 에그(ju.st)

퍼펙트 데이(Perfect Day): 비건 유청 및 카제인

압력 조리한 렌틸콩 및 기타 콩류(이든(Eden)이나 조비알(Jovial) 브랜드의 통조림) 또는 말려서 불린 후 압력 조리한 제품(다기능 조리기 인스턴트 포트(Instant Pot) 사용)

완두콩, 대두 등의 콩 분말의 분리 단백질 및 가수분해 단백질(일반 완두콩 단백질, 대두 단백질, 렌틸콩 단백질, 병아리콩 단백질과 동일한 것이 아니므로 주의할 것)

쿼른(Quorn); 채식(meatless) 제품군(Only meatless pieces, Meatless grounds, Meatless steak-style strips, Meatless fillets, Meatless roast), 다른 모든 제품은 렉틴과 글루텐이 들어 있으므로 피한다.

콩 단백질로 만든 고기 대용품(Textured vegetable protein, TVP)

폴리페놀이 풍부한 과일

- 해당 과일이 제철일 때만 주말에 한 번 소량만 섭취하거나 '거꾸로 주스'로 만들어 무제한 섭취한다. 석류, 패션프루트, 라즈베리, 블랙베리, 딸기, 블루베리, 자몽, 픽시 만다린^{pixie mandarin}, 키위 순으로 섭취하는 것이 가장 좋다. (폴리페놀을 더 많이 섭취하려면 껍질째 먹는다.)

사과	살구
블랙베리	블루베리
체리	감귤류, 모든 종류(주스 제외)
크랜베리(생과일)	구아바
키위	천도복숭아
파파야	패션프루트(백향과)
복숭아	배(온주(Anjou), 바스크(Bosc), 코미스(Comice))
감	자두
석류	라즈베리
카람볼라(carambola, 스타프루트)	딸기

유제품 및 대체품

스위스산 숙성 치즈	'생' 프랑스/이탈리아산 숙성 치즈

물소젖 모짜렐라: 모짜렐라 디 부팔라(mozzarella di bufala, 이탈리아), 버프 크리머리(Buf Creamery, 우루과이)

물소젖 버터(트레이더 조스에서 구매 가능)	코코넛 요구르트(플레인)
프랑스산/이탈리아산 버터(제한적으로 섭취)	기(목초 사육한 것, 제한적으로 섭취)
염소젖 및 양젖 케피어(플레인)	염소젖 치즈(페타, 브리, 모짜렐라, 체다 치즈)

마운트 카프라(Mt. Capra): 염소젖 크림 플레이크염소젖 기(제한적으로 섭취)

염소 요구르트(플레인)	카이트 힐(Kite Hill): 리코타 치즈
라바(Lavva) 식물성 요구르트	유기농 헤비 크림
유기농 사워 크림	파르미지아노-레지아노 치즈
양젖 요구르트(플레인)	

양젖 치즈: 페코리노 로마노, 페코리노 사르도, 페타, 만체고

소 딜리셔스(So Delicious): 비건 모짜렐라, 크림 치즈

허브, 조미료, 양념

아보카도 마요네즈	코코넛 과육
피시 소스(fish sauce)	허브와 향신료(고춧가루를 제외한 모든 것)
MCT 마요네즈	미소 페이스트
머스타드	영양 효모(nutritional yeast)
천연 바닐라 추출물	R 효소(R's KOSO), 기타 효소

천일염(바닷소금, 요오드가 첨가된 것)   타히니

식초(발효 사과즙 식초, 블리스(Bliss) 식초, 사이드야드 슈럽스(Sideyard Shrubs) 식초, 기타)

와사비

곡물 가루

- 아몬드(껍질을 벗긴 아몬드, 아몬드 밀(almond meal: 표백한 아몬드의 굵은 가루로, 향수나 화장품 제조에 주로 사용함—옮긴이)이 아님)

칡	카사바
밤	코코넛
커피 열매	포도 씨
녹색 바나나	헤이즐넛
기장	참깨
수수 가루	고구마
타이거 너트	

감미료

알룰로스(단연 최고의 선택! 유전자 변형 성분이 없는 것(non-GMO)을 선택한다)

에리스리톨(erythritol, 일부에서 우려하는 것만큼 나쁘지는 않다. 개인적으로 올리고당이 함유된 스웨이브(Swerve)브랜드 제품을 선호한다)

이눌린(저스트 라이크 슈가(Just Like Sugar)브랜드에서 나온 제품이 훌륭하다)

현지에서 생산한 꿀 또는 마누카 꿀(아주 제한적으로 섭취한다!)

나한과(monk fruit, Luo Han Guo, 뉴트리스(Nutresse) 브랜드가 좋다)

스테비아(개인적으로 스위트리프(SweetLeaf) 브랜드를 선호하는데, 이눌린 자이리톨도 들어 있다)

자일리톨

야콘 시럽(슈퍼 야콘 시럽(Super Yacon Syrup)은 월마트에서, 썬푸드 스위트 야콘 시럽(Sun-Food Sweet Yacon Syrup)은 아마존에서 구입할 수 있다)

초콜릿 및 냉동 디저트

코코넛 밀크 비유제품(dairy-free) 냉동 디저트(소 딜리셔스(So Delicious)사의 블루 라벨 제품으로 당이 1그램 밖에 안 들어 있다. 하지만 완두콩 단백질이 들어 있을 수 있어서 주의해야 한다)

다크 초콜릿, 무가당, 카카오 72퍼센트 이상(하루 30그램씩 섭취)

인라이튼드(Enlightened): 아이스크림

케토 아이스크림(초콜릿, 민트 칩, 바닷소금 캐러멜)

킬러 크리머리(Killer Creamery) 아이스크림; 칠라 인 바닐라(Chilla in Vanilla), 캐러멜스 백(Caramels Bac), 노 저스트 민트(No Judge Mint)

매머드 크리머리즈(Mammoth Creameries): 바닐라 빈

천연(무가당) 코코아 파우더, 무가당

닉스(Nick's): 비건 아이스크림

레벨 크리머리(Rebel Creamery): 아이스크림(버터 피칸, 라즈베리, 솔티드 캐러멜, 딸기, 바닐라)

심플 트루스(Simple Truth): 아이스크림(버터 피칸, 초콜릿 칩)

음료

샴페인(하루 180그램)   커피

나무 통에서 숙성한 증류주(하루 30그램)   차(모든 종류)

수소수(hydrogen water: 환원력 있는 수소분자(H_2)가 다량 함유된 물―옮긴이)

케비타(KeVita) 브랜드의 저당 콤부차(코코넛, 코코넛 모히토 등), 그 밖의 브랜드에서 나온 저당 콤부차

기타 저당   레드와인(하루 180그램)

역삼투압 정수기 물(아쿠아트루(AquaTru) 정수기)

산펠레그리노(San Pellegrino) 또는 아쿠아 판나(Acqua Panna) 생수

아니요: 주요 렉틴 함유 식품

정제된 전분 식품

빵	시리얼
쿠키	크래커
파스타	페이스트리
감자칩	감자
쌀	토르티야
밀가루	통밀가루

곡물, 발아 곡물, 유사 곡물, 풀

보리(압력 조리할 수 없음)   새싹보리

현미   메밀

불구르(bulgur: 밀을 데쳐서 빻아서 만든 곡류로 중동, 지중해, 남아시아 지역에서 주로 먹는다—옮긴이)

옥수수   옥수수 제품

옥수수시럽(콘시럽)   외알밀(einkorn, 일립계밀, 일립소맥)

호라산밀(kamut, 카무트)   카샤(kasha)

귀리(압력 조리 불가)   팝콘

퀴노아   호밀(압력 조리 불가)

스펠트(spelt: 보리와 비슷한 밀의 일종으로 중부 유럽 산간 지대에서 많이 재배함—옮긴이)

밀(모든 밀 종류는 압력 조리를 해도 렉틴이 제거되지 않음)

밀싹(wheatgrass)   줄(wild rice, 야생벼)

백미(고저항성 전분을 함유한 인도산 압력 조리 백미 바스마티 쌀은 제외, 미국산 백미 바스마티는 저항성 전분이 아니다)

설탕 및 감미료

아가베   코코넛 설탕

다이어트 음료   과립 설탕(유기농 사탕수수 설탕 포함)

말토덱스트린   뉴트라스위트(NutraSweet, 아스파탐)

스플렌다(Splenda)   스위트 앤 로우(Sweet 'N Low, 사카린)

스위트 원 앤드 수넷(Sweet One and Sunett, 아세설팜-K)

야채

- 대부분은 압력 조리하면 안전한데 이런 식품들에는(*) 표시를 해두었다.

모든 콩*(콩나물 포함)   병아리콩*(후무스 포함)

완두콩*   껍질콩(깍지콩)*

협과(legume, 꼬투리열매, 콩과 식물)*   렌틸콩*

완두콩*   대두*

슈가 스냅 완두콩(sugar snap pea)   두부*

완두콩 단백질(완두콩 단백질 분리 또는 가수분해 처리된 것은 제외)

대두 단백질(대두 단백질 분리 또는 가수분해 처리된 것은 제외)

견과류 및 씨앗류

아몬드, 껍질을 벗기지 않은 것   캐슈넛

치아시드   땅콩

호박씨   해바라기씨

과일

이 중 일부는 채소다.

피망   고추

오이   가지

구기자   멜론(모든 종류)

늙은 호박   호박(모든 종류)

토마티요(tomatillos)   토마토

주키니 호박

A1 베타카제인이 함유된 유제품

버터(목초 사육 우유 제품 포함), A2 베타카제인이 함유된 젖소, 양, 염소, 물소 우유로 만든 것은 괜찮다.

코티지 치즈(cottage cheese)	우유
미국 젖소의 우유로 만든 치즈	냉동 요구르트
아이스크림(대부분)	미국 젖소의 우유로 만든 케퍼(kefir)
리코타 치즈	요구르트(그릭 요구르트 포함)

유지류

모든 '부분 경화(partially hydrogenated)'유	옥수수유
목화씨유	포도씨유
땅콩 기름	홍화씨유
콩기름	해바라기유
'식물성'	

양념 및 조미료

케첩	마요네즈(MCT 마요네즈와 아보카도 마요네즈는 제외)
고춧가루	간장
스테이크소스	우스터소스

이제 장내 미생물이 먹고 싶어 하는 음식과 싫어하는 음식에 대해 모두 알게 됐다. 지금쯤에서 이 모든 과정을 애초에 시작한 이유를 한번 떠올려보면 좋을 듯하다. 우리는 몸속에 살고 있는 복잡한 은하계가 우리에게 일어날 거의 모든 일을 통제한다는 사실을 알게 됐다. 이 은하계는 우리 몸에 있는 인간 세포와 인간 유전 물질을 수적으로 압도한다. 그런데 우리가 이 은하계를 구성하는 미생물을 어떻게 무시하고 학대하고 노골적으로 죽여왔는지 지금까지 설명 들었다. 그들은 분노에 가득 차 있으며, 더는 참지 않을 것이다.

그나마 다행인 건, 상황을 바로잡을 수 있는 힘이 우리에게 있다는 사실이다. 우리는 몸속 생태계에 가해진 피해를 되돌릴 수 있으며, 이 과정은 그렇게까지 어렵지는 않다. 아직도 그럴 필요가 없다고 생각한다면 내가 아주 좋아하는 영화 〈더티 해리 Dirty Harry〉의 대사를 인용해 마지막으로 이렇게 얘기하고 싶다. "스스로에게 이런 질문을 던져 봐야 해. '나는 내가 운이 좋다고 느끼는가?'"

어떤가? 그렇게 생각하는가? 어찌 되었든 지금은 식사해야 할 시간이다!

Recipe
소스류

미소 시저 드레싱
Miso Caesar Dressing

이 드레싱은 전통적인 시저 드레싱은 아니지만(참고로 시저 드레싱은 올리브유로 만든 것은 대장 체크! 프로그램에서 허용된다), 감칠맛 풍부한 미소 된장의 깊은 풍미 덕분에 더 큰 즐거움이 느껴지는 발효 업그레이드 버전이라고 생각한다. '평범하지 않은 시저 샐러드'에 곁들이거나, 좋아하는 종류의 튀김이나 방목 소고기 꼬치구이의 디핑 소스로 활용해보자.

2인분 기준

백미소(白味噌, white miso, 시로미소) 된장 1큰술   달걀(자연 방사 유정란) 1개, 노른자만 사용*

마늘 1쪽   멸치 1마리(맛을 위한 선택 사항)

우스터 소스 1½큰술   디종 머스터드 1큰술

파르메산 치즈(간 것) ⅓컵   레몬 ½ 개의 즙

엑스트라 버진 올리브유 3큰술*

- 미소 된장, 달걀노른자, 마늘, 멸치(사용할 경우)를 믹서에 넣고 잘 섞일 때까지 돌린다.

  * 날달걀노른자를 사용하는 것이 기호에 안 맞으면, 달걀노른자와 올리브유를 생략

하고 대신 대장 체크! 프로그램에서 허용한 마요네즈를 ¼컵을 넣는다.

- 우스터 소스, 머스터드, 파르메산 치즈, 레몬즙을 믹서에 추가로 넣고 부드러워질 때까지 믹서를 돌린다.
- 믹서를 가동한 상태에서 올리브유를 조금씩 넣으면서 크림 같은 질감으로 만든다.
- 이 레시피를 비건 채식용으로 만들려면, 멸치를 생략하고 달걀노른자와 올리브유 대신 무가당 코코넛 요구르트 ¼컵을 사용하고 파르메산 치즈는 영양 효모^{nutritional yeast}로 대체한다.

흑마늘 아이올리
aioli

아이올리는 마요네즈에 마늘을 넣어서 아주 간단하게 만드는 소스인데, 이런 전통적인 아이올리에 발효 흑마늘을 넣으면 중독성 있는 천연의 단맛이 더해진다. 믹서를 돌리는 데 시간이 좀 걸리지만, 기다릴 만한 가치가 있다! '민트 소스 미소 양고기 버거'나 '잎채소를 곁들인 사우어크라우트 튀김'에 곁들여보자.

1컵 분량

흰 마늘 2쪽	흑마늘 8쪽
달걀(자연 방사 유정란) 1개, 노른자만 사용	식초 2큰술*
소금 ½작은술	엑스트라 버진 올리브유 ¾컵

- 믹서에 흰 마늘과 검은 마늘을 함께 넣고, 믹서 용기의 옆면에 묻은 것을 중간중간 긁어내리면서, 걸쭉한 질감이 될 때까지 믹서를 돌린다.

- 달걀노른자, 식초, 소금을 추가로 넣고 잘 섞일 때까지 믹서를 돌린다.

- 믹서가 작동하는 상태에서, 올리브유를 **천천히 조심스럽게** 붓는다. 마늘에 올리브유가 골고루 섞이고 혼합물이 크림 같은 걸쭉한 상태가 되려면 믹서를 몇 분 더 돌려야 할 것이다.

*일반 식초 대신 발사믹 식초를 사용하면 흑마늘의 단맛이 더 두드러져서 풍미가 깊어진다.

Recipe
메인 요리(채식)

평범하지 않은 시저 샐러드

사실 나는 전통적인 시저 샐러드를 좋아하지만, 가끔은 조금 색다른 맛에 끌릴 때가 있다. 그래서 대체로 평범한 시저 샐러드에서 미소 된장을 넣은 것, 양배추를 넣어 코울슬로slaw와 샐러드의 중간 형태로 만든 것, 바비큐와 잘 어울리는 야채를 구워서 만든 것까지, 세 가지 변형을 만들어봤다.

2인분 기준

대체로 평범한 시저 샐러드

작은 로메인 상추 1묶음　　　　　미소 시저 드레싱(339페이지)

잘게 채 썬 파르메산 치즈 $\frac{1}{3}$컵　　구운 호두 $\frac{1}{3}$컵

- 로메인 상추를 한입 크기로 칼로 자르거나 손으로 찢어서 큰 샐러드 볼에 담는다. 드레싱과 파르메산 치즈를 넣고 가볍게 버무린다. 호두를 얹어서 상에 낸다.

양배추로 만든 시저샐러드

미소 시저 드레싱(339페이지)
적양배추 ½개, 잘게 채 썬 것
파르메산 치즈 ¼컵, 잘게 채 썬 것
레몬 1개의 즙과 제스트(zest, 껍질)
회향 1개, 잘게 채 썬 것
구운 헤이즐넛 ¼컵

- 미소 시저 드레싱과 레몬 즙, 레몬 제스트를 섞는다. 양배추와 회향은 큰 샐러드 볼에 넣고, 섞은 드레싱과 파르메산 치즈를 넣고 버무린다. 헤이즐넛을 얹어서 상에 낸다.

구운 케일로 만든 시저샐러드

라키나토(lacinato) 케일 2묶음, 잎 전체
미소 시저 드레싱(339페이지)
구운 잣 ¼컵
엑스트라 버진 올리브유
파르메산 치즈 ¼컵, 잘게 채 썬 것

- 그릴이나 그릴 팬을 약간 센 중불로 예열한다. 케일을 올리브유를 가볍게 섞은 뒤 그릴에 올려 놓고 앞뒤로 1~2분씩 잎이 살짝 그을릴 때까지 굽는다. 식힌 후 단단한 줄기는 잘라낸다. 먹기 좋은 크기로 사른 뒤, 드레싱과 파르메산 치즈를 넣고 버무린다. 잣을 얹어서 상에 낸다.

수수나 고구마 파스타로 만든 김치 까르보나라

수수로 만든 파스타 면은 밀로 만든 일반적인(그리고 렉틴 성분이 가득한) 파스타 면을 대체할 훌륭한 재료가 될 수 있다. 비건인 사람은 비건 김치를 구입하고 계란과 치즈 대신 코코넛 크림 반 캔을 사용하면 조금 다르지만 똑같이 맛있는 파스타를 만들 수 있다.

4인분 기준

수수 스파게티 450그램

작은 샬롯 1개, 다진 것*

생강 1큰술, 다진 것

배추김치 ½컵, 깍뚝썰기한 것

시금치 1컵, 얇게 채 썬 것

달걀(자연 방사 유정란) 큰 것 3개, 실온에 보관했다가 노른자만 사용

파르메산 치즈 ½컵, 간 것, 먹기 전에 위에 뿌려먹을 수 있도록 조금 더 넉넉히 준비

참기름 4큰술

중간 크기의 마늘 6쪽, 다진 것

드라이 화이트와인 ½컵**

김칫국물 ½컵

소금과 후추, 입맛에 따라 사용

- 큰 냄비에 물을 붓고, 상품 포장지에 적힌 조리법대로 수수 스파게티 면을 삶는다. 다 익으면 스파게티 삶은 물을 1컵 남기고 따라 버린다.

- 큰 프라이팬에 기름을 두르고 중불로 예열한다. 샬롯을 넣고 반투명해질 때까지 2~3분간 볶는다. 마늘과 생강을 넣고 강한 향이 날 때까지 1분간 더 볶는다. 프라이팬 가장자리가 갈색으로 바짝 말랐으면 와인이나 육수를 넣고 저어가면서 갠다.
- 김치를 넣고 숨이 죽을 때까지 1~2분간 저어가면서 익힌다.
- 익힌 스파게티 면을 넣고 잘 섞는다.

  *샬롯을 구하기가 힘들면, 대신 적 양파 ¼개를 사용한다.

  **와인으로 요리하는 것을 선호하지 않거나 개봉한 와인이 없으면, 렉틴이 함유되지 않은 육수를 대신 사용하고 소량의 레몬즙을 첨가한다.

- 불을 끄고, 김칫국물, 달걀노른자, 파르메산 치즈를 넣고 위아래로 뒤적거리며 잘 섞어서 스파게티에 양념이 잘 배어들게 한다. 스파게티 면의 수분기가 날아간 것 같으면 남겨 두었던 스파게티 삶은 물을 조금 붓는다. 그릇 네 개에 나눠 담고 시금치를 얹어서 상에 낸다. 기호에 따라 소금과 후추를 뿌려서 먹는다.

김치전

김치전은 내가 가장 좋아하는 한국 음식 중 하나인데, 보통은 밀가루로 만든다. 밀가루 대신 렉틴이 없는 타피오카 전분(카사바 가루를 대신 사용하면 안 된다)으로 만들면, 뜨거워도, 식어도, 냉장고에 넣어 차갑게 먹어도 맛있는 바삭하고 고소한 간식을 만들 수 있다.

4인분 기준

김지전 재료:

- 배추김치 ½컵
- 소금 ½작은술, 요오드가 첨가된 천일염
- 샬롯 1개, 잘게 다진 것
- 타피오카 전분 4큰술
- 고추장(한국식 발효 고추장) 1작은술
- 들기름 또는 참기름 2큰술, 두 번으로 나누어 사용
- 파 3줄기, 잘게 다진 것
- 마늘 가루 ½작은술
- 김칫국물 1큰술
- 달걀(자연 방사 유정란) 큰 것 3개

소스 재료:

- 코코넛 과육 2큰술
- 참기름 1큰술, 볶은 참깨로 짠 것
- 청주 식초(rice wine vinegar) 2큰술
- 작은 다진 마늘 1쪽, 으깬 것

- 큰 그릇에 김치, 파, 소금, 마늘 가루, 샬롯을 넣고 섞어서, 잠시 옆에 놔둔다.
- 별도의 그릇에 김칫국물, 타피오카 전분, 달걀, 고추장을 넣고 걸쭉해질 때까지 충분히 섞은 뒤에(시간을 절약하려면 믹서를 사용한다), 김치가 있는 그릇에 붓고 잘 섞는다.
- 큰 프라이팬을 약간 센 중불로 예열하고, 기름을 1½큰술 두른다.
- 프라이팬이 뜨거워지면 김치전 반죽 ½컵을 떠서 팬에 담고 최대한 얇게 펼친다. 불을 중약불로 줄이고 2분간 조리한 후 뒤집어서 1분간 더 조리한다. 식힘용 틀에 올려 두고 식히고, 같은 방법으로 나머지 반죽도 조리한다.
- 작은 그릇에 소스용 재료를 모두 넣고 섞어서 소스를 만든다.
- 식힌 김치전을 먹기 좋게 잘라서 소스와 함께 상에 낸다.

미소-참깨 비네그레트(vinaigrette)를 곁들인 코올슬로

코올슬로는 짭짤하고 자극적인 맛이 일품이지만, 약간의 단맛이 가미되면 코올슬로의 맛이 더 좋아지는 것 같다. 그래서 짙은 향이 풍기는 참깨에 아삭한 초록 서양배와 약간의 알룰로스를 넣은 드레싱을 만들었다. 개인적으로는 코올슬로에 드레싱을 많이 뿌리는 것을 별로 안 좋아하지만, 드레싱을 잔뜩 뿌린 코올슬로를 좋아한다면 드레싱 레시피의 양을 두 배로 늘려 넉넉히 만들고 입맛에 맞게 뿌려 먹으면 된다.

4인분 기준

적양배추 2컵, 얇게 채썬 것

소금 ½작은술

무가당 코코넛 밀크 요구르트 1½컵

참기름 2큰술, 볶은 참깨로 짠 것

알룰로스 1작은술

케일 2컵, 굵은 줄기를 제거하고 얇게 채썬 것

아삭한 초록 서양배 1개, 잘게 다진 것 (선택 사항)

양파 1개, 얇게 채썬 것

구운 참깨 2큰술

타히니 ½컵

미소 페이스트 2큰술

레몬 1개의 즙

- 큰 그릇에 양배추, 양파, 케일, 소금을 넣고 숨이 죽을 때까지 조물조물 주무른다. 배를 사용할 경우 배를 넣고, 참깨를 넣은 뒤에 그릇을 잠시 옆에 놔둔다.
- 믹서에 요구르트, 타히니, 참기름, 된장, 알룰로스, 레몬즙을 넣고 돌린다. 드레싱이 너무 되면 물을 부어 조절하면서, 걸쭉하고 부드러운 질감이 될 때까지 믹서를 돌려 섞는다.
- 그릇에 담긴 야채에 드레싱을 붓고 골고루 묻을 때까지 버무린다. 냉장고에 넣어 차갑게 식히거나 실온 상태 그대로 식탁에 낸다.

사우어크라우트와 아보카도가 어우러진 아침 한 사발

주말에 푸짐한 브런치 생각이 날 때가 가끔 있는데, 그럴 때는 큰 사발에 담아 먹는 이 메뉴가 제격이다. 부드러운 질감으로 어우러진 아보카도와 달걀에 사우어크라우트가 풍미 있는 알싸한 맛을 더한다. 전분을 덜 먹으려고 기장을 빼고 만들 때도 종종 있지만, 기장을 넣어도 안 넣어도 맛있다.

2인분 기준

기장 1컵, 익힌 것

케일 1단, 잘게 채썬 것

달걀(자연 방사 유정란) 2개

레몬 1개의 즙

엑스트라 버진 올리브유 1½ 큰술, 두 번으로 나누어 사용

사우어크라우트(소금에 절인 양배추) 1컵, 체에 밭쳐 물기를 제거한 것

마늘 2쪽, 다진 것

소금 ½작은술

아보카도 1개, 깍뚝썰기한 것

발효 핫 소스(hot sauce), 기호에 따라 사용

- 기장을 우묵한 그릇 두 개에 나눠 담는다. 큰 프라이팬에 준비한 기름의 절반을 두르고 중불로 예열한 후에, 마늘을 넣고 익는 냄새가 날 때까지 1~2분간 볶는다. 케일과 소금을 넣고 케일이 살짝 물러질 때까지 3~4분간 더 볶는다. 소금에 절인 양배추를 넣고 양

배추가 뜨거워질 때까지 2분간 볶는다. 기장을 담은 그릇에 나누어 담고, 팬을 깨끗이 닦는다.
- 남은 기름을 붓고 약간 센 중불로 프라이팬을 달군 뒤, 달걀프라이를 만든다(각자 원하는 방식대로 조리한다).
- 음식이 담긴 그릇에 달걀프라이 1개와 아보카도 반 개씩을 올린다. 레몬즙을 뿌리고, 기호에 따라 핫소스를 넣어서 먹는다.

사우어크라우트와 바삭한 마늘을 곁들인 압력 조리 병아리콩과 토마토

사람들이 잘 예상하지 못하겠지만, 나는 토마토와 콩을 무척 좋아한다. 솔직히 내게는 이 세상에서 가장 맛있는 음식 중 하나다. 하지만 토마토와 콩은 압력솥으로 익혀야 렉틴의 영향을 최소화할 수 있다. 이 요리는 렉틴이 들어 있지 않은 파스타나 빵과 함께 먹는 것을 추천한다.

4인분 기준

- 참기름 ½컵
- 마늘 4쪽, 다진 것
- 생 오레가노 1큰술, 다진 것
- 토마토 페이스트 2 큰술
- 중간 크기 적양파 1개, 깍둑썰기한 것
- 생 로즈메리 2큰술, 다진 것
- 천일염 ½작은술, 요오드가 첨가된 것
- 염소 치즈 ½컵, 잘게 부순 것
- 토마토 800그램짜리 통조림 1개, 껍질을 벗기고 씨를 제거한 것*
- 렉틴이 들어 있지 않은 닭 육수 또는 야채 육수 3컵
- 마른 카넬리니 콩 2컵, 12시간 동안 물을 세 번 갈아가며 불린 것** (시간이 없다면, 이든(Eden)이나 조비알(Jovial) 브랜드에서 나온 압력 조리된 콩 사용)
- 사우어크라우트 2컵, 체에 밭쳐 물기를 제거한 것

- 압력 조리가 가능한 다기능 조리기인 인스턴트팟$^{Instant\ Pot}$을 준비하고, 소테^{sauté} 메뉴 버튼을 눌러서 예열한다. 기름과 양파를 넣고 양파가 반투명해질 때까지 3~4분간 익힌다. 마늘, 로즈메리, 오레가노, 천일염을 넣고 마늘이 향이 올라올 때까지 1~2분간 가끔 저어가며 볶아준다. 토마토 페이스트를 넣고 1분간 조리한다.

    * 껍질을 벗긴 플럼 토마토$^{plum\ tomatoe}$를 반으로 잘라 씨가 있는 부분을 수저로 떠내는 것이 가장 간편하다.

    ** 콩을 밤새 불릴 시간이 없다면, 여러 번 물을 갈아 헹구고 최소 1시간 동안 불린 후 조리하는데, 이때 조리 시간을 레시피의 두 배로 늘린다.

- 인스턴트팟의 전원을 끄고, 토마토와 육수를 추가한다. 인스턴트팟 바닥에 눌어 붙은 것이 있으면 긁어서 풀어준다.

- 불린 콩을 체에 밭쳐서 인스턴트팟에 넣는다. 뚜껑을 꽉 닫고, 상단의 다이얼이 밀봉 상태인지 확인한다. 20분간 강압 조리한 뒤, 압력이 자연스럽게 풀리도록 기다린다. 압력이 해제되면 뚜껑을 열고 사우어크라우트를 넣고 잘 저어준다.

- 잘게 부순 염소 치즈를 얹어서 상에 낸다.

미소 된장으로 양념한 순무 조림

미소를 순무에 말라서 만드는 이 요리는 로스앤젤레스에 있는 어느 일식 레스토랑에서 먹었던 음식에서 영감을 받아 만든 레시피다. 달콤하고 짭조름한 맛이 특별한 식사의 곁들임 메뉴로 손색이 없으며, 가장 좋은 점은 만들기가 놀랍도록 쉽다는 점이다. 집에 민트가 없으면 파슬리나 바질을 대신 사용해도 맛있게 만들 수 있다!

4인분 기준

백미소 된장 3 큰술
알룰로스 1½작은술
레몬 ½개의 즙
방목 젖소 버터 또는 아보카도오일 2큰술
코코넛 과육 1큰술
생 민트 ¼컵, 다진 것

흰 순무 450그램, 줄기와 잎을 제거하고 잘 닦아서 쐐기 모양으로 자른 것

- 넓고 평평한 냄비에 미소 된장, 버터 또는 아보카도오일, 알룰로스, 코코넛 과육을 넣고 중불로 끓인다. 순무를 넣고 저어가며 잘 섞는다. 순무가 잠길 정도로 물을 붓고 불을 조금 더 세게 높인다.
- 수분이 모두 날아가고 포크로 찔렀을 때 순무가 말랑말랑해질 때까지 약 20~25분간 가끔씩 뒤집어면서 졸인다. 순무가 다 익기 전에 국물이 완전히 졸았으면 중간에 물을 조금 더 붓는다.

- 액체가 졸아들면 순무가 노릇노릇해질 때까지 5~7분간 저어가며 더 익힌다.
- 레몬즙을 뿌리고 다진 생 민트 얹어서 상에 낸다.

미소 된장 흑마늘 드레싱을 곁들인 비트 샐러드

비트가 대장 체크! 프로그램에 포함된 것을 의아해하는 사람이 많은데, 왜 그런지는 나도 이해한다. 비트는 먹어도 괜찮을 때도 있고 그렇지 않을 때도 있다. 지금 이 요리처럼 생으로 조리할 때는 당분이 농축되지 않은 상태이므로 먹어도 전혀 문제가 없다. 특히 영양이 풍부한 제철 과일, 신선한 채소, 톡 쏘는 맛의 발효 드레싱과 함께 먹으면 더할 나위 없이 좋다.

4인분 기준

드레싱 재료:

- 흑마늘 2쪽
- 백미소 된장 1큰술
- 엑스트라 버진 올리브유 $\frac{1}{3}$컵
- 흰 마늘 1쪽
- 발사믹 식초 3큰술

샐러드 재료:

- 루콜라 2컵
- 회향 1개, 껍질을 벗긴 것
- 아보카도 2개, 깍둑썰기한 것
- 피스타치오 $\frac{1}{3}$컵, 껍질을 벗긴 것
- 생 비트 2개, 껍질을 벗기고 얇게 저민 것
- 적양파 1개, 얇게 채썬 것
- 제철 과일 $\frac{1}{3}$컵 (선택 사항)*
- 파르메산 치즈 $\frac{1}{3}$컵 (선택 사항)

* 선택 사항이지만, 제철 과일을 넣어서 먹고 싶을 때는 이런 과일을 추천한다.

초가을: 아삭한 배   늦가을/겨울: 석류

늦겨울/초봄: 자몽   봄: 블랙베리

여름: 씨를 제거한 체리

- 드레싱부터 만든다. 모든 재료를 믹서에 넣고 부드러워질 때까지 돌려서 섞는다.
- 큰 샐러드 볼에 루콜라, 비트, 회향, 양파를 넣고, 드레싱이 야채에 골고루 묻을 때까지 버무린다. 아보카도, 과일(사용할 경우), 피스타치오, 파르메산 치즈(사용할 경우)를 얹어서 상에 낸다.

잎채소를 곁들인 사우어크라우트 튀김

사우어크라우트는 톡 쏘는 맛이 있으며 다소 씁쓸하고 시큼해서, 친숙해지기 힘든 음식 중 하나다. 하지만 물기를 잘 뺀 뒤에 바삭해질 때까지 팬에 볶으면, 발효식품에 익숙하지 않은 사람이 쉽게 접근할 수 있는 음식이 된다. 조금 더 매운 맛을 원한다면 사우어크라우트 대신 배추김치를 이용해도 좋다.

4인분 기준

사우어크라우트 2컵, 물기를 완전히 제거한 것

엑스트라 버진 올리브유 ½컵 + 1큰술, 두 번으로 나누어 사용

샬롯 1개, 다진 것

캐러웨이 씨(caraway seed) 1작은술

생 로즈메리 1큰술, 다진 것

잎채소 1컵, 다진 것*

큰 달걀(오메가-3 달걀 또는 자연 방사 유정란) 1개

무가당 코코넛 밀크 ½컵

타피오카 전분 ½컵

기장 가루 ½컵

- 사우어크라우트를 무명천 등에 싸서 물기를 최대한 짜낸다. 마른 종이 타월에 사우어크라우트를 얇게 펴서 자연 건조시킨다.
- 큰 냄비에 기름 1큰술을 두르고 중불로 가열한다. 샬롯, 캐러웨이 씨, 로즈메리를 넣고 향이 올라올 때까지 약 1~2분간 볶는다. 잎채

소를 넣고, 채소의 숨이 죽고 냄비의 수분이 모두 증발할 때까지 약 5분간 볶는다. 불을 끄고 그릇에 옮겨 담은 뒤, 팬을 깨끗이 닦는다.

- 우묵한 큰 그릇에 달걀, 코코넛 밀크, 타피오카 전분, 기장 가루를 섞어서 걸쭉한 반죽을 만드는데, 농도가 팬케이크 반죽보다 조금 더 걸쭉해야 한다. 사우어크라우트와 익힌 채소를 넣고, 반죽에 어느 정도 응집력이 생길 때까지 부드럽게 섞는다. 반죽이 너무 질면, 타피오카 전분을 1큰술씩 추가하면서 농도를 맞춘다.

- 남은 올리브유를 팬에 두르고 중불로 달군다. 팬이 달궈지면 반죽을 한 숟가락씩 떠서 기름에 넣고 튀긴다. 큰 스푼 크기의 반죽을 기름에 떨어뜨린다(냄비가 넘치지 않도록, 여러 번에 나누어서 튀겨야 할 것이다) 노릇노릇하고 바삭해질 때까지 한 면당 3~4분씩 익힌다. 다 익은 튀김은 식힘용 틀에 올려 식혀서 상에 낸다.

* 이 레시피는 다진 케일, 근대, 민들레 잎, 심지어 시금치를 이용해서 만들 수도 있다.

Recipe
메인 요리(육류 및 해산물)

염소젖 요구르트로 양념한 닭 다리살과 바질 소스

나는 요구르트를 고기 양념으로 즐겨 사용한다. 특히 이 레시피에서는 요구르트는가 감칠맛을 더하고 향신료가 육류가 잘 배어들게 해서 아주 맛있는 요리가 완성된다. 나는 이 레시피대로 양념한 닭고기를 바비큐 그릴에서 중불로 구워 먹기도 한다. 그릴로 조리할 때는 고기가 타지 않게 자주 뒤집어가면서 약 20분간 구우면 된다.

4인분 기준

닭고기 양념 재료:

- 마늘 4쪽, 곱게 갈거나 다진 것
- 생강 1큰술, 다진 것
- 무가당 염소젖 요구르트 2 컵
- 라임 1개의 즙
- 겨잣가루 1작은술
- 커민가루 1작은술
- 천일염 1작은술, 요오드가 첨가된 것
- 카레가루 2큰술
- 자연 방사해서 키운 닭의 다리살 6조각, 뼈와 껍질이 모두 있는 것
- 엑스트라 버진 올리브유 2작은술

소스 재료:

생 바질 잎 1컵

생 민트 2큰술

디종 머스터드 ½작은술

천일염 ½작은술

소금과 후추, 기호에 따라 사용

마늘 2쪽

라임 1개의 즙

잘 익은 아보카도 1개

발효 사과즙 식초 2 큰술

- 우묵한 큰 그릇에 마늘, 생강, 염소젖 요구르트, 라임 즙, 겨잣가루, 커민가루, 천일염, 카레가루를 넣고 섞는다. 닭고기를 넣고 양념이 골고루 묻게 잘 섞는다. 재워둔 고기는 최소 4시간에서 길게는 하룻밤 동안 냉장고에 넣어둔다.
- 믹서에 바질, 마늘, 민트, 라임즙, 머스터드, 아보카도, 천일염을 넣고 믹서를 작동시킨다. 믹서가 작동 중인 상태에서 식초를 조금씩 넣으면서 약간 걸죽한 부드러운 질감이 될 때까지 돌린다. 맛을 보고 필요에 따라 양념을 조절하고(톡 쏘는 맛이 너무 강하면 올리브유를 조금 더 넣어서 산의 균형을 맞춘다), 소금과 후추로 간을 맞춘다.
- 양념에 재워둔 닭고기를 한 조각씩 꺼내 키친타월로 두드려 물기를 제거한다. 오븐은 200°C로 예열해둔다. 오븐 겸용 프라이팬을 가스레인지에서 약간 센 중불에서 달구고, 프라이팬이 뜨거워지면 올리브유를 두른다. 닭 껍질이 프라이팬 바닥을 향하게 해서

껍질이 바삭해질 때까지 5~7분간 익힌다. 닭고기를 뒤집은 뒤에 가스레인지 불을 끈다. 프라이팬을 뚜껑을 덮지 않은 상태로 오븐에 넣는다. 닭고기의 가장 살이 많은 부위에 온도계를 넣었을 때 70°C가 될 때까지 25~35분간 굽는다.
- 소스와 함께 상에 낸다.

대구 김치찌개

김치찌개는 김치, 두부, 돼지고기로 만드는 전형적인 한국식 찌개다. 이 레시피는 진하고 구수한 풍미를 내는 된장과 김치에 부드럽게 익힌 대구(또는 다른 흰살 생선)를 넣어 끓인 것으로, 든든한 한 끼 식사가 된다. 김치의 맛은 좋아하지만 익힌 배추의 식감을 그다지 즐기지 않는 사람들도 간혹 있는데, 이럴 때는 배추김치 대신 무김치(깍두기)를 넣으면 더 아삭한 식감을 살릴 수 있다.

4인분 기준

참기름 3큰술

중간 크기의 샬롯 3개, 깍뚝썰기한 것

마늘 5쪽, 다진 것

백미소 된장 1큰술

코코넛 과육 ½컵

아보카도 1개, 잘게 다진 것, 가니시로 사용

표고버섯 또는 크레미니 버섯(cremini: 갈색 양송이 버섯의 일종—옮긴이) 110그램, 깨끗이 씻어 반으로 자른 것

뼈와 껍질을 제거한 대구, 넙치 또는 레이크화이트피시(Lake whitefish) 450그램, 깍둑썰기한 것

회향 1개, 다진 것

생강 ½컵, 잘게 다진 것

고추장(한국식 발효 고추장) 1큰술

김칫국물이 있는 김치 2컵*

구운 참깨, 가니시로 사용

얇게 썬 파 ½컵, 가니시로 사용

- 바닥이 깊은 냄비에 기름을 두르고 조금 센 중불에 올려 예열한다. 버섯과 펜넬을 옅은 갈색이 될 때까지 약 7~8분간 가끔 저어가며 볶는다. 불을 중불로 줄이고 샬롯, 생강, 마늘을 넣는다. 생강이 옅은 갈색이 되고 마늘이 향이 날 때까지 4~5분간 볶는다. 고추장과 된장을 넣고 색이 진해질 때까지 약 1분간 더 볶는다.

  * 통배추 김치를 사용하는 경우에는 요리를 시작하기 전에 한입 크기로 잘라두는 것이 좋다.

- 김치를 넣고 김칫국물을 이용해 냄비 가장자리의 눌은 부분을 녹인다. 냄비 바닥에서 익은 부분이 눌어붙었으면 긁어내고 수분이 대부분 증발할 때까지 졸인다.

- 코코넛 과육과 물 5컵을 넣고 끓인다. 불을 약하게 줄인 후 뚜껑을 열어 둔 상태로 김치가 말랑해질 때까지 약 20분간 조리한다*.

- 생선을 넣고 약한 불에서 2~3분간 조리한 후, 불을 끄고 뚜껑을 덮는다. 5분간 그대로 뚜껑을 덮어 우어서 국물의 열기로 생선을 뭉근히 익힌다.

- 찌개를 그릇에 나누어 담고, 대파, 아보카도, 통깨를 얹어 상에 낸다.

  * 무김치를 사용하면 20분간 조리해도 아삭한 질감이 유지된다!

참기름과 사우어크라우트를 넣어 만든 참치 샐러드

채식주의자라면 참치 대신, 야자심 heart of palm 통조림이나 압력솥으로 익힌 병아리콩으로 대체할 수 있다. 이 재료로 샌드위치를 만들 수도 있지만(렉틴이 없는 빵을 사용해서), 채소와 함께 먹거나 자연 방사 유정란과 함께 아침 식사로 먹어도 좋다.

2인분 기준

- 샬롯 1개, 다진 것
- 타히니 1큰술
- 디종 머스타드 1작은술
- 레몬 ½개의 즙
- 사우어크라우트 ½컵, 체에 밭쳐 물기를 제거한 것
- 자연산 참치 통조림 1개, 물은 따라버리고 사용
- 천일염, 요오드가 첨가 된 것, 간을 맞출 때 필요에 따라 사용
- 파 1개, 잘게 다진 것
- 볶은 참깨 참기름 1½작은술
- 잘 익은 아보카도 1개, 으깬 것

- 깨끗한 키친타월로 사우어크라우트를 감싸서 수분을 최대한 제거한다. 준비한 사우어크라우트를 우묵한 그릇에 담고, 참치, 샬롯, 파를 넣어 섞어 둔다.
- 별도의 큰 그릇에 아보카도와 레몬즙을 넣고 걸쭉한 마요네즈 질감이 될 때까지 휘젓거나 짓이겨 으깬다. 완성된 소스를 준비한

참치와 야채에 넣고 섞어준다. 간을 보고 필요에 따라 소금을 추가한다.

- 렉틴이 없는 빵이나 크래커에 얹어 먹거나, 상추를 넣은 야채 샐러드와 곁들여 먹는다.

브로콜리와 자연산 새우를 넣은 미소 된장 '곡물' 샐러드

나는 쌀을 넣은 라이스 샐러드rice salad나 타불레tabbouleh(으깬 밀에 토마토, 양파, 허브 등을 다져 넣은 중동식 야채 샐러드—옮긴이) 같은 푸짐한 곡물 샐러드를 늘 즐겨 먹었는데, 그런 음식에는 렉틴이 많이 들어 있을지 모른다! 지금 소개하는 '곡물' 샐러드는 렉틴이 없는 씨앗, 단백질이 풍부한 햄프 하트hemp heart(햄프시드의 껍질을 벗긴 알맹이—옮긴이), 다양한 허브가 기본 재료다. 이 레시피에서 브로콜리와 새우를 빼면, 다른 요리의 곁들임 음식으로 활용할 수도 있다.

(4인분 기준)

미소 시저 드레싱(00페이지)
햄프 하트 1컵
다진 파슬리 ¼컵
다진 바질 ¼컵
올리브유 ¼컵, 두 번으로 나눠서 사용
자연산 새우 2컵, 껍질을 벗긴 것
구운 호두 ¼컵

익힌 기장 또는 수수 2컵
아마씨 가루 ¼컵
다진 민트 ¼컵
레몬 1개의 즙
브로콜리 꽃 부분 2컵
마늘 3쪽, 다진 것
깍두기 1컵(선택 사항)

천일염 ½작은술, 요오드를 첨가한 것, 간을 맞추는 데 사용할 분량도 준비

- 미소 시저 드레싱을 준비한다(339페이지). 우묵한 큰 그릇에 기장이나 수수, 햄프 하트, 아마씨, 파슬리, 민트, 바질, 레몬즙, 미소 시저 드레싱을 넣고 위아래로 뒤집으면서 섞는다. 드레싱이 재료에 배어들 때까지 최소 10분에서 최대 2시간 동안 놔둔다.
- 큰 프라이팬을 중간보다 조금 센 중불로 예열한다. 준비한 올리브유의 절반을 팬에 두르고 브로콜리를 넣는다. 브로콜리가 말랑해지고 가장자리가 살짝 탄 상태가 될 때까지 7~10분간 자주 저어가며 익힌다.
- 브로콜리를 다른 우묵한 그릇에 옮기고 프라이팬을 다시 불에 올린다. 남은 기름을 팬에 두르고 새우를 넣고 2~3분간 볶는다. 새우를 뒤집고, 마늘을 팬에 넣고서 새우가 속까지 완전히 익고 마늘의 향이 올라올 때까지 2~3분 더 놔둔다.
- 샐러드를 맛보고 싱거우면 소금을 뿌려 간을 맞춘다. 이 요리의 풍미를 제대로 내려면, 맛이 재료에 배인 **이후에** 소금 간을 하는 것이 중요하다.
- 샐러드를 우묵한 접시 네 개에 나누어 담고 브로콜리, 새우, 호두, 김치(사용하는 경우)를 얹어 상에 낸다.

민트 소스 미소 양고기 버거

양고기 버거에 적미소(赤味噌, red miso, 아카미소)를 넣으면 된장의 고소한 단맛 덕분에 양고기의 육질과 풍미가 더욱 살아난다. 소스 레시피의 양을 두 배로 늘려서 여분을 냉장고에 보관해둘 것을 **강력히 추천한다**. 나는 이 소스를 샐러드 드레싱으로 이용하거나, 아침 식사에 계란과 아보카도 위에 뿌려 먹거나, 튀김과 고기를 찍어 먹기도 한다.

4인분 기준

햄버거 재료:

다진 양고기 450그램

올리브유 2 큰술

달걀(자연 방사 유정란) 1개, 노른자만 사용

소금과 후추, 필요에 따라 간을 맞출 때 사용

적미소 된장 2큰술*

염소 치즈(선택 사항)

소스 재료:

염소젖 또는 코코넛 밀크 플레인 요구르트 1컵

타히니 $\frac{1}{3}$컵

코코넛 과육 $\frac{1}{3}$작은술

샬롯 1개, 다진 것

레몬 $\frac{1}{2}$개의 즙

생 민트 잎 $\frac{1}{3}$컵, 잘게 다진 것

마늘 1쪽, 다진 것

- 우묵한 큰 그릇에 양고기, 된장, 달걀노른자를 넣고 잘 섞어준다. 필요에 따라 소금과 후추를 뿌린다. 소스를 만드는 동안 5~10분간 옆에 가만히 놔둔다.

  * 이 책에 소개된 대부분의 레시피에는 가장 널리 사용되는 백미소 된장이 사용됐다. 이 레시피에서도 백미소 된장을 써도 되지만, 적미소 된장을 사용하면 양고기의 풍부한 감칠맛이 배가된다.

- 별도의 우묵한 그릇에 요구르트, 타히니, 레몬즙, 코코넛 과육을 넣고 완전히 섞일 때까지 휘젓는다. 민트, 샬롯, 마늘을 넣고 섞어서 잠시 놔둔다.

- 큰 프라이팬을 조금 센 중불에 예열하는 동안, 양고기 반죽을 4개로 나눠 동글 납작하게 패티를 만든다. 프라이팬에 오일을 두르고 1분간 가열한 뒤에 양고기 패티를 넣는다. 겉부분에 바삭한 테두리가 형성될 때까지 한쪽 면을 3~4분간 익히고, 뒤집어서 3~4분간 더 익힌 뒤, 불을 약하게 줄인다. 기호에 따라 원하는 만큼 익힌다(패티에 온도계를 꽂았을 때 레어는 48~51°C, 미디엄 레어는 54~57°C, 미디엄 웰던은 65~58°C 웰던은 71~74°C가 될 때까지 익힌다).

- 염소 치즈를 얹고(사용할 경우), 민트 소스를 한 덩어리 얹어서 상에 낸다.

Recipe
달콤한 간식

유산균 발효 오버나이트 '오트밀'
(햄프 + 아마 + 기장)

일반적인 '오버나이트 오트밀 overnight oat'은 조리하지 않고 불려서 만들지만, 이 레시피에서는 기장을 익혀 사용하기 때문에 식감이 훨씬 좋다. 이런 식의 속성 발효는 발효식품을 직접 만드는 가장 쉬운 방법의 하나다. 그리고 '오트밀'에 무엇을 첨가하느냐에 따라서, 훌륭한 아침 식사도, 훌륭한 디저트도 될 수 있다.

4인분 기준

익힌 기장 1½컵
아마씨 가루 ½컵
원하는 토핑 재료(하단 참조)

햄프 하트 1컵
무가당 코코넛 밀크 2컵
살아 있는 활성 배양균이 들어 있는 염소 또는 코코넛 밀크 요구르트 ½컵

- 우묵한 큰 그릇에 기장, 햄프 하트, 아마씨를 넣고 섞어준다. 요구르트와 코코넛 밀크를 넣어서 곡물이 우유의 수분에 완전히 잠기게 한다. 그릇을 마른 행주나 무명천 등으로 덮고, 실온의 주방에 8~12시간(하룻밤 동안) 놔둔다. 그대로 먹어도 되고, 더 걸쭉하게

먹고 싶으면 체에 걸러서 먹어도 좋다.
- 더 특별한 맛을 원한다면, 아래 목록에서 마음에 드는 것을 골라 토핑으로 추가해보자.

오버나이트 '오트밀' 토핑 콤보 목록

- 아몬드의 기쁨 : 얇게 저민 다크초콜릿, 무가당 구운 코코넛 플레이크, 마르코나 아몬드
- 그릇에 담긴 휴가 : 무가당 구운 코코넛 플레이크, 패션프루트 생과일, 마카다미아 너트
- 자연이 준 선물(제철인 경우에만) : 블랙베리, 라즈베리, 야생 블루베리를 포함한 제철 혼합 베리 ½컵
- 블루베리 파이(제철인 경우에만) : 야생 블루베리, 올스파이스(allspice: 열대 아메리카산 나무 열매를 말린 향신료—옮긴이) 약간, 오렌지 껍질(제스트)
- '피넛 버터컵 초콜릿'보다 맛있는 : 얇게 저민 다크초콜릿, 피스타치오 버터, 잘게 썬 피스타치오

따뜻하게 조리해서 아침 식사로 먹는 것이 더 좋다면, 먹기 직전에 약한 불에 데워서 먹어보자.

피스타치오 버터로 장식한
초콜릿 염소젖 요구르트 스낵 케이크

요즘 아이싱icing(케이크나 빵에 장식용으로 쓰는 당의(糖衣)—옮긴이)을 입히거나 부어서 만드는 1단 짜리 케이크인 스낵 케이크snack cake가 한창 유행인데, 스낵 케이크 만드는 법을 알아두면 손님에게 대접할 디저트를 늘 준비해둘 수 있어서 좋을 것이다. 지금 소개할 스낵 케이크는 금세 구울 수 있어서, 평일 저녁에 혹인 단 음식이 당길 때 언제든 쉽게 만들 수 있다.

8~10인분 기준

케이크 재료:

- 올리브유 스프레이
- 무가당 염소젖 요구르트 ½컵
- 바닐라 추출물 1½작은술
- 껍질 벗긴 아몬드 가루 1컵
- 천일염 ¼작은술, 요오드가 첨가된 것
- 큰 달걀(자연 방사 유정란) 2개
- 알룰로스 ½컵
- 아몬드 추출물 1½작은술
- 천연 무가당 코코아 파우더 ½컵
- 베이킹소다 ½작은술

아이싱(케이크 장식) 재료:

피스타치오 버터 ½컵   무가당 염소젖 요구르트 ½컵

알룰로스 ⅓컵   시나몬 가루 ½작은술

오렌지 또는 귤 1개의 제스트

- 오븐을 163°C로 예열한다. 20센티미터 크기의 케이크 팬에 올리브유 스프레이를 뿌려서 바른다.
- 우묵힌 큰 그릇에 달걀, 요구르트, 알룰로스, 바닐라 추출물, 아몬드 추출물을 넣고 휘젓는다.
- 별도의 그릇에 아몬드 가루, 코코아 가루, 소금, 베이킹 소다를 넣고 섞는다. 마른 재료를 젖은 재료에 넣고 잘 섞일 때까지 저어준다. 반죽이 완성되면 준비된 케이크 팬에 붓는다. 163°C에서 케이크 한 가운데에 이쑤시개를 꽂았을 때 반죽이 묻어나오지 않을 때까지 30~35분 정도 굽는다. 다 익으면 오븐에서 꺼내서 식힌다.
- 케이크가 식는 동안 아이싱을 만든다. 아이싱 재료를 모두 한 데 넣고, 알룰로스가 완전히 녹아서 입자가 안 남을 때까지 열심히 휘저어준다. 실온의 케이크 위에 아이싱 반죽을 발라서 완성한다.
- 남은 케이크는(남은 것이 있다면!) 냉장고에 최대 5일 동안 보관할 수 있다.

향신료가 가미된 염소젖 냉동 요구르트

요즘 유행하는 냉동 요구르트frozen yogurt의 문제점은, 요구르트 자체부터 거부하기 어려운 설탕 토핑까지, 모든 것이 **너무 달다**는 점이다. 지금 소개할 레시피는 냉동 요구르트 특유의 새콤달콤한 맛은 그대로 살리되, 몸에 지나치게 많은 당분이 유입되는 것을 피할 수 있도록 고안됐다.

> **4인분 기준**

- 알룰로스 ⅓컵
- 팔각 1조각
- 오렌지 1조각의 제스트
- 위스키 또는 럼(선택 사항)*
- 소금 ⅛작은술
- 나무 통에서 숙성된 위스키 또는 럼 1큰술(선택 사항)*
- 시나몬 스틱 1개
- 정향 1쪽
- 무가당 염소젖 요구르트 450그램
- 레몬 ½개의 즙
- 구운 호두 ½컵

- 아이스크림 메이커를 사용하는 경우, 아이스크림 메이커가 깨끗한지, 주요 부속 중에 미리 얼려 두어야 할 것은 없는지, 사용할 준비가 되어 있는지 확인해두자.
- 우선 향신료 시럽부터 만든다. 작은 냄비에 물 ½컵과 알룰로스,

시나몬 스틱, 팔각, 정향, 오렌지 제스트를 넣고 중약불로 가열한다. 알룰로스가 녹을 때까지 가끔 저어가며 5~10분간 조리한다. 실온에서 식히고 체에 거른 뒤, 차가워질 때까지 약 2시간 동안 냉장 보관한다.

- 우묵한 큰 그릇에 향신료 시럽, 요구르트, 위스키(사용하는 경우), 레몬즙, 소금을 넣고 부드럽고 크리미한 상태가 될 때까지 섞어준다. 아이스크림 제조기에 넣고, 작동 설명서에 따라 냉동 요구르트의 농도가 될 때까지 기계를 가동한다. 호두를 넣고 잠시 더 가동한 뒤에 곧바로 먹거나, 냉동실에 넣을 수 있는 밀폐용기에 옮겨 담는다.

  * 맛을 내는 데에는 필요하지 않지만, 알코올은 어는점이 낮아서 알코올을 넣으면 요구르트를 얼렸을 때 부드러운 질감을 유지하는 데 도움이 된다. 일반 다크 럼$^{\text{dark rum}}$ 대신 통에서 숙성한 스파이스드 럼$^{\text{spiced rum}}$을 사용하면 약간의 향을 더할 수 있다.

- 아이스크림 제조기가 없으면, 뚜껑이 있는 얕은 용기에 섞은 재료를 넣고 30분마다 한 번씩 저어주면서 걸쭉한 질감으로 굳을 때까지 냉동실에서 얼린다.

피스타치오 버터로 장식한 초콜릿 염소젖 요구르트 스낵 케이크

진하고 꾸덕한 브라우니는 모든 *사람이* 좋아하는 간식이 아닐까? 이 레시피를 최고의 맛으로 즐기고 싶다면, '향신료가 가미된 염소젖 냉동 요구르트'를 한 스푼 위에 올려서 아이스크림 선디sundae로 만들어 먹어보자.

> 넉넉한 크기의 브라우니 12개 분량

알룰로스 또는 스위브(Swerve)*	가루(과립이 아닌 분말) 1컵
코셔 소금(kosher salt: 요오드 같은 첨가물이 포함되지 않은 소금—옮긴이) ¾작은술	
껍질 벗긴 아몬드 가루 2컵	천연 코코아 파우더 1컵
달걀흰자 4개	참기름 ¼ 컵
백미소 된장 2큰술	바닐라 추출물 1½작은술

- 오븐을 163°C로 예열한다. 크기가 22×33 센티미터인 베이킹 팬을 준비하고 팬에 유산지를 깔아둔다.
- 우묵한 큰 그릇에 감미료, 아몬드 가루, 코코아 가루, 소금을 넣고 섞은 후, 잠시 놔둔다.
- 별도의 그릇에 달걀흰자, 오일, 된장, 바닐라 추출물을 넣고 부드

럽게 섞일 때까지 휘젓는다. 이때 믹서를 이용하면 시간을 절약할 수 있다. 마른 재료에 젖은 재료를 넣고 골고루 섞어서 아주 걸쭉한 반죽을 만든다. 준비된 반죽을 베이킹 팬에 붓고, 가운데에 이쑤시개를 꽂았을 때 반죽이 묻어나오지 않을 때까지 18~20분간 오븐에서 굽는다.

- 실온에서 식힌 후, 적당한 크기로 잘라서 먹는다.

  * 알룰로스는 요즘 내가 가장 많이 쓰는 감미료이지만, 분말 형태로 나온 것은 구하기하 힘들다. 분말 형태는 제과용 재료인 스워브^{Swerve}가 있는데, 이 레시피에서는 알룰로스와 스워브 양쪽 모두 사용할 수 있다.

감사의 글

새로운 책을 쓰기 시작하는 건 항상 설레는 일이다. 어떤 책을 쓰기로 마음먹었든 '토끼굴'에 여러 번 빠지고 나면 언제나 더 매력적인 책이 나오기 때문이다. 이 사실을 염두에 두고, 뉴욕타임스 베스트셀러 《장수 패러독스》의 공저자인 조디 립퍼Jodie Lipper를 다시 불러들여 한 배를 탔고 함께 즐거운 시간을 보냈다. 조디, 정말 즐거웠어요. 다음에도 또 함께합시다! 나의 괴상하고 투박한 학문적인 말투를 다시 한번 독자들이 쉽게 이해할 수 있는 글로 다듬어 주어서 고마워요!

이 책에 소개된 레시피는 건드리MDGundryMD의 수석 셰프 캐서린 케이트 홀츠하우어Kathryn Kate Holzhauer가 예전 책에 이어서 이번에도 힘을 보탰다. 발효식품의 효력을 맛있는 음식에 담아내는 것을 목표로 삼았다. 케이트와 나는 끊임없이 이메일을 주고받으며 생명을 살리는 식품을 맛있게 요리할 방법을 고심했는데, 다행스럽게도 이번에도 성공한 것 같다. 독자 여러분도 어서 이 음식들을 맛보시기를 기대한다. 케이트에게 다시 감사의 인사를 전한다.

이 책은 하퍼콜린스HarperCollins 출판사에서 장기간 내 원고를 전담했던 편집자 줄리 윌Julie Will를 향한 마지막 환호다. 줄리는 이 원고의 편집이 끝난 뒤 흥미로운 새 기회를 찾아 떠났다. 전 세계 수백만 명의 삶에 영향을 준 놀라운 베스트셀러를 만들어준 줄리에게 진심으로 감사한다.

그런데 빈자리를 걱정할 필요는 없다. 하퍼 웨이브Harper Wave의 발행인인 캐런 리날디Karen Rinaldi가 여전히 이 책의 출판을 이끌고 있으며, 나와 오랫동안 호흡을 맞춘 보조 편집자 엠마 쿠포르Emma Kupor도 함께하고 있으니 말이다. 덧붙여 커비 샌드마이어Cirby Sandmeyer, 오랫동안 홍보를 담당한 옐레나 네스빗Ylena Nesbit, 수석 마케팅 책임자 어맨다 프리츠커Amanda Pritzker, 오랜 기간 표지 디자이너로 일했던 밀란 보지크Millan Bozic, 인테리어 디자이너 낸시 싱어Nancy Singer에게도 감사의 마음을 전한다.

이 책에 실린 내용의 상당 부분은 캘리포니아 팜스프링스에 있는 국제심장폐연구소International Heart and Lung Institute와 산타바바라 팜스프링스에 있다가 베벌리 힐스로 자리를 옮긴 회복의료센터Centers for Restorative Medicine에서 일주일에 6일씩 내가 환자들을 진료한 경험에서 우러나온 것이다. 이 모든 작업은 오랜세월 나와 함께한 진료지원PA 간호사이자 국제심장폐연구소의 부소장인 미츠 킬리온-자코보Mitsu Killion-Jacobo와, 수십 년 동안 내 오른팔이자 비서실장으로 일해온 수잔 로켄Susan Lokken의 지칠 줄 모르는 노력 없이는 불가능했을 것이다. 그리고 모든 일을 도맡아 처리하는 탁월한 접

수 담당자 제시니아 패라Jessenia Parra와 매일 미소띤 얼굴로 사무실에 들어서는 사무 보조원 데비 스튜어트Debbie Stewart에게도 감사한다. 또한 '피 뽑는 사람들'인 로리 애쿠나Laurie Acuna와 린 비스크Lynn Visk의 노력이 없었다면 이 프로그램의 모든 놀라운 결과가 널리 알려지지 못했을 것이다. 한편 우리 센터의 모든 활동이 순조롭게 유지될 수 있었던 건, 최고재무책임자CFO인 조지프 탐스Joseph Tames와 내 친구이자 변호사인 데이브 배런Dave Baron의 공이 크다. 이 모든 분께 진심으로 감사드린다!

그리고 내 오랜 에이전트이자 든든한 보호자인 듀프리 밀러Dupree Miller 에이전시 사장 셰넌 마빈Shannon Marven과 그의 비서이자 동료인 레베카 실렌스키Rebecca Silensky에게도 고마운 마음을 전한다.

그리고 웹사이트GundryMD.com, 팟캐스트Dr. Gundry Podcast, 유튜브 채널을 건강의 필수 자료로 만들어준 건드리 MDGundryMD의 직원 수백 명에게도 감사를 표한다.

아울러 내가 (환자들 덕분에) 알게 된 최첨단 건강 정보를 많은 이들에게 효과적으로 전달하는 재능 있는 작가팀과 영상팀 그리고 케이트 홀츠하우어와 함께 래니 리 닐Lanee Lee Neil이 이끄는 건드리MD의 지원팀에게도 다시 한번 감사의 인사를 전한다.

내가 주말을 포함해서 일주일에 6일 동안 환자를 보고 있는데도 진료를 받기 위해 장기간 대기하는 환자들이 여전히 많다. 그래서 최근에 구독기반 원격 의료서비스인 건드리헬스Gundry Health와 그

애플리케이션인 건드리헬스닷컴$^{GundryHealth.com}$을 출시했다. 이 책에서 소개한 것과 동일한 치료 계획서와 최첨단 혈액 검사 자료를 바탕으로 한 이 서비스는 모든 자가면역질환, 장 누수 증후군, 과민성대장증후군을 관리하고 치료하기 위해, 내게 훈련받은 공인된 의사와 소통할 수 있는 곳이다. 이제 기다릴 필요 없이 진료를 볼 수 있다! 원격 의료서비스에서도 독자 여러분을 만날 수 있기를 기대한다.

마지막 감사 인사는 당연히 내 소울메이트이자 아내인 페니^{Penny}에게 전한다. 페니는 새로 입양한 두 마리를 포함해 반려견 네 마리를 보살피면서 늘 나를 따뜻하게 살피고 돌봐준다. 아내가 20년 동안 운영해온 젠스^{Zense}를 최근 정리한 덕분에, 이제 내가 나 스스로를 더 잘 돌볼 수 있게 잔소리하는 데 쓸 시간 여력이 더 많아졌다. 고마워요, 페니!

주요 용어

A	A1 베타카제인 유제품
	A2 베타카제인 유제품
	아치아롤리 (이탈리아)
	아세테이트
	아세틸콜린
	ADHD(주의력결핍 과잉행동장애)
	부신 피로
	노화
	아카만시아 뮤시니필라
	알룰로스
	알파-리놀렌산(ALA)
	알츠하이머병	아세틸콜린
		혈액뇌장벽
		유전자
		글리포세이트
		장 미생물군
		장 마이크로바이옴
		증가
		잘못 접힌 아밀로이드 베타 플라크
		잘못 접힌 단백질
		플라스말로젠
		레스베라트롤(RSV)
	미국심장협회
	아미노산
	암모니아, 발효

AMP-활성 단백질 인산화효소(AMPK)	
항균 펩타이드	
안도라	
혈관 신생	
동물성 섬유질	
항액틴 면역 글로불린 G 검사	
항생제 내성 감염	
항생제	항균 펩타이드 생성 감소
	광범위 항생제
	에스트로겐 수치
	장 마이크로바이옴이 영향 받음
항지질다당류 항체 검사	
항균 펩타이드	
항산화제	
항조눌린 면역 글로불린 G 검사	
APOE4 유전자	
세포자살(아폽토시스)	
발효 사과즙 식초	
아쿠아포린	
아쿠아트루(AquiaTru)	
동맥경화증	
관절염	
아슈와간다	
별아교세포	
아데노신삼인산(ATP)	
자가면역질환	아쿠아포린
	'블루존' 이론
	마이크로 RNA(miRNA) 조절 장애
	달걀
	내분비계 교란물질
	급속한 확산
	장 마이크로바이옴

자가면역질환	장 누수	
	분자 모방	
	치유	
자가포식(오토파지)		
아유르베다 전통		
B		
세균	뷰티르산 생성 세균	
	공진화(共進化)	
	협력 소화	
	생사의 순환	
	죽은 세균의 역할	
	기능	
	그람 음성균	
	그람 양성균	
	장 마이크로바이옴 세균	
	핵심종	
	렉틴을 먹는 세균	
	잡아먹힌 세균에서 진화	
	과잉 증식	
	병원균	
	정족수 감지	
세균 아밀로이드		
세균 DNA		
의간균		
미소 된장 흑마늘 드레싱을 곁들인 비트 샐러드		
베르베린		
비베케 S. M. 번슨		
β-하이드록시뷰티르산		
음료		
비피도박테리움		
생물막		
조울증		
비스페놀 A(BPA)		

여주		
흑마늘 아이올리		
혈관뇌장벽	아세틸콜린	
	내피 세포	
	기능	
	침입자들의 침투	
	장 누수	
	N-글리코릴뉴라민산	
	신경전달물질	
	보호	
	짧은사슬지방산	
혈관		
'블루존' (뷰트너)		
뇌	장뇌축	
	퇴아의 뇌 발달	
	염증	
브레인포그		
마틴 브랜드(Martin D. Brand)		
유방 마이크로바이옴		
영국영양재단		
벅 노화연구소		
댄 뷰트너		
뷰티르산	아세틸콜린	
	혈액뇌장벽	
	뷰티르산 생성 세균	
	소화	
	히스톤 탈아세틸화효소 억제제	
	면역계	
	장벽 기능	
	미토콘드리아 짝풀림제	
	뷰티르산 생성	
뷰티르산	짧은사슬지방산	

뷰티르산	신호 분자	
	T 세포	
C		
미소-참깨 비네그레트를 곁들인 코올슬로		
카다베린		
카페인		
칼로리 제한		
암	가슴 및 난소 마이크로바이옴	
	대장암	
	마이크로 RNA의 조절 장애	
	조기 발병 암	
	성장에 필요한 에너지	
	에스트로볼롬 불균형	
	에스트로겐 수용체 양성 암	
	히스톤 탈아세틸효소 억제제	
	장 누수	
	장 미생물군의 다양성 감소	
	육류 섭취	
	mTOR(포유류 라파마이신표적)	
	폴리페놀	
	예방	
	장 미생물군의 회복	
	피부암	
칸노나우(Cannonau)와인		
탄수화물		
이산화탄소		
탄소 분자		
일산화탄소		
심혈관 질환	알코올 섭취	
	치즈 섭취	
	유럽식 식단	
	장 마이크로바이옴	
	황화수소 신호	

	증가
심혈관 질환	장 누수
	육류 섭취
카텔리시딘-WA	
예쁜꼬마선충 노화 모델	
세포자살(아폽토시스)	
세포 파편	
세포 DNA	
세포 작용	
세포 산화 환원 반응	
세포 복구 시스템	
세포호흡	
세라마이드	
뇌척수액(CSF)	
샤퀴트리	
치즈	
항암치료	
치커리	
엽록체	
피스타치오 버터로 장식한 초콜릿 염소젖 요구르트 스낵 케이크	
콜레스테롤	
콜린성 뉴런	
만성질병	
만성피로증후군	
예측 불가능한 만성 경도 스트레스(CUMS)	
킬로미크론(지질)	
시트르산 회로	
클로스트리디움 디피실리균(C. difficile.)	
코코넛 오일	
코코넛	
대구 김치찌개	
대장염	

콜라겐		
대장암		
대장 세포		
복합 탄수화물		
컴퓨터 단층촬영 혈관조영술(CTA)		
소스류	흑마늘 아이올리	
	미소 시저 드레싱	
공액리놀레산(CLA)		
코프로코커스		
로렌 코데인 (Loren Cordain)		
옥수수		
옥수수 줌 렌즈		
코르티솔		
쿠거		
코로나19 팬데믹		
커큐민		
사이토카인		
시토보호		

D

유제품 줌 렌즈		
DDT		
치매		
우울증		
DHA		
당뇨병	내분비계 교란물질	
	장 마이크로바이옴	
	프탈레이트	
	회복	
	제 2형 당뇨병	
섬유질		
소화	협동적인 소화	
	식습관	
	장 마이크로바이옴	

소화	장벽	
	대사산물	
	짧은사슬지방산	
다이옥신		
2,4-다이나트로페놀(DNP)		
도파민		
건드리 박사의 식습관 진화		
세균 불균형	암	
	우울증	
	관련 질병	
	계절에 맞춰서 먹기	
	내분비계 교란물질	
	에스트로볼롬 불균형	
	호르몬 수치	
	장 세균 불균형	
	종양 내 세균 불균형	
	다양성이 낮아지는 불균형	
	미세플라스틱	
	잘못 접힌 단백질	
	비스테로이드성 항염증제	
	구강 세균 불균형	
	구강 마이크로바이옴 불균형	
세균 불균형	골다공증	
	스트레스	
E 섭식 장애		
식습관	매일 주기	
	융통성	
	대사 유연성	
	과식	
	계절 주기	
	시간 제한 식이	
대장균		

생태적 안정성 (장 마이크로바이옴의)	
달걀	
달걀 줌 렌즈	
전해질 대체 분말	
전자	
전자전달계	
엘라지타닌	
엘리니코 카페	
내분비계 교란물질	
내분비계	
자궁내막증	
엔도리보뉴클레아제 다이서	
내피세포 산화질소 합성효소(eNOS)	
에너지 항상성	
장세포	
미국 환경보호국(EPA)	
환경워킹그룹(EWG)	
상피세포	뷰티르산
	장 내벽
	미세플라스틱
	상피세포가 만든 마이크로 RNA
	세로토닌
엡스타인바 바이러스(EBV)	
에스트로볼롬 불균형	
에스트로겐	에스트로볼롬
	장 마이크로바이옴
에스트로겐 수용체 양성 암	
진핵 세포의 전구체	
운동	
세포밖 마이크로 RNA	

F

페이칼리박테리움	
알렛시오 파사노	

패스트 바	
단식	간헐적 단식
	케톤 생성 식이요법
	수명에 영향
	유사분열 유도
피로	부신 피로
	만성 피로 증후군
	식물성 섬유질 섭취
지방 저장고	
지방산 합성	
발효 과정	우유에 들어 있는 알레르겐
	발효 과정에 생성된 기체전달물질
	장 마이크로바이옴
	발효 중 생성되는 렉틴 성분
	폴리페놀
	치즈
발효식품	발효식품에 들어 있는 죽은 세균
	대장 체크! 식사 주기
	장 마이크로바이옴의 다양성
	렉틴
	수명
	유제품
	폴리아민
	프로바이오틱스의 공급처
	붉은 고기
후벽균	
플라보노이드	
음식 민감성	
산불 비유	
포름산염	
향수	
유리지방산	

프리라디칼		
과당		
과일		
꾸덕한 미소 브라우니		
기능적 중복		
G	가바	
	감마아미노뷰티르산(GABA)	
	기체전달물질	일산화탄소
		황화수소
		미토콘드리아의 짝풀림
		산화질소
		신호 체계
	유전자 발현	항생제 사용
		장 마이크로바이옴
		마이크로 RNA
		조절
		mTOR(포유류 라파마이신표적)
		산화질소
		범불안장애(GAD)
	유전자	수명
		신경 퇴행성 질환
글리아딘		
신경아교세포		
코코르티코이드(글루코코르티코이드)		
포도당		
글루쿠로니다아제(글루쿠론산분해효소)		
글루탐산		
글루타티온		
글루타티온 환원효소		
글루테닌		
글리신		
글리코칼릭스		

글리포세이트	
염소젖 제품	
염소젖 요구르트로 양념한 닭 다리살과 바질 소스	
달콤한 간식	피스타치오 버터로 장식한 초콜릿 염소젖 요구르트 스낵 케이크
	꾸덕한 미소 브라우니
	유산균 발효 오버나이트 '오트밀' (햄프 + 아마 + 기장)
	향신료가 가미된 염소젖 냉동 요구르트
〈졸업〉 (1967년 작 영화)	
한스 크리스티안 그람	
회색 늑대	
그리스 전통 커피	
장 미생물군	
장내 세균 ('장 마이크로바이옴' 항목 참조)	
대장 체크! 식품 목록	음료
	초콜릿 및 냉동 디저트
	십자화과 채소
	유제품 및 대체품
	'에너지' 바
	곡물 가루
	푸들(Foodle, 허용되는 면류)
	지방과 같은 작용을 하는 과일
	허브, 조미료, 양념
	피해야 할 렉틴 함유 식품
	육류
	견과류 및 씨앗류
	기름류
	자연 방사해서 키운 가금류
	식물성 단백질 및 식물성 '고기'
	폴리페놀이 풍부한 과일
	포스트바이오틱스를 강화하는 그 밖의 채소
	가공 저항성 전분
	감미료

대장 체크! 식품 목록	자연산 해산물
	음주
	해야할 일과 해서는 안 되는 일
	발효식품
	발효 폴리페놀
	과일
	건강한 지방
	렉틴 함유량이 높은 식물성 식품
	멜라토닌 함유량이 높은 식품
대장 체크! 식사 계획	미토콘드리아에 도움이 되는
	유기농 농산물
	폴리페놀 함유량이 높은 식품
	포스트바이오틱스 생성에 도움이 되는 식품
	프리바이오틱 섬유질이 풍부한 식물성 식품
	가공식품
	단백질
	당분
	비타민 D
	자연 식품
	항생제 사용
	자가면역질환
	심혈관 질환
대장 체크! 프로그램	식사 주기
	장벽
	장 생태계 복구
	MCT 오일
	요령과 비법
직감	
장 내벽 ('장벽' 항목도 참조)	뷰티르산
	상피세포
	글리신
	온전성

장 내벽 ('장벽' 항목도 참조)	장벽 기능 개선
	당질층보호
	세포 하나 두께
	보호 기능
	재생
	표면적
	방사선 치료의 유독성
장 마이크로바이옴	AMP
	항생제
	식욕 조절
	균형 잡힌 생태계
	혈액뇌장벽
	화학적 신호
	종 사이의 소통
	종 사이의 경쟁
	종 사이의 협력
	죽은 세균의 신호
	소화
	다양한 생태계
	생태적 안정성
	내분비계 교란물질
	발효 과정
	기체전달물질
	유전적
	글리포세이트
	항상성 유지
	호르몬
	상관 관계
	종의 언어
	수명
	대사 유연성
	미세아교세포

장 마이크로바이옴	미세플라스틱
	마이크로 RNA
	장벽의 미세융모
	미토콘드리아
	신경전달물질
	파킨슨병
	폴리페놀 처리
	밀집도
	정족수 감지
	번식
	평형 회복
	분비형 면역 글로불린 A
	시킴산 경로
	공생 관계
	독특한
	고유의 종의 조합
장벽 ('장 내벽', '장 누수' 항목도 참조)	미주신경
	비타민 D
	콜라겐
	소화
	식사 습관
	내분비계 교란물질
	기능
	균열
	글리신
	징 잠검 프로그램
	면역계
	장의 알칼리성 인산가수분해효소(IAP)
	렉틴
	건강 유지
	미세융모
	미토콘드리아의 짝풀림

장벽 ('장 내벽', '장 누수' 항목도 참조)	N-글리코릴뉴라민산	
	흡수된 영양소	
	폴리아민	
	회복	
	표면적	
	단단한 접합부	
	시간 제한 식사법	
	여성형 유방	
H 탄자니아의 하드자족		
하시모토 갑상선염		
건강	마이크로바이옴의 정신 건강 신호	
	영향을 미치는 요인	
	장벽의 건강	
	히포크라테스, '자연의 생명력 에너지'	
	미토콘드리아의 건강	
심장병('심혈관 질환' 항목도 참조)		
길리언 M. 히튼		
중금속		
기생충		
고혈압		
섬유질이 풍부한 식단		
고과당 옥수수 시럽		
폴리페놀이 풍부한 식단		
단백질이 풍부한 식단, 브레인포그		
고감도 C반응성 단백질(hs-CRP)		
해마		
히포크라테스	자연의 생명력 에너지	
	모든 질병의 근원인 장	
히스톤 탈아세틸효소(HDAC) 억제제		
히스톤 탈아세틸효소(HDAC)		
히스톤		
HIV(인간면역결핍 바이러스)		

	홀로바이옴(전체 생물군계)	
	항상성	자가포식(오토파지)
		글리포세이트
		장 마이크로바이옴이 유지되는 상태
	인간 유전체	
	인간 마이크로바이옴 프로젝트	
	황화수소	
	하이드록시타이로솔	
	마크 하이먼	
	시상하부	
I	과민성대장증후군(IBS)	
	이카리아	
	면역계	항생제 사용
		항원의 생성
		뷰티르산
		암
		마이크로바이옴의 다양성
		확립
		에스트로볼롬 불균형
		기능
		글리신
		장 마이크로바이옴의 정보 수신
		장 마이크로바이옴의 역할
		장벽
		면역 반응
		감염
		렉틴
		폴리아민
		원생생물과 기생충
		마이크로바이옴의 안정성
		톨유사수용체(TLR)
	면역계	백혈구

원주민 문화, 발효식품		
유아의 마이크로바이옴		
감염	항염 식품	
	혈액뇌장벽	
	암	
	우울증	
	발효식품	
	글리신	
	섬유질이 풍부한 식단	
	면역계	
	장 누수	
	비스테로이드성 항염제(NSAID)	
	프로바이오틱스	
염증성 장 질환		
염증 반응		
인슐린유사 성장인자 1(IGF-1)		
인슐린 저항성		
간헐적 단식		
장의 알칼리성 인산가수분해효소(IAP)		
장의 세균 불균형		
장의 투과성 ('장 누수' 항목도 참조)		
종양 내 세균 불균형		
종양 내 마이크로바이옴		
인슐린		
과민성대장증후군(IBS)		

K

케톤 생성 식이요법		
케톤	MCT 오일	
	유사분열 유도	
	시간 제한 식사법	
	짝풀림 화합물	
	요산	
케톤염이나 케톤에스테르		

케토시스	
핵심종	
수수나 고구마 파스타로 만든 김치 까르보나라	
김치전	
파푸아뉴기니의 키타반	
사우어크라우트와 아보카도가 어우러진 아침 한 사발	
크렙스 회로	
쿵푸 수련자	
L 라크노스피라 과(科)	
락트산	
락토바실러스	
유산균 발효 오버나이트 '오트밀' (햄프 + 아마 + 기장)	
장 누수 증후군	노화
	자가면역질환
	혈액뇌장벽
	암
	심혈관 질환
	원인
	관련된 질병
	전염병
	음식 민감성
	감염
	렉틴
	골관절염
	골다공증
	파킨슨병
	방사선 치료
	검사
렉틴	발효식품
	장 누수
	피해야 할 렉틴 함유 식품
	식물

렉틴	위산
	당을 좋아하는 단백질
	통곡물
렉틴 줌 렌즈	
루이소체	
지질다당류	알츠하이머병
	항생제
	자가면역질환
	혈액뇌장벽
	우울증
	소화
	에스트로겐
	장벽
	감염
	장의 알칼리성 인산가수분해효소(IAP)
	수치
	구강 마이크로바이옴
	골관절염
	파킨슨병
리스테리아	
리튬	
간	
가축	
LMNT 사(社)	
캘리포니아의 로마 린다	
장수	동물성 단백질
	'블루존' 이론
	백수 노인 연구
	치즈
	마이크로바이옴의 소통 신호
	요인
	프랑스의 역설

장수	장 마이크로바이옴	
	히스톤	
	인슐린유사 성장인자 1(IGF-1)	
	멜라토닌	
	폴리페놀	
	저항성 전분	
	레스베라트롤	
	흡연	
	유로리틴 A	
	비타민 D	
《장수 패러독스(The Longevity Paradox)》		
발터 롱고		
저탄수화물 식이요법		
다양성이 낮은 장내 세균 불균형		
루푸스		
리옹 식단 심장 연구		
라이신		

M

주요우울장애(MDD)		
MCT 카프라치노		
MCT 오일	대장 체크! 프로그램	
	간에서 케톤 생성	
지중해식 식단		
중간사슬 트라이글리세라이드(MCT)		
흑색종		
멜라토닌		
기억		
〈맨 인 블랙〉 (영화)		
정신 건강	혈액뇌장벽	
	글루탐산	
	장 마이크로바이옴	
	황화수소와의 연관성	
	문제 증가	

정신 건강	신경전달물질
	산화질소와의 연관성
대사성 질환	
대사산물	AMP 생성
	별효 과정
	기능적 중복
	글루탐산
	전구체로써의 글리신
	곰팡이를 넣어 발효한 치즈
	신호 분자
메트포르민	
메톡시클로르(DMDT)	
미생물	플라스틱의 영향
	장 마이크로바이옴
	여러 종 내의 균형
	협력과 경쟁
	주요 요인
	파괴
마이크로바이옴	발견
	다양성
	생태적 안정성
	건강한 마이크로바이옴의 특성
	열대우림과의 비교
미세아교세포	
미세플라스틱	
마이크로 RNA	
장벽의 미세융모	
MFGM(유지방구막)	
미소 시저 드레싱	
미소 된장으로 양념한 순무 조림	
브로콜리와 자연산 새우를 넣은 미소 된장 '곡물' 샐러드	
민트 소스 미소 양고기 버거	

미토콘드리아	항생제 사용
	칼로리 우회
	탄소 분자
	피해
	DNA
	기능장애
	에너지 생성
	진화
	기체전달물질
	유전자 발현
	글리신
	장벽
	건강
	미토콘드리아 내막
	대사 유연성
	세포의 에너지 공장
	기원에 대한 이론
미토콘드리아 합성	
미토콘드리아의 짝풀림	뷰티르산
	카페인
	암
	식이요법
	기체전달물질
	대장 체크! 프로그램
	장 마이크로바이옴
	장벽
	케톤
	MCT
	MFGM(유지방구막)
	니코틴
	폴리페놀
	과정

미토콘드리아의 짝풀림	활성산소
	짧은사슬지방산
	짝풀림 화합물
미토 클럽 비유	
유사분열 유도	
미토파지	
분자 모방	
모나코	
단핵구증 감염	
구강청결제	
mTOR(포유류 라파마이신표적)	
뮤코다당류	
점액	장 내벽
	코, 입, 항문
다발성 경화증(MS)	
미엘린초	

N

N-N-아세틸아스파르트산	
미국정신질환협회	
신경계	혈액뇌장벽
	장 마이크로바이옴이 받은 정보
	마이크로바이옴
	산화질소
	부교감 신경계
N-아세틸뉴라민산(Neu5Ac)	
N-글리코릴뉴라민산(Neu5Gc)	
신경 퇴행성 질환	
신경발생	
뉴런, 뉴런 간의 소통	
신경전달물질	
데이비드 G. 니콜스	
니코틴	
코스타리카의 니코야 반도	

가지속(屬) 식물		
산화질소(NO)		
통각		
비글루텐 단백질		
노닐페놀(NP)		
노르에피네프린		
평범하지 않은 시저 샐러드		
비스테로이드성 항염제(NSAID)		
견과류 및 씨앗류	대장 체크! 식사 주기	
	대장 체크! 식품 목록	
O		
비만	항생제 사용	
	식사 습관	
	상승	
	다양성이 낮은 마이크로바이옴	
일본 오키나와		
올리브 오일		
'하루 한 끼' 식사법		
구강 생태계		
구강 세균 불균형		
구강 마이크로바이옴	자가면역질환	
	세균 불균형	
	구강청결제의 영향	
	산화질소	
	혀를 긁는 것	
오레가노		
오실로스피라		
골관절염		
골감소증		
골다공증		
난소 마이크로바이옴		
옥살산염, 소화		
산화 스트레스		

산화에 따른 조직 손상		
옥시벤존		
산소	ATP 생성	
	활성산소 생성	
P 녹농균		
통증		
팔미트		
파네스 세포		
파라벤		
기생충		
파킨슨병	혈액뇌장벽	
	변비	
	글리포세이트	
	장 마이크로바이옴	
	증가	
	잘못 접힌 단백질	
	흡연	
파티 비유		
루이 파스퇴르		
골반염		
페니실린		
혈관주위세포		
치주질환		
동요		
프탈레이트		
식물성 단백질		
《플랜트 패러독스》		
식물	생성된 항산화제	
	이질적인 단백질	
	렉틴	
	멜라토닌	
	니코틴	

식물		가지속 식물
		폴리페놀 생성
		시킴산 경로
플라스말로젠		
플라스틱		
폴리아민		
다낭성 난소 증후군(PCOS)		
폴리페놀		활성화
		이로운 효과
		음료
		암
		발효
		대장 체크! 식품 목록
		대장 체크! 식사 계획
		장 마이크로바이옴의 폴리페놀 처리
		폴리페놀이 풍부한 식단
		IAP 생성 자극
		장수
		미토콘드리아의 짝풀림
		mTOR(포유류 라파마이신표적)
		골관절염
		폴리페놀 처리
		자색 고구마
		세스테린 단백질
		신호
포스트바이오틱스		
포스트바이오틱 신호 분자		
폐경후 여성		
프리바이오틱 섬유질		
임신		
폐경전 여성		
사우어크라우트와 바삭한 마늘을 곁들인 압력 조리 병아리콩과 토마토		

프로바이오틱스	암	
	공급원인 발효식품	
	IAP의 활동	
	골관절염	
	골다공증	
	짧은사슬지방산	
	세스테린 단백질	
가공식품		
프로게스테론		
프로피오네이트, 짧은사슬지방산		
프로피온산균속		
단백질	아밀로이드 단백질	
	소화	
	이질적인 단백질	
	대장 체크! 식품 목록	
	단백질의 일종인 렉틴	
	잘못 접힌 단백질	
	유사분열 유도	
	세스테린 단백질	
	단단한 접합부 단백질	
	짝풀림 단백질	
원생 생물		
양성자 펌프 억제제(제산제)		
양성자		
건선		
쇠비름		
푸트레신		
Q 4급 암모늄염		
케르세틴		
R 방사선 치료		
열대우림 비유		
라마단 방식		

라파마이신		
레시피	소스류	
	달콤한 간식	
	메인 요리(채식)	
	메인 요리(육류 및 해산물)	
정제 곡물		
회복력		
저항성 전분		
회복의학		
류머티즘		
RNA 분자		
설치류		
로즈메리		
활성산소종(ROS)	ADHD(주의력결핍 과잉행동장애)	
	세포 손상	
	글루타티온	
	미토콘드리아의 짝풀림	
	산화 스트레스	
	생산	
	신호 분자	
레스베라트롤		
루미노코커스과		
S 소금 섭취		
로버트 사폴스키		
빌 사르디		
사르데냐		
잎채소를 곁들인 사우어크라우트 튀김		
메인 요리(채식)	미소 된장 흑마늘 드레싱을 곁들인 비트 샐러드	
	미소-참깨 비네그레트를 곁들인 코울슬로	
	수수나 고구마 파스타로 만든 김치 까르보나라	
	김치전	
메인 요리(채식)	사우어크라우트와 아보카도가 어우러진 아침 한 사발	

메인 요리(채식)	미소 된장으로 양념한 순무 조림
	평범하지 않은 시저 샐러드
	사우어크라우트와 바삭한 마늘을 곁들인 압력 조리 병아리콩과 토마토
	잎채소를 곁들인 사우어크라우트 튀김
메인 요리 (육류 및 해산물)	대구 김치찌개
	염소젖 요구르트로 양념한 닭 다리살과 바질 소스
	브로콜리와 자연산 새우를 넣은 미소 된장 '곡물' 샐러드
	민트 소스 미소 양고기 버거
	참기름과 사우어크라우트를 넣어 만든 참치 샐러드
짧은사슬지방산 (SCFA)	항생제 사용
	식욕 조절
	혈액뇌장벽
	소화
	내분비계 교란물질
	글리포세이트
	히스톤 탈아세틸효(HDAC) 억제제
	중간 형태의 짧은사슬지방산
	신호 체계
	비만
	골다공증
	파킨슨병
	프로바이오틱스
	발효를 통한 생성
	저항성 전분
	시간 제한 식사법
	짝풀림 화합물
	체중 감소
조현병	
계절의 주기	
이차 천이	
분비형 면역 글로불린 A(SIgA)	
선택적 세로토닌 재흡수 억제제(SSRI)	

세로토닌	
제칠일안식일예수재림교도	
성병	
양젖으로 만든 유제품	
시킴산 경로	
폴 사이먼	
단세포생물	
시트루인1	
피부, 장벽과의 비교	
피부 생물군계	
피부암	
피부 관리 제품	
수면	
소장 세균 과증식(SIBO)	
흡연	
에리카 소넨버그	
저스틴 소넨버그	
스페르미딘	
스페르민	
향신료가 가미된 염소젖 냉동 요구르트	
향신료	
전분	소화
	대장 체크! 식품 목록
	저항성 전분
스타틴	
줄기 세포, 장벽의 미세융모	
연쇄상구균	
스트렙토마이신	
스트레스	CUMS(예측 불가능한 만성 경도 스트레스
	장 마이크로바이옴
석신산(호박산)	
당분	소화

	당분	대장 체크! 식사 계획
		산화질소 합성 감소
	자외선 차단제	
	초과산화물 불균등화효소	
	고구마	
	공생 관계	
	시냅스 가소성	
T	타마린드씨	
	타목시펜	
	타로 토란	
	T세포	
	테스토스테론	장 마이크로바이옴
		수치
	열 발생	
	시간 제한 식사법	
	톨유사수용체(TLR)	
	톡소플라스마	
	톡소포자충	
	톡소포자충증	
	중국 전통의학	
	이식 수술	
	도널드 트럼프	
	트립토판	
	종양 괴사 인자 알파	
	참기름과 사우어크라우트를 넣어 만든 참치 샐러드	
	강황	
	제2형 당뇨병	
U	짝풀림 단백질	
	미국 농무부(USDA)	
	《케토의 진실을 밝히다(Unlocking the Keto Code)》	
	유로리틴 A	
	우르솔산	

V	미주신경 절단술
	미주신경
	혈관 확장
	비건
	채식주의자
	바이브런트 웰니스(Vibrant Wellness)
	비타민 C
	비타민 D
	체중 감소
W	서구식 식습관
	밀배아응집소
	밀 줌 렌즈
	백혈구
	통곡물
	통곡물 위원회
	선충
X	제노바이오틱스
	제노에스트로겐
Y	참마
Z	제브라피시 연구
	조눌린

참고 문헌

들어가는 글: 세균의 세뇌

01. Ehrenberg, R. (2015, September 2). Global forest survey finds trillions of trees. *Nature*. https://doi .org /10 .1038 /nature .2015 .18287

02. Vyas, A., Kim, S. K., Giacomini, N., Boothroyd, J. C., & Sapolsky, R. M. (2007). Behavioral changes induced by *Toxoplasma* infection of rodents are highly specific to aversion of cat odors. *Proceedings of the National Academy of Sciences of the United States of America, 104*(15), 6442–6447. https://doi .org /10 .1073 /pnas.0608310104

03. Meyer, C. J., Cassidy, K. A., Stahler, E. E., Brandell, E. E., Anton, C. B., Stahler, D. R., & Smith, D. W. (2022). Parasitic infection increases risk-taking in a social, intermediate host carnivore. *Communications Biology*, 5, article 1180. https://doi .org /10 .1038 /s42003 -022 -04122 -0

04. Brandell, E. E., Cross, P. C., Craft, M. E., Smith, D. W., Dubovi, E. J., Gilbertson, M.L.J., Wheeldon, T., Stephenson, J. A., Barber-Meyer, S., Borg, B. L., Sorum, M., Stahler, D. R., Kelly, A., Anderson, M., Cluff, H. D., MacNulty, D. R., Watts, D. E., Roffler, G. H., Schwantje, H., . . . Hudson, P. J. (2021). Patterns and processes of pathogen exposure in gray wolves across North America. *Scientific Reports, 11,* article 3722. https://doi .org /10 .1038 /s41598 -021 -81192 -w

05. Flegr, J. (2013). Influence of latent Toxoplasma infection on human personality, physiology and morphology: pros and cons of the Toxoplas-

ma-human model in studying the manipulation hypothesis. *Journal of Experimental Biology, 216*(1), 127–133. https://doi .org /https://doi .org /10 .1242 /jeb .073635

06. Flegr, J., Havlicek, J., Kodym, P., Malý, M., & Smahel, Z. (2002). Increased risk of traffic accidents in subjects with latent toxoplasmosis: A retrospective case-control study. *BMC Infectious Diseases, 2,* article 11. https://www .ncbi .nlm .nih.gov /pmc /articles /PMC117239/#!po=70 .8333

07. Virus, M. A., Ehrhorn, E. G., Lui, L. M., & Davis, P. H. (2021). Neurological and neurobehavioral disorders associated with *Toxoplasma gondii* infection in humans. *Journal of Parasitology Research,* article 6634807. https://doi .org /10.1155 /2021 /6634807 GutCheck_9780062911773_ FinalRevised_OO1031_cc21.indd 247 10/31/23 10:13 AM

08. Poirotte, C., Kappeler, P., Ngoubangoye, B., Bourgeois, S., Moussodji, M., & Charpentie, M. (2016). Morbid attraction to leopard urine in *Toxoplasma*-infected chimpanzees. *Current Biology,* 26, R98–R99. https://doi .org /10 .1016/j .cub .2015 .12 .020

1장. 우리 몸은 열대우림이다

01. Lozupone, C. A., Stombaugh, J. I., Gordon, J. I., Jansson, J. K., & Knight, R. (2012). Diversity, stability and resilience of the human gut microbiota. *Nature, 489*(7415), 220–230. https://doi .org /10 .1038 / nature11550

02. Hatch, M., & Freel, R. W. (2008). The roles and mechanisms of intestinal oxalate transport in oxalate homeostasis. *Seminars in Nephrology, 28*(2), 143–151. https://doi .org /10 .1016 /j .semnephrol .2008 .01 .007

03. Daisley, B. A., Koenig, D., Engelbrecht, K., Doney, L., Hards, K., Al, K. F., Reid, G., & Burton, J. P. (2021). Emerging connections between gut microbiome bioenergetics and chronic metabolic diseases, *Cell Reports, 37*(10), article 110087. https://doi .org /10 .1016 /j .celrep .2021 .110087

04. Annunziata, G., Maisto, M., Schisano, C., Ciampaglia, R., Narciso, V., Tenore, G. C., & Novellino, E. (2019). Effects of grape pomace polyphenolic extract (Taurisolo®) in reducing TMAO serum levels in humans: Preliminary results from a randomized, placebo-controlled, cross-over study. *Nutrients, 11*(1), 139. https://doi .org /10 .3390 / nu11010139

05. Relman, D. A. (2012). The human microbiome: ecosystem resilience and health. *Nutrition Reviews, 70*(Suppl. 1), S2–S9. https://doi .org /10 .1111 /j .1753-4887 .2012 .00489 .x

06. Lu, K., Cable, P. H., Abo, R. P., Ru, H., Graffam, M. E., Schlieper, K. A., Parry, N. M., Levine, S., Bodnar, W. M., Wishnok, J. S., Styblo, M., Swenberg, J. A., Fox, J. G., & Tannenbaum, S. R. (2013). Gut microbiome perturbations induced by bacterial infection affect arsenic biotransformation. *Chemical Research in Toxicology, 26*(12), 1893–1903. https://doi .org /10 .1021 /tx4002868

07. Dethlefsen, L., & Relman, D. A. (2010). Incomplete recovery and individualized responses of the human distal gut microbiota to repeated antibiotic perturbation. *Proceedings of the National Academy of Sciences of the United States of America, 108*(Suppl. 1), 4554–4561. https://doi .org /10 .1073 /pnas .1000087107

08. Relman, D. A. (2012). The human microbiome: ecosystem resilience and health. *Nutrition Reviews, 70*(Suppl. 1), S2–S9. https://doi .org /10 .1111 /j .1753-4887 .2012 .00489 .x

09. Lozupone, C. A., Stombaugh, J. I., Gordon, J. I., Jansson, J. K., & Knight, R. (2012). Diversity, stability and resilience of the human gut microbiota. *Nature, 489*(7415), 220–230. https://doi .org /10 .1038 /nature11550

10. Hsiao, E. Y., McBride, S. W., Hsien, S., Sharon, G., Hyde, E. R., McCue, T., Codelli, J. A., Chow, J., Reisman, S. E., Petrosino, J. F., Patterson, P. H., & Mazmanian, S. K. (2013). Microbiota modulate behavioral and physiological abnormalities associated with neurodevelopmental disorders. *Cell, 155*(7), 1451–1463. https://doi .org /10 .1016 /j .cell .2013 .11 .024

11. Mazmanian, S. K., Round, J. L., & Kasper, D. L. (2008). A microbial symbiosis GutCheck_9780062911773_FinalRevised_OO1031_cc21.indd 248 10/31/23 10:13 AM factor prevents intestinal inflammatory disease. *Nature, 453*(7195), 620–625. https://doi .org /10 .1038 /nature07008

12. Lozupone, C. A., Stombaugh, J. I., Gordon, J. I., Jansson, J. K., & Knight, R. (2012). Diversity, stability and resilience of the human gut microbiota. *Nature, 489*(7415), 220–230. https://doi .org /10 .1038 /nature11550

13. Lee, Y. K., & Mazmanian, S. K. (2010). Has the microbiota played a critical role in the evolution of the adaptive immune system? *Science, 330*(6012), 1768–1773. https://doi .org /10 .1126 /science .1195568

14. Eberl, G. (2010). A new vision of immunity: Homeostasis of the superorganism. *Mucosal Immunology, 3*(5), 450–460.

15. Bever, J. D., Westover, K. M., & Antonovics, J. (1997). Incorporating the soil community into plant population dynamics: The utility of the feedback approach. *Journal of Ecology, 85*(5), 561–573.

16. Banerjee, S., Schlaeppi K., & van der Heijden, M.G.A. (2018). Keystone taxa as drivers of microbiome structure and functioning. *Nature Reviews Microbiology, 16*(9), 567–576. https://doi .org /10 .1038 / s41579 -018 -0024 -1

17. Bäckhed, F., Ley, R. E., Sonnenburg, J. L., Peterson, D. A., & Gordon, J. I. (2005). Host-bacterial mutualism in the human intestine. *Science, 307*(5717), 1915–1920. https://doi .org /10 .1126 /science .1104816

18. Kong, F., Hua, Y., Zeng, B., Ning, R., Li, Y., & Zhao, J. (2016). Gut microbiota signatures of longevity. *Current Biology, 26*(18), R832–R833. https://doi .org /10.1016 /j .cub .2016 .08 .015

19. David, L. A., Weil, A., Ryan, E. T., Calderwood, S. B., Harris, J. B., Chowdhury, F., Begum, Y., Qadri, F., LaRocque, R. C., & Turnbaugh, P. J. (2015). Gut microbial succession follows acute secretory diarrhea in humans. *MBio, 6*(3), e00381–e00315.

20. Lozupone, C. A., Stombaugh, J., Gonzalez, A., Ackermann, G., Wendel, D., Vazquez-Baeza, Y., Jansson, J. K., Gordon, J. I., & Knight, R. (2013). Meta-analyses of studies of the human microbiota. *Genome Research, 23,* 1704–1714.

21. Qin, N., Yang, F., Li, A., Prifti, E., Chen, Y., Shao, L., Guo, J., Le Chatelier, E., Yao, J., Wu, L., Zhou, J., Ni, S., Liu, L., Pons, N., Batto, J. M., Kennedy, S. P., Leonard, P., Yuan, C., Ding, W., . . . Li, L. (2014). Alterations of the human gut microbiome in liver cirrhosis. *Nature, 513*(7516), 59–64.

22. Liu, C., Frank, D. N., Horch, M., Chau, S., Ir, D., Horch, E. A., Tret-

ina, K., van Besien, K., Lozupone, C. A., & Nguyen, V. H. (2017). Associations between acute gastrointestinal GvHD and the baseline gut microbiota of allogeneic hematopoietic stem cell transplant recipients and donors. *Bone Marrow Transplantation, 52*(12), 1643–1650.

23. Menni, C., Jackson, M. A., Pallister, T., Steves, C. J., Spector, T. D., & Valdes, A. M. (2017). Gut microbiome diversity and high-fibre intake are related to lower long-term weight gain. *International Journal of Obesity, 41*(7), 1099–1105. https://doi .org /10 .1038 /ijo .2017 .66

24. Lozupone, C. A., Stombaugh, J. I., Gordon, J. I., Jansson, J. K., & Knight, R. (2012). Diversity, stability and resilience of the human gut microbiota. *Nature, 489*(7415), 220–230. https://doi .org /10 .1038 / nature11550

25. Lozupone, C., Faust, K., Raes, J., Faith, J. J., Frank, D. N., Zaneveld, J., Gordon, GutCheck_9780062911773_FinalRevised_OO1031_cc21.indd 249 10/31/23 10:13 AM J. I., & Knight R. (2012). Identifying genomic and metabolic features that can underlie early successional and opportunistic lifestyles of human gut symbionts. *Genome Research, 22*(10), 1974–1984.

26. Gutiérrez, N., & Garrido, D. (2019). Species deletions from microbiome consortia reveal key metabolic interactions between gut microbes. *mSystems, 4*(4), e00185-19. https://doi .org /10 .1128 /mSystems .00185 -19

27. Corrêa-Oliveira, R., Fachi, J. L., Vieira, A., Sato, F. T., & Vinolo, M. A. (2016). Regulation of immune cell function by short-chain fatty acids. *Clinical & Translational Immunology, 5*(4), e73. https://doi .org /10 .1038 /cti .2016 .17

28. Parfrey, L. W., Walters, W. A., & Knight, R. (2011). Microbial eukaryotes in the human microbiome: ecology, evolution, and future directions. *Frontiers in Microbiology, 2*, 153. https://doi .org /10 .3389 /fmicb .2011 .00153

29. Lukeš, J., Kuchta, R., Scholz, T., & Pomajbíková, K. (2014). (Self-) infections with parasites: Re-interpretations for the present. *Trends in Parasitology*, *30*(8), 377–385. https://doi .org /10 .1016 /j .pt .2014 .06 .005

30. Foster, K. R., & Bell, T. (2012). Competition, not cooperation, dominates interactions among culturable microbial species. *Current Biology*, *22*(19), 1845–1850.

31. Kim, H. J., Boedicker, J. Q., Choi, J. W., & Ismagilov, R. F. (2008). Defined spatial structure stabilizes a synthetic multispecies bacterial community. *Proceedings of the National Academy of Sciences of the United States of America*, *105*(47), 18188–18193.

32. Willcox, M. D., Zhu, H., Conibear, T. C., Hume, E. B., Givskov, M., Kjelleberg, S., & Rice, S. A. (2008). Role of quorum sensing by *Pseudomonas aeruginosa* in microbial keratitis and cystic fibrosis. *Microbiology*, *154*(part 8), 2184–2194.

33. Waters, C. M., & Bassler, B. L. (2005). Quorum sensing: Cell-to-cell communication in bacteria. *Annual Review of Cell and Developmental Biology*, *21*, 319–346. https://doi .org /10 .1146 /annurev .cellbio .21 .012704 .131001

34. Fiegna, F., & Velicer, G. J. (2005). Exploitative and hierarchical antagonism in a cooperative bacterium. *PLOS Biology*, *3*(11), e370. https://doi .org/10 .1371/journal .pbio .0030370

35. Fiegna, F., & Velicer, G. J. (2005). Exploitative and hierarchical antagonism in a cooperative bacterium. *PLOS Biology*, *3*(11), e370. https://doi .org /10 .1371/journal .pbio .0030370

2장. 두 가지가 필요하다

01. Samczuk, P., Hady, H. R., Adamska-Patruno, E., Citko, A., Dadan, J., Barbas, C., Kretowski, A., & Ciborowski, M. (2018). In-and-out molecular changes linked to the type 2 diabetes remission after bariatric surgery: An influence of gut microbes on mitochondria metabolism. *International Journal of Molecular Sciences, 19*(12), 3744. https://doi .org /10 .3390 /ijms19123744

02. Speakman, J. R., Talbot, D. A., Selman, C., Snart, S., McLaren, J. S., Redman, P., Krol, E., Jackson, D. M., Johnson, M. S., & Brand, M. D. (2004). Uncoupled and surviving: Individual mice with high metabolism have greater mitochon-GutCheck_9780062911773_FinalRevised_OO1031_cc21.indd 250 10/31/23 10:13 AM drial uncoupling and live longer. *Aging Cell, 3*(3), 87–95. https://doi .org /10.1111 /j .1474 -9728 .2004 .00097 .x

03. Cortés-Martín, A., Selma, M. V., Tomás-Barberán, F. A., González-Sarrías, A., & Espín, J. C. (2020). Where to look into the puzzle of polyphenols and health? The postbiotics and gut microbiota associated with human metabotypes. *Molecular Nutrition & Food Research, 64*(9), article e1900952. https://doi.org /10 .1002 /mnfr .201900952

04. Brand, M. (2000). Uncoupling to survive? The role of mitochondrial inefficiency in ageing. *Experimental Gerontology, 35*(6–7), 811–820. https://doi .org/10 .1016 /s0531 -5565(00)0013

05. Chandrasekaran, K., Salimian, M., Konduru, S. R., Choi, J., Kumar, P., & Long, A. (2019). Overexpression of Sirtuin 1 protein in neurons prevents and reverses experimental diabetic neuropathy. *Brain, 142*(12), 3737–3752.

06. Vauzour, D., Houseman, E., George, T., Corona, G., Garnotel, R., Jackson, K., Sellier, C., Gillery, P., Kennedy, O., Lovegrove, J., & Spencer, J. (2010). Moderate Champagne consumption promotes an acute improvement in acute endothelial-independent vascular function in

healthy human volunteers. *British Journal of Nutrition, 103*(8), 1168–1178. https://doi .org /10 .1017/S0007114509992959

07. Ma, X., Sun, Z., Han, X., Li, S., Jiang, X., & Chen, S. (2019). Neuroprotective effect of resveratrol via activation of Sirt1 signaling in a rat model of combined diabetes and Alzheimer's disease. *Frontiers in Neuroscience, 13*, 1400.

08. Dasgupta, B., & Milbrandt, J. (2007). Resveratrol stimulates AMP kinase activity in neurons. *Proceedings of the National Academy of Sciences of the United States of America, 104*(17), 7217–7222.

09. Rege, S. D., Geetha, T., Griffin, G. D., Broderick, T. L., & Babu, J. R. (2014). Neuroprotective effects of resveratrol in Alzheimer disease pathology. *Frontiers in Aging Neuroscience, 6*, 218.

10. Ryu, D., Mouchiroud, L., Andreux, P. A., Katsyuba, E., Moullan, N., Nicolet-dit-Félix, A. A., Williams, E. G., Jha, P., Lo Sasso, G., Huzard, D., Aebischer, P., Sandi, C., Rinsch, C., & Auwerx, J. (2016). Urolithin A induces mitophagy and prolongs lifespan in C. elegans and increases muscle function in rodents. *Nature Medicine, 22*(8), 879–888. https://doi .org /10 .1038 /nm .4123

11. D'Amico, D., Olmer, M., Fouassier, A. M., Valdés, P., Andreux, P. A., Rinsch, C., & Lotz, M. (2022). Urolithin A improves mitochondrial health, reduces cartilage degeneration, and alleviates pain in osteoarthritis. *Aging Cell, 21*(8), article e13662. https://doi .org /10 .1111 /acel .13662

12. Selma, M. V., Beltrán, D., Luna, M. C., Romo-Vaquero, M., García-Villalba, R., Mira, A., Espín, J. C., & Tomás-Barberán, F. A. (2017). Isolation of human intestinal bacteria capable of producing the bioactive metabolite isourolithin A from ellagic acid. *Frontiers in Microbiology, 8*, 1521. https://doi .org /10 .3389/fmicb .2017 .01521

13. Schönfeld, P., Wojtczak, A. B., Geelen, M.J.H., Kunz, W., & Wojtczak, L. (1988). On the mechanism of the so-called uncoupling effect of me-

dium-and short-chain fatty acids. *Biochimica et Biophysica Acta—Bioenergetics, 936*(3), 280–288. GutCheck_9780062911773_FinalRevised_OO1031_cc21.indd 251 10/31/23 10:13 AM

14. Wastyk, H. C., Fragiadakis, G. K., Perelman, D., Dahan, D., Merrill, B. D., Yu, F. B., Topf, M., Gonzalez, C. G., Van Treuren, W., Han, S., Robinson, J. L., Elias, J. E., Sonnenberg, E. D., Gardner, C. D., & Sonnenburg, J. L. (2021). Gut-microbiota-targeted diets modulate human immune status. *Cell, 184*(16), 4137–4153.e14. https://doi .org /10 .1016 /j .cell .2021 .06 .019

15. Duncan, S. H., Louis, P., & Flint, H. J. (2004). Lactate-utilizing bacteria, isolated from human feces, that produce butyrate as a major fermentation product. *Applied and Environmental Microbiology, 70*(10), 5810–5817.

16. Belenguer, A., Duncan, S. H., Calder, A. G., Holtrop, G., Louis, P., Lobley, G. E., & Flint, H. J. (2006). Two routes of metabolic cross-feeding between *Bifidobacterium adolescentis and butyrate-producing anaerobes from the human gut. Applied and Environmental Microbiology, 72*(5), 3593–3599.

17. Li, Z., Teng, J., Lyu, Y., Hu, X., Zhao, Y., & Wang, M. (2018). Enhanced antioxidant activity for apple juice fermented with Lactobacillus plantarum ATCC14917. *Molecules, 24*(1), 51. https://doi .org /10 .3390 /molecules24010051

18. Chia, L. W., Hornung, B.V.H., Aalvink, S., Schaap, P. J., De Vos, W. M., Knol, J., & Belzer, C. (2018). Deciphering the trophic interaction between Akkermansia muciniphila and the butyrogenic gut commensal Anaerostipes caccae using a metatranscriptomic approach. *Antonie van Leeuwenhoek, 111*(6), 859–873.

19. Burger-van Paassen, N., Vincent, A., Puiman, P. J., van der Sluis, M., Bouma, J., Boehm, G., van Goudoever, J. B., van Seuningen, I., & Renes, I. B. (2009). The regulation of intestinal mucin MUC2 expression by short-chain fatty acids: implications for epithelial protection.

Biochemical Journal, 420(2), 211–219.

20. Gaudier, E., Rival, M., Buisine, M. P., Robineau, I., & Hoebler, C. (2009). Butyrate enemas upregulate muc genes expression but decrease adherent mucus thickness in mice colon. *Physiological Research, 58*(1), 111–119.

21. Ferreira, T. M., Leonel, A. J., Melo, M. A., Santos, R. R., Cara, D. C., Cardoso, V. N., Correia, M. I., & Alvarez-Leite, J. I. (2012). Oral supplementation of butyrate reduces mucositis and intestinal permeability associated with 5-fluorouracil administration. *Lipids, 47*(7), 669–678.

22. Bjursell, M., Admyre, T., Göransson, M., Marley, A. E., Smith, D. M., Oscarsson, J., & Bohlooly-Y, M. (2011). Improved glucose control and reduced body fat mass in free fatty acid receptor 2–deficient mice fed a high-fat diet. *American Journal of Physiology: Endocrinology and Metabolism, 300*(1), E211–E220.

23. Frost, G., Sleeth, M. L., Sahuri-Arisoylu, M., Lizarbe, B., Cerdan, S., Brody, L., Anastasovska, J., Ghourab, S., Hankir, M., Zhang, S., Carling, D., Swann, J. R., Gibson, G., Viardot, A., Morrison, D., Thomas, E. L., & Bell, J. D. (2014). The short-chain fatty acid acetate reduces appetite via a central homeostatic mechanism. *Nature Communications, 5*, article 3611.

24. Cani, P. D., Lecourt, E., Dewulf, E. M., Sohet, F. M., Pachikian, B. D., Naslain, D., De Backer, F., Neyrinck, A. M., & Delzenne, N. M. (2009). Gut microbiota fermentation of prebiotics increases satietogenic and incretin gut peptide production with consequences for appetite sensation and glucose response after a meal. *The American Journal of Clinical Nutrition, 90*(5), 1236–1243.

25. Bain, M. D., Borriello, S. P., Tracey, B. M., Jones, M., Reed, P. J., Chalmers, R. GutCheck_9780062911773_FinalRevised_OO1031_cc21.indd 252 10/31/23 10:13 AM A., & Stacey, T. E. (1988). Contribution of gut bacterial metabolism to human metabolic disease. *The Lancet, 1*(8594), 1078–1079.

26. Masui, R., Sasaki, M., Funaki, Y., Ogasawara, N., Mizuno, M., Iida, A., Izawa, S., Kondo, Y., Ito, Y., Tamura, Y., Yanamoto, K., Noda, H., Tanabe, A., Okaniwa, N., Yamaguchi, Y., Iwamoto, T., & Kasugai, K. (2013). G protein–coupled receptor 43 moderates gut inflammation through cytokine regulation from mononuclear cells. *Inflammatory Bowel Diseases, 19*(13), 2848–2856.

27. Hamer, H. M., Jonkers, D.M.A.E., Bast, A., Vanhoutvin, S.A.L.W., Fischer, M.A.J.G., Kodde, A., Troost, F. J., Venema, K., & Brummer, R.-J. M. (2009). Butyrate modulates oxidative stress in the colonic mucosa of healthy humans. *Clinical Nutrition, 28*(1), 88–93.

28. Kaisar, M.M.M., Pelgrom, L. R., Van der Ham, A. J., Yazdanbakhsh, M., & Everts, B. (2017). Butyrate conditions human dendritic cells to prime type 1 regulatory T cells via both histone deacetylase inhibition and G protein–coupled receptor 109A signaling. *Frontiers in Immunology, 8*, 1429.

29. Goverse, G., Molenaar, R., Macia, L., Tan, J., Erkelens, M. N., Konijn, T., Knippenberg, M., Cook, E.C.L., Hanekamp, D., Veldhoen, M., Hartog, A., Roeselers, G., Mackay, C. R., & Mebius, R. E. (2017). Diet-derived short chain fatty acids stimulate intestinal epithelial cells to induce mucosal tolerogenic dendritic cells. *Journal of Immunology, 198*(5), 2172–2181.

30. Arpaia, N., Campbell, C., Fan, X., Dikiy, S., van der Veeken, J., deRoos, P., Liu, H., Cross, J. R., Pfeffer, K., Coffer, P. J., & Rudensky, A. Y. (2013). Metabolites produced by commensal bacteria promote peripheral regulatory T-cell generation. *Nature, 504*(7480), 451–455.

31. Smith, K., McCoy, K. D., & Macpherson, A. J. (2007). Use of axenic animals in studying the adaptation of mammals to their commensal intestinal microbiota. *Seminars in Immunology, 19*(2), 59–69.

32. Pabst, O., & Slack, E. (2020). IgA and the intestinal microbiota: The importance of being specific. *Mucosal Immunology, 13*(1), 12–21. https://doi.org/10.1038/s41385-019-0227-4

33. Norgren, J., Sindi, S., Sandebring-Matton, A., Kåreholt, I., Daniilidou, M., Akenine, U., Nordin, K., Rosenborg, S., Ngandu, T., & Kivipelto, M. (2020). Ketosis after intake of coconut oil and caprylic acid—with and without glucose: A cross-over study in healthy older adults. *Frontiers in Nutrition, 7*, 40. https://www .ncbi .nlm .nih .gov /pmc /articles / PMC7175812/

34. Kaviyarasan, S., Chung Sia, E. L., Retinasamy, T., Arulsamy, A., & Shaikh, M. F. (2022). Regulation of gut microbiome by ketogenic diet in neurodegenerative diseases: A molecular crosstalk. *Frontiers in Aging Neuroscience, 14*, article 1015837. https://doi .org /10 .3389 /fnagi .2022 .1015837

35. Castosa, R., Martinez-Iglesias, O., Roca-Lema, D., Casas-Pais, A., Diaz-Diaz, A., Iglesias, P., Santamarina, I., Graña, B., Cavo, L., Valladares-Ayerbes, M., Concha, Á., & Figueroa, A. (2018). Hakai overexpression effectively induces tumour progression and metastasis in vivo. *Scientific Reports, 8*(1), article 3466. https://doi .org /10 .1038 /s41598 -018 -21808 -w

36. Chen, X.-M., Huang, Q.-C., Yang, S.-L., Chu, Y.-L., Yan, Y.-H., Han, L., Huang, Y., & Huang, R.-Y.(2015). Role of micro RNAs in the pathogenesis GutCheck_9780062911773_FinalRevised_OO1031_cc21.indd 253 10/31/23 10:13 AM of rheumatoid arthritis: Novel perspectives based on review of the literature. *Medicine, 94*(31), e126. https://doi .org /10 .1097 /md .0000000000001326

37. Chen, J., Papp, G., Szodoray, P., & Zeher, M. J. (2016). The role of microRNAs in the pathogenesis of autoimmune diseases. *Autoimmunity Reviews, 15*(12), 1171–1180. https://doi .org /10 .1016 /j .autrev .2016 .09 .003

38. Liu, S., Pires da Cunha, A., Rezende, R. M., Cialic, R., Wei, Z., Bry, L., Comstock, L. E., Gandhi, R., & Weiner, H. L. (2016). The host shapes the gut microbiota via fecal microRNA. *Cell Host & Microbe, 19*(1), 32–43. https://doi.org /10 .1016 /j .chom .2015 .12 .005

39. Bartel, D. P. (2009). MicroRNAs: Target recognition and regulatory functions. *Cell, 136*(2), 215–233.

40. Hogan, S. P., Seidu, L., Blanchard, C., Groschwitz, K., Mishra, A., Karow, M. L., Ahrens, R., Artis, D., Murphy, A. J., Valenzuela, D. M., Yancopolous, G. D., & Rothenberg, M. E. (2006). Resistin-like molecule beta regulates innate colonic function: Barrier integrity and inflammation susceptibility. *Journal of Allergy and Clinical Immunology, 118*(1), 257–268.

41. Ahmed, F. E., Jeffries, C. D., Vos, P. W., Flake, G., Nuovo, G. J., Sinar, D. R., Naziri, W., & Marcuard, S. P. (2009). Diagnostic microRNA markers for screening sporadic human colon cancer and active ulcerative colitis in stool and tissue. *Cancer Genomics & Proteomics, 6*(5), 281–295.

42. Kumar, M., Lu, J., Mercer, K., Golub, T., & Jacks, T. (2007). Impaired microRNA processing enhances cellular transformation and tumorigenesis. *Nature Genetics, 39*(5), 673–677. https://doi .org /10 .1038 / ng2003

43. Hu, S., Liu, L., Chang, E. B., Wang, J. Y., & Raufman, J. P. (2015). Butyrate inhibits pro-proliferative miR-92a by diminishing c-Myc-induced miR-17-92a cluster transcription in human colon cancer cells. *Molecular Cancer, 14*, 180. https://doi .org /10 .1186 /s12943 -015 -0450 -x

44. Liu, S., Pires da Cunha, A., Rezende, R. M., Cialic, R., Wei, Z., Bry, L., Comstock, L. E., Gandhi, R., & Weiner, H. L. (2016). The host shapes the gut microbiota via fecal microRNA. *Cell Host & Microbe, 19*(1), 32–43. https://doi.org /10 .1016 /j .chom .2015 .12 .005

45. Shemarova, I., Nesterov, V., Emelyanova, L., & Korotkov, S. (2021). Mitochondrial mechanisms by which gasotransmitters (H2S, NO and CO) protect cardiovascular system against hypoxia. *Frontiers in Bioscience—Scholar, 13*(2), 105–130.

46. Woller, S. A., Eddinger, K. A., Corr, M., & Yaksh, T. L. (2017). An overview of pathways encoding nociception. *Clinical and Experimental*

Rheumatology, 35(5) (Suppl. 107), 40–46.

47. Zhang, W., Lyu, M., Bessman, N. J., Xie, Z., Arifuzzaman, M., Yano, H., Parkhurst, C. N., Chu, C., Zhou, L., Putzel, G. G., Li, T. T., Jin, W. B., Zhou, J., JRI Live Cell Bank, Hu, H., Tsou, A. M., Guo, C. J., & Artis, D. (2022). Gut-innervating nociceptors regulate the intestinal microbiota to promote tissue protection. *Cell, 185*(22), 4170–4189.e20. https://doi .org /10 .1016 /j .cell .2022.09 .008

48. Li, Y.-L., Wu, P.-F., Chen, J.-G., Wang, S., Han, Q.-Q., Li, D., Wang, W., Guan, X.-L., Li, D., Long, L.-H., Huang, J.-G., & Wang, F. (2017). Activity-GutCheck_9780062911773_FinalRevised_OO1031_cc21. indd 254 10/31/23 10:13 AM dependent sulfhydration signal controls N-methyl-D- aspartate subtype glutamate receptor-dependent synaptic plasticity via increasing d-serine availability. *Antioxidants & Redox Signaling, 27*(7), 398–414.

49. Hou, X.-Y., Hu, Z.-L., Zhang, D.-Z., Lu, W., Zhou, J., Wu, P.-F., Guan, X.-L., Han, Q.-Q., Deng, S.-L., Zhang, H., Chen, J.-G., & Wang, F. (2017). Rapid antidepressant effect of hydrogen sulfide: evidence for activation of mTORC1-TrkB-AMPA receptor pathways. *Antioxidants & Redox Signaling, 27*(8), 472–488.

50. Szabó, C., & Papapetropoulos, A. (2011). Hydrogen sulphide and angiogenesis: Mechanisms and applications. *British Journal of Pharmacology, 164*(3), 853–865. https://doi .org /10 .1111 /j .1476 -5381 .2010 .01191 .x

51. Motta, J. P., Flannigan, K. L., Agbor, T. A., Beatty, J. K., Blackler, R. W., Workentine, M. L., Da Silva, G. J., Wang, R., Buret, A. G., & Wallace, J. L. (2015). Hydrogen sulfide protects from colitis and restores intestinal microbiota biofilm and mucus production. *Inflammatory Bowel Diseases, 21*(5), 1006–1017.

52. Szabo, C., & Papapetropoulos, A. (2017). International Union of Basic and Clinical Pharmacology. CII: Pharmacological modulation of H2S levels: H2S donors and H2S biosynthesis inhibitors. *Pharmacological*

Reviews, 69(4), 497–564.

53. Hine, C., Harputlugil, E., Zhang, Y., Ruckenstuhl, C., Lee, B. C., Brace, L., Longchamp, A., Treviño-Villarreal, J. H., Mejia, P., Ozaki, C. K., Wang, R., Gladyshev, V. N., Madeo, F., Mair, W. B., & Mitchell, J. R. (2015). Endogenous hydrogen sulfide production is essential for dietary restriction benefits. *Cell, 160*(1–2), 132–144.

54. Buret, A. G., Allain, T., Motta, J. P., & Wallace, J. L. (2022). Effects of hydrogen sulfide on the microbiome: From toxicity to therapy. *Antioxidants & Redox Signaling, 36*(4–6), 211–219. https://doi.org/10.1089/ars.2021.0004

55. Kolluru, G. K., Shen, X., Bir, S. C., & Kevil, C. G. (2013). Hydrogen sulfide chemical biology: Pathophysiological roles and detection. *Nitric Oxide, 35*, 5–20.

56. Kolluru, G. K., Shen, X., Bir, S. C., & Kevil, C. G. (2013). Hydrogen sulfide chemical biology: Pathophysiological roles and detection. *Nitric Oxide, 35*, 5–20.

57. Seth, P., Hsieh, P. N., Jamal, S., Wang, L., Gygi, S. P., Jain, M. K., Coller, J., & Stamler, J. S. (2019). Regulation of MicroRNA machinery and development by interspecies S-nitrosylation. *Cell, 176*(5), P1014–P1025.E12. https://doi.org/10.1016/j.cell.2019.01.037

58. Sunico, C. R., Portillo, F., González-Forero, D., & Moreno-López, B. (2005). Nitric oxide–directed synaptic remodeling in the adult mammal CNS. *Journal of Neuroscience, 25*(6), 1448–1458.

59. Bschor, T., & Bauer, M. (2006). Efficacy and mechanisms of action of lithium augmentation in refractory major depression. *Current Pharmaceutical Design, 12*(23), 2985–2992.

60. Lu, Y.-R., Zhang, Y., Rao, Y.-B., Chen, X., Lou, H.-F., Zhang, Y., Xie, H.-Y., Fang, P., & Hu, L.-W. (2018). The changes in, and relationship between, plasma nitric oxide and corticotropin-releasing hormone in pa-

tients with GutCheck_9780062911773_FinalRevised_OO1031_cc21.indd 255 10/31/23 10:13 AM major depressive disorder. *Clinical and Experimental Pharmacology and Physiology, 45*(1), 10–15.

61. Zhang, X. R., Wang, Y. X., Zhang, Z. J., Li, L., & Reynolds, G. P. (2012). The effect of chronic antipsychotic drug on hypothalamic expression of neural nitric oxide synthase and dopamine D2 receptor in the male rat. *PLOS ONE, 7*(4), article e33247.

62. Ahmad, A., Dempsey, S. K., Daneva, Z., Azam, M., Li, N., Li, P.-L., & Ritter, J. K. (2018). Role of nitric oxide in the cardiovascular and renal systems. *International Journal of Molecular Sciences, 19*(9), 2605. https://doi.org /10 .3390/ijms19092605

63. Tribble, G. D., Angelov, N., Weltman, R., Wang, B.-Y., Eswaran, S. V., Gay, I. C., Parthasarathy, K., Dao, D.-H. V., Richardson, K. N., Ismail, N. M., Sharina, I. G., Hyde, E. R., Ajami, N. J., Petrosino, J. F., & Bryan, N. S. (2019). Frequency of tongue cleaning impacts the human tongue microbiome composition and enterosalivary circulation of nitrate. *Frontiers in Cellular and Infection Microbiology, 9*, 39. https://doi.org /10 .3389 /fcimb .2019 .00039

64. Fauste, E., Donis, C., Panadero, M. I., Otero, P., & Bocos, C. (2021, June 1). Fructose consumption hampers casotransmitter production. *Academia Letters*, article 1380. https://doi .org /10 .20935 /AL1380 .3

65. Queiroga, C.S.F., Vercelli, A., & Vieira, H.L.A. (2015). Carbon monoxide and the CNS: challenges and achievements. *British Journal of Pharmacology, 172*(6), 1533–1545.

66. Dreyer-Andersen, N., Almeida, A. S., Jensen, P., Kamand, M., Okarmus, J., Rosenberg, T., Friis, S. D., Martínez Serrano, A., Blaabjerg, M., Kristensen, B. W., Skrydstrup, T., Gramsbergen, J. B., Vieira, H.L.A., & Meyer, M. (2018). Intermittent, low dose carbon monoxide exposure enhances survival and dopaminergic differentiation of human neural stem cells. *PLOS ONE, 13*(1), e0191207.

67. Trentini, J. F., O'Neill, J. T., Poluch, S., & Juliano, S. L. (2016). Prenatal carbon monoxide impairs migration of interneurons into the cerebral cortex. *Neurotoxicology, 53*, 31–44.

3장. 미래를 보는 수정 구슬: 장벽

1. Wastyk, H. C., Fragiadakis, G. K., Perelman, D., Dahan, D., Merrill, B. D., Yu, F. B., Topf, M., Gonzalez, C. G., Van Treuren, W., Han, S., Robinson, J. L., Elias, J. E., Sonnenburg, E. D., Gardner, C. D., & Sonnenburg, J. L. (2021). Gut-microbiota-targeted diets modulate human immune status. *Cell, 184*(16), 4137–4153.e14. https://doi .org /10 .1016 /j .cell .2021 .06 .019

2. Ashrafian, F., Raftar, S.K.A., Shahryari, A., Behrouzi, A., Yaghoubfar, R., Lari, A., Moradi, H. R., Khatami, S., Omrani, M. D., Vaziri, F., Masotti, A., & Siadat, S. D. (2021). Comparative effects of alive and pasteurized Akkermansia muciniphila on normal diet-fed mice. *Scientific Reports, 11*, article 1789. https://doi .org /10 .1038 /s41598 -021 -95738 -5

3. Thorburn, A. (2008). Aptosis and autophagy: Regulatory connections between two supposedly different processes. *Apoptosis, 13*(1), 1–9. https:// doi .org /10.1007 /s10495 -007 -0154 -9 GutCheck_9780062911773_FinalRevised_OO1031_cc21.indd 256 10/31/23 10:13 AM

4. Kaiko, G. E., Ryu, S. H., Koues, O. I., Collins, P. L., Solnica-Krezel, L., Pearce, E. J., Pearce, E. L., Oltz, E. M., & Stappenbeck, T. S. (2016). The colonic crypt protects stem cells from microbiota-derived metabolites. *Cell, 165*(7), 1708–1720.

5. Saffarian, A., Mulet, C., Regnault, B., Amiot, A., Tran-Van-Nhieu, J., Ravel, J., Sobhani, I., Sansonetti, P. J., & Pédron, T. (2019). Crypt-and mucosa-associated core microbiotas in humans and their alteration in colon cancer patients. *mBio, 10*(4), article 01315-19. https://doi .org /10 .1128 /mBio .01315

6. Chromek, M., Arvidsson, I., & Karpman, D. (2012). The antimicrobial peptide cathelicidin protects mice from Escherichia coli O157:H7-mediated disease. *PLOS ONE, 7*(10), e46476.

7. da Costa, J. P., Cova, M., Ferreira, R., & Vitorino, R. (2015). Antimicrobial peptides: An alternative for innovative medicines? *Applied Microbiology and Biotechnology, 99*(5), 2023–2040.

8. Brandl, K., Plitas, G., Schnabl, B., DeMatteo, R. P., & Pamer, E. G. (2007). MyD88-mediated signals induce the bactericidal lectin RegIII gamma and protect mice against intestinal Listeria monocytogenes infection. *The Journal of Experimental Medicine, 204*(8), 1891–1900.

9. Yao, X., Zhang, C., Xing, Y., Xue, G., Zhang, Q., Pan, F., Wu, G., Hu, Y., Guo, Q., Lu, A., Zhang, X., Zhou, R., Tian, Z., Zeng, B., Wei, H., Strober, W., Zhao, L., & Meng, G. (2017). Remodelling of the gut microbiota by hyperactive NLRP3 induces regulatory T cells to maintain homeostasis. *Nature Communications, 8*(1), article 1896.

10. Dignass, A. U. (2001). Mechanisms and modulation of intestinal epithelial repair. *Inflammatory Bowel Diseases, 7*(1), 68–77.

11. Furusawa, Y., Obata, Y., Fukuda, S., Endo, T. A., Nakato, G., Takahashi, D., Nakanishi, Y., Uetake, C., Kato, K., Kato, T., Takahashi, M., Fukuda, N., Murakami, S., Miyauchi, E., Hino, S., Atarashi, K., Onawa, S., Fujimura, Y., Lockett, T., . . . Ohno, H. (2013). Commensal microbe-derived butyrate induces the differentiation of colonic regulatory T cells. *Nature, 504*(7480), 446–450.

12. Zaborin, A., Krezalek, M., Hyoju, S., Defazio, J. R., Setia, N., Belogortseva, N., Bindokas, V. P., Guo, Q., Zaborina, O., & Alverdy, J. C. (2017). Critical role of microbiota within cecal crypts on the regenerative capacity of the intestinal epithelium following surgical stress. *AJP Gastrointestinal and Liver Physiology, 312*(2), G112–G122.

13. Cantorna, M. T., Lin, Y.-D., Arora, J., Bora, S., Tian, Y., Nichols, R. G., & Patterson, A. D. (2019). Vitamin D regulates the microbiota to control the numbers of RORγt/FoxP3+ regulatory T cells in the colon. *Frontiers in Immunology, 10*, 1772.

14. Kong, J., Zhang, Z., Musch, M. W., Ning, G., Sun, J., Hart, J., Bisson-

nette, M., & Li, Y. C. (2008). Novel role of the vitamin D receptor in maintaining the integrity of the intestinal mucosal barrier. *AJP Gastrointestinal and Liver Physiology, 294*(1), G208–G216.

15. Cantarel, B. L., Waubant, E., Chehoud, C., Kuczynski, J., DeSantis, T. Z., Warrington, J., Venkatesan, A., Fraser, C. M., & Mowry, E. M. (2015). Gut GutCheck_9780062911773_FinalRevised_OO1031_cc21.indd 257 10/31/23 10:13 AM microbiota in multiple sclerosis: Possible influence of immunomodulators. *Journal of Investigative Medicine, 63*(5), 729–734.

16. Zittermann, A., Ernst, J. B., Gummert, J. F., & Borgermann, J. (2014). Vitamin D supplementation, body weight and human serum 25-hydroxyvitamin D response: A systematic review. *European Journal of Nutrition, 53*(2), 367–374.

17. Ghosh, S. S., Wang, J., Yannie, P. J., & Ghosh, S. (2020). Intestinal barrier dysfunction, LPS translocation, and disease development. *Journal of the Endocrine Society, 4*(2), bvz039.

18. Liu, W., Hu, D., Huo, H., Zhang, W., Adiliaghdam, F., Morrison, S., Ramirez, J. M., Gul, S. S., Hamarneh, S. R., & Hodin, R. A. (2016). Intestinal alkaline phosphatase regulates tight junction protein levels. *Journal of the American College of Surgeons, 222*(6), 1009–1017. https://doi.org/10.1016/j.jamcollsurg.2015.12.006

19. Malo, M. S., Alam, S. N., Mostafa, G., Zeller, S. J., Johnson, P. V., Mohammad, N., Chen, K. T., Moss, A. K., Ramasamy, S., Faruqui, A., Hodin, S., Malo, P. S., Ebrahimi, F., Biswas, B., Narisawa, S., Millán, J. L., Warren, H. S., Kaplan, J. B., Kitts, C. L., . . . Hodin, R. A. (2010). Intestinal alkaline phosphatase preserves the normal homeostasis of gut microbiota. *Gut, 59*(11), 1476–1484. https://doi.org/10.1136/gut.2010.211706

20. Ghosh, S. S. Wang, J., Yannie, P. J., Cooper, R. C., Sandhu, Y. K., Kakiyama, G., Korzun, W. J., & Ghosh, S. (2021). Over-expression of intestinal alkaline phosphatase attenuates atherosclerosis. *Circulation*

Research, 128(11), 1646–1659. https://doi .org /10 .1161 /CIRCRESA-HA .120 .317144

21. Bates, J. M., Mittge, E., Kuhlman, J., Baden, K. N., Cheesman, S. E., & Guillemin, K. (2006). Distinct signals from the microbiota promote different aspects of zebrafish gut differentiation. *Developmental Biology, 297*(2), 374–386. https://doi .org /10 .1016 /j .ydbio .2006 .05 .006

22. Kühn, F., Adiliaghdam, F., Cavallaro, P. M., Hamarneh, S. R., Tsurumi, A., Hoda, R. S., Munoz, A. R., Dhole, Y., Ramirez, J. M., Liu E., Vasan, R., Liu, Y., Samarbafzadeh, E., Nunez, R. A., Farber, M. Z., Chopra, V., Malo, M. S., Rahme, L. G., & Hodin, R. A. (2020). Intestinal alkaline phosphatase targets the gut barrier to prevent aging. *JCI Insight, 5*(6), e134049. https://doi .org /10.1172 /jci .insight .134049

23. Ghosh, S. S., Gehr, T. W., & Ghosh, S. (2014). Curcumin and chronic kidney disease (CKD): Major mode of action through stimulating endogenous intestinal alkaline phosphatase. *Molecules, 19*(12), 20139–20156. https://doi .org /10.3390 /molecules191220139

24. Ermolenko, E., Gromova, L., Borschev, Y., Voeikova, A., Karaseva, A., Ermolenko, K., Gruzdkov, A., & Suvorov, A. (2013). Influence of different probiotic lactic acid bacteria on microbiota and metabolism of rats with dysbiosis. Bioscience of Microbiota, *Food and Health, 32*(2), 41–49. https://doi .org /10 .12938/bmfh .32 .41

25. Navis, M., Muncan, V., Sangild, P. T., Møller Willumsen, L., Koelink, P. J., Wildenberg, M. E., Abrahamse, E., Thymann, T., van Elburg, R. M., & Renes, I. B. (2020). Beneficial effect of mildly pasteurized whey protein on intestinal integrity and innate defense in preterm and near-term piglets. *Nutrients, 12*(4), 1125. https://doi .org /10 .3390 /nu12041125

26. Zhong, Z., Wheeler, M. D., Li, X., Froh, M., Schemmer, P., Yin, M., Bunzendaul, H., Bradford, B., & Lemasters, J. J. (2003). L-glycine: A novel antiinflammatory, immunomodulatory, and cytoprotective agent.

Current Opinion in Clinical Nutrition & Metabolic Care, 6(2), 229–240. https://doi .org /10 .1097/00075197 -200303000 -00013

27. Guzman-Stein, G., Bonsack, M., Liberty, J., & Delaney, J. P. (1989). Abdominal radiation causes bacterial translocation. *The Journal of Surgical Research, 46*(2), 104–107.

28. Xavier, R. J., & Podolsky, D. K. (2007). Unravelling the pathogenesis of inflammatory bowel disease. *Nature, 448*(7512), 427–434.

29. Diestel, C. F., Marques, R .G., Lopes-Paulo, F., Paiva, D., Horst, N. L., Caetano, C. E., & Portela, M. C. (2007). Role of L-glutamine and glycine supplementation on irradiated colonic wall. *International Journal of Colorectal Disease, 22*(12), 1523–1529.

30. Cruz, M., Maldonado-Bernal, C., Mondragón-Gonzalez, R., Sanchez-Barrera, R., Wacher, N. H., Carvajal-Sandoval, G., & Kumate, J. (2008). Glycine treatment decreases proinflammatory cytokines and increases interferon-gamma in patients with type 2 diabetes. *Journal of Endocrinological Investigation, 31*(8), 694–699. https://doi .org /10 .1007 / BF03346417

31. Nguyen, D., Samson, S. L., Reddy, V. T., Gonzalez, E. V., & Sekhar, R. V. (2013). Impaired mitochondrial fatty acid oxidation and insulin resistance in aging: novel protective role of glutathione. *Aging Cell, 12*(3), 415–425.

32. Franceschi, C., & Campisi, J. (2014). Chronic inflammation (inflammageing) and its potential contribution to age associated diseases. *The Journals of Gerontology: Series A, 69*(Suppl. 1), S4–S9.

33. Martínez-Augustin, O., Rivero-Gutiérrez, B., Mascaraque, C., & Sánchez de Medina, F. (2014). Food derived bioactive peptides and intestinal barrier function. *International Journal of Molecular Sciences, 15*(12), 22857–22873. https://doi .org /10 .3390 /ijms151222857

34. Bannai, M., & Kawai, N. (2012). New therapeutic strategy for amino

acid medicine: Glycine improves the quality of sleep. *Journal of Pharmacological Sciences, 118*(2), 145–148.

35. Nowotarski, S. L., Woster, P. M., & Casero, R. A. (2013). Polyamines and cancer: Implications for chemotherapy and chemoprevention. *Expert Reviews in Molecular Medicine, 15*, e3. https://doi .org /10 .1017 / erm .2013 .3

36. Larqué, E., Sabater-Molina, M., & Zamora, S. (2007). Biological significance of dietary polyamines. *Nutrition, 23*(1), 87–95. https://doi .org /10 .1016 /j .nut.2006 .09 .006

37. Gallego, C., Kumar, H., García-Mantrana, I., du Toit, E., Suomela, J. P., Linderborg, K. M., Zhang, Y., Isolauri, E., Yang, B., Salminen, S., & Collado, M. C. (2017). Breast milk polyamines and microbiota interactions: impact of mode of delivery and geographical location. *Annals of Nutrition & Metabolism, 70*(3), 184–190. https://doi .org /10 .1159 /000457134 GutCheck_9780062911773_FinalRevised_OO1031_ cc21.indd 259 10/31/23 10:13 AM

38. Tofalo, R., Cocchi, S., & Suzzi, G. (2019). Polyamines and gut microbiota. *Frontiers in Nutrition, 6*, 16. https://doi .org /10 .3389 /fnut .2019 .00016 39. Kalač, P. (2014). Health effects and occurrence of dietary polyamines: A review for the period 2005–mid 2013. *Food Chemistry. 161*, 27–39. https://doi .org /10.1016 /j .foodchem .2014 .03 .102

40. Peulen, O., Gharbi, M., Powroznik, B., & Dandrifosse, G. (2004). Differential effect of dietary spermine on alkaline phosphatase activity in jejunum and ileum of unweaned rats. *Biochimie, 86*(7), 487–493. https:// doi .org /10 .1016 /j.biochi .2004 .06 .002

41. Dandrifosse, G., Peulen, O., El Khefif, N., Deloyer, P., Dandrifosse, A. C., & Grandfils, C. H. (2000). Are milk polyamines preventive agents against food allergy? *The Proceedings of the Nutrition Society, 59*(1), 81–86. https://doi .org /10.1017 /S0029665100000100

42. Ali, M. A., Poortvliet, E., Strömberg, R., & Yngve, A. (2011). Polyam-

ines in foods: Development of a food database. *Food & Nutrition Research, 55*, 5572. https://doi.org/10.3402/fnr.v55i0.5572

4장. 퍼펙트 스톰

01. Grand View Research. (2023, June). *Plastic market size, share & trends analysis report by product (PE, PP, PU, PVC, PET, Polystyrene, ABS, PBT, PPO, Epoxy Polymers, LCP, PC, Polyamide), by application, by end-use, by region, and segment forecasts, 2023–2030.* https://www.grandviewresearch.com/industry-analysis/global-plastics-market

02. Lear, G., Kingsbury, J. M., Franchini, S., Gambarini, V., Maday, S.D.M., Wallbank, J. A., Weaver, L., & Pantos, O. (2021). Plastics and the microbiome: Impacts and solutions. *Environmental Microbiome, 16*(1), 2. https://doi.org/10.1186/s40793-020-00371-w

03. Dorsey, E. R., Sherer, T., Okun, M. S., & Bloem, B. R. (2018). The emerging evidence of the Parkinson pandemic. *Journal of Parkinson's Disease, 8*(Suppl. 1), S3–S8. https://doi.org/10.3233/JPD-181474

04. Chua, K.-P., Fischer, M. A., & Linder, J. A. (2019). Appropriateness of outpatient antibiotic prescribing among privately insured US patients: ICD-10-CM based cross sectional study. *The British Medical Journal, 364*, k592. https://doi.org/10.1136/bmj.k5092

05. Aminov, R. I. (2010). A brief history of the antibiotic era: Lessons learned and challenges for the future. *Frontiers in Microbiology, 1,* 134. https://doi.org/10.3389/fmicb.2010.00134

06. World Health Organization. (2020, July 31). *Antibiotic resistance.* https://www.who.int/news-room/fact-sheets/detail/antibiotic-resistance

07. Garofalo, C., Vignaroli, C., Zandri, G., Aquilanti, L., Bordoni, D., Osimani, A., Clementi, F., & Biavasco, F. (2007). Direct detection of antibiotic resistance genes in specimens of chicken and pork meat. *International Journal of Food Microbiology, 113*(1), 75–83.

08. Dubourg, G., Lagier, J. C., Robert, C., Armougom, F., Hugon, P., Metidji, S., Dione, N., Dangui, N. P., Pfleiderer, A., Abrahao, J., Musso,

D., Papazian, L., GutCheck_9780062911773_FinalRevised_OO1031_cc21.indd 260 10/31/23 10:13 AM Brouqui, P., Bibi, F., Yasir, M., Vialettes, B., & Raoult, D. (2014). Culturomics and pyrosequencing evidence of the reduction in gut microbiota diversity in patients with broad-spectrum antibiotics. *International Journal of Antimicrobial Agents, 44*(2), 117–124. https://doi .org /10 .1016 /j .ijantimicag .2014 .04 .020

09. Theriot, C. M., Bowman, A. A., & Young, B. (2014). Antibiotic induced shifts in the mouse gut microbiome and metabolome increase susceptibility to Clostridium difficile infection. *Nature Communications, 5,* article 3114. https://doi.org /10 .1128 /mSphere .00045 -15

10. Dethlefsen, L., & Relman, D. A. (2011). Incomplete recovery and individualized responses of the human distal gut microbiota to repeated antibiotic perturbation. *Proceedings of the National Academy of Sciences of the United States of America, 108*(Suppl. 1), 4554–4561. https://doi .org /10 .1073 /pnas .1000087107

11. Anthony, W. E., Wang, B., Sukhum, K. V., D'Souza, A. W., Hink, T., Cass, C., Seiler, S., Reske, K. A., Coon, C., Dubberke, E. R., Burnham, C.-A. D., Dantas, G., & Kwon, J. H. (2022). Acute and persistent effects of commonly used antibiotics on the gut microbiome and resistome in healthy adults. *Cell Reports, 39*(2), 110649. https://doi .org /10 .1016 /j .celrep .2022 .110649

12. Haak, B. W., Lankelma, J. M., Hugenholtz, F., Belzer, C., de Vos, W. M., & Wiersinga, W. J. (2019). Long-term impact of oral vancomycin, ciprofloxacin and metronidazole on the gut microbiota in healthy humans, *Journal of Antimicrobial Chemotherapy, 74*(3), 782–786.

13. Tapiainen, T., Koivusaari, P., Brinkac, L., Lorenzi, H. A., Salo, J., Renko, M., Pruikkonen, H., Pokka, T., Li, W., Nelson, K., Pirttilä, A. M., & Tejesvi, M. V. (2019). Impact of intrapartum and postnatal antibiotics on the gut microbiome and emergence of antimicrobial resistance in infants. *Scientific Reports, 9*(1), 10635. https://doi .org /10 .1038 /s41598

-019-46964-5

14. Candon, S., Perez Arroyo, A., Marquet, C., Valette, F., Foray, A. P., Pelletier, B., Milani, C., Ventura, M., Bach, J. F., & Chatenoud, L. (2015). Antibiotics in early life alter the gut microbiome and increase disease incidence in a spontaneous mouse model of autoimmune insulin dependent diabetes. *PLOS ONE, 10*(5), 1–16. https://doi.org/10.1371/journal.pone.0125448

15. Zhao, Y., Wu, J., Li, J. V., Zhou, N. Y., Tang, H., & Wang, Y. (2013). Gut microbiota composition modifies fecal metabolic profiles in mice. *Journal of Proteome Research, 12*(6), 2987–2999. https://doi.org/10.1021/pr400263n

16. Willing, B. P., Russell, S. L., & Finlay, B. B. (2011). Shifting the balance: Antibiotic effects on host microbiota mutualism. *Nature Reviews Microbiology, 9*(4), 233–243. https://doi.org/10.1038/nrmicro2536

17. Kalghatgi, S., Spina, C. S., Costello, J. C., Liesa, M., Morones Ramirez, J. R., Slomovic, S., Molina, A., Shirihai, O. S., & Collins, J. J. (2013). Bactericidal antibiotics induce mitochondrial dysfunction and oxidative damage in mammalian cells. *Science Translational Medicine, 5*(192), 192ra85. https://doi.org/10.1126/scitranslmed.3006055

18. Morgun, A., Dzutsev, A., Dong, X., Greer, R. L., Sexton, D. J., Ravel, J., Schuster, M., Hsiao, W., Matzinger, P., & Shulzhenko, N. (2015). Uncovering effects of antibiotics on the host and microbiota using transkingdom gene networks. *Gut, 64*(11), 1732–1743. https://doi.org/10.1136/gutjnl-2014-308820 GutCheck_9780062911773_FinalRevised_OO1031_cc21.indd 261 10/31/23 10:13 AM

19. Azad, M. B., Konya, T., Persaud, R. R., Guttman, D. S., Chari, R. S., Field, C. J., Sears, M. R., Mandhane, P. J., Turvey, S. E., Subbarao, P., Becker, A. B., Scott, J. A., & Kozyrskyj, A. L., CHILD Study Investigators. (2016). Impact of maternal intrapartum antibiotics, method of birth and breastfeeding on gut microbiota during the first year of life: A prospective cohort study. *BJOG: An International Journal of Obstetrics*

and *Gynaecology, 123*(6), 983–993. https://doi.org /10 .1111 /1471 -0528 .13601

20. Nyangahu, D. D., Lennard, K. S., Brown, B. P., Darby, M. G., Wendoh, J. M., Havyarimana, E., Smith, P., Butcher, J., Stintzi, A., Mulder, N., Horsnell, W., & Jaspan, H. B. (2018). Disruption of maternal gut microbiota during gestation alters offspring microbiota and immunity. *Microbiome, 6*(1), 1–10. https://doi.org /10 .1186 /s40168 -018 -0511-7

21. Tapiainen, T., Koivusaari, P., Brinkac, L., Lorenzi, H. A., Salo, J., Renko, M., Pruikkonen, H., Pokka, T., Li, W., Nelson, K., Pirttilä, A. M., & Tejesvi, M. V. (2019). Impact of intrapartum and postnatal antibiotics on the gut microbiome and emergence of antimicrobial resistance in infants. *Scientific Reports, 9*(1), article 10635. https://doi .org /10 .1038 /s41598 -019 -46964 -5

22. Dobbler, P., Mai, V., Procianoy, R. S., Silveira, R. C., Corso, A. L., & Roesch, L. (2019). The vaginal microbial communities of healthy expectant Brazilian mothers and its correlation with the newborn's gut colonization. *World Journal of Microbiology and Biotechnology, 35*(10), 1–14. https://doi .org /10 .1007/s11274 -019 -2737 -3

23. Czeizel, A. E., Rockenbauer, M., Sørensen, H. T., & Olsen, J. (2001). The teratogenic risk of trimethoprim sulfonamides: A population based case control study. *Reproductive Toxicology, 15,* 637–646. https://doi .org /10 .1016 /S0890-6238(01)00178 -2

24. Stokholm, J., Sevelsted, A., Bønnelykke, K., & Bisgaard, H. (2014). Maternal propensity for infections and risk of childhood asthma: A registry based cohort study. *The Lancet Respiratory Medicine, 2*(8), 631–637. https://doi .org /10 .1016/S2213 -2600(14)70152 -3

25. Kenyon, S., Pike, K., Jones, D. R., Brocklehurst, P., Marlow, N., Salt, A., & Taylor, D. J. (2008). Childhood outcomes after prescription of antibiotics to pregnant women with spontaneous preterm labour: 7 year follow up of the ORACLE II trial. *The Lancet, 372*(9646), 1319–1327.

https://doi .org /10 .1016/S0140 -6736(08)61203 -9

26. Mueller, N. T., Whyatt, R., Hoepner, L., Oberfield, S., Dominguez Bello, M. G., Widen, E. M., Hassoun, A., Perera, F., & Rundle, A. (2015). Prenatal exposure to antibiotics, cesarean section and risk of childhood obesity. *International Journal of Obesity, 39*(4), 665–670. https://doi .org /10 .1038 /ijo .2014 .180

27. Tormo Badia, N., Håkansson, Å., Vasudevan, K., Molin, G., Ahrné, S., & Cilio, C. M. (2014). Antibiotic treatment of pregnant non obese diabetic mice leads to altered gut microbiota and intestinal immunological changes in the offspring. *Scandinavian Journal of Immunology, 80*(4), 250–260. https://doi .org/10 .1111 /sji .12205

28. Källén, B., & Danielsson, B. R. (2014). Fetal safety of erythromycin. An update GutCheck_9780062911773_FinalRevised_OO1031_cc21.indd 262 10/31/23 10:13 AM of Swedish data. *European Journal of Clinical Pharmacology, 70*(3), 355–360. https://doi .org /10 .1007 /s00228 -013 -1624 -3

29. Crider, K. S., Cleves, M. A., Reefhuis, J., Berry, R. J., Hobbs, C. A., & Hu, D. J. (2009). Antibacterial medication use during pregnancy and risk of birth defects. *Archives of Pediatrics and Adolescent Medicine, 163*(11), 978–985. https://doi .org /10 .1001 /archpediatrics .2009 .188

30. Hermansson, H., Kumar, H., Collado, M. C., Salminen, S., Isolauri, E., & Rautava, S. (2019). Breast milk microbiota is shaped by mode of delivery and intrapartum antibiotic exposure. *Frontiers in Nutrition, 6*, 475. https://doi .org/10 .3389 /fnut .2019 .00004

31. Korpela, K., Salonen, A., Virta, L. J., Kekkonen, R. A., Forslund, K., Bork, P., & de Vos, W. M. (2016). Intestinal microbiome is related to lifetime antibiotic use in Finnish pre school children. *Nature Communications, 7*, 1–8. https://doi.org /10 .1038 /ncomms10410

32. Ni, J., Friedman, H., Boyd, B. C., McGurn, A., Babinski, P., Markos-

sian, T., & Dugas, L. R. (2019). Early antibiotic exposure and development of asthma and allergic rhinitis in childhood. *BMC Pediatrics, 19*(1), 1–8. https://doi .org /10.1186 /s12887 -019 -1594 -4

33. Yamamoto Hanada, K., Yang, L., Narita, M., Saito, H., & Ohya, Y. (2017). Influence of antibiotic use in early childhood on asthma and allergic diseases at age 5. *Annals of Allergy, Asthma & Immunology, 119*(1), 54–58. https://doi .org/10 .1016 /j .anai .2017 .05 .013

34. Bailey, L. C., Forrest, C. B., Zhang, P., Richards, T. M., Livshits, A., & DeRusso, P. A. (2014). Association of antibiotics in infancy with early childhood obesity. *JAMA Pediatrics, 168*(11), 1063–1069. https://doi .org /10 .1001 /jamapediatrics .2014 .1539

35. Grube, A., Donaldson, D., Kiely, T., & Wu, L. (2011). Pesticides industry sales and usage: 2006 and 2007 market estimates. https://www .epa .gov /sites /default/files /2015 -10 /documents /market estimates2007 .pdf

36. Canadian Food Inspection Agency. (2017). Safeguarding with science: Glyphosate testing in 2015–2016. https://inspection .canada .ca /food -safety-for-industry/food -chemistry-and-microbiology/food -safety-testing-bulletin-and-reports/executive -summary/glyphosate -testing/eng /1491846907641/1491846907985

37. IARC Working Group on the Evaluation of Carcinogenic Risks to Humans. (2015). *IARC monographs, volume 112: Some organophosphate insecticides and herbicides*. World Health Organization. https://monographs .iarc .who .int /wp-content/uploads /2018 /07 /mono112 .pdf

38. Mesnage, R., Calatayud, M., Duysburgh, C., Marzorati, M., & Antoniou, M. N. Alterations in human gut microbiome composition and metabolism after exposure to glyphosate and Roundup and/or a spore-based formulation using the SHIME technology. *Gut Microbiome, 3*, e6.

39. El-Shenawy, N. S. (2009). Oxidative stress responses of rats exposed to Roundup and its active ingredient glyphosate. *Environmental Toxicology*

and *Pharmacology, 28*(3), 379–385. https://doi .org /10 .1016 /j .etap .2009 .06 .001 GutCheck_9780062911773_FinalRevised_OO1031_cc21.indd 263 10/31/23 10:13 AM

40. Lushchak, O. V., Kubrak, O. I., Storey, J. M., Storey, K. B., & Lushchak, V. I. (2009). Low toxic herbicide Roundup induces mild oxidative stress in goldfish tissues. *Chemosphere, 76*(7), 932–937. https://doi .org /10 .1016 /j .chemosphere .2009 .04 .045

41. Strandwitz, P., Kim, K. H., Terekhova, D., Liu, J. K., Sharma, A., Levering J., McDonald, D., Dietrich, D., Ramadhar, T. R., Lekbua, A., Mroue, N., Liston, C., Stewart, E. J., Dubin, M. J., Zengler, K., Knight, R., Gilbert, J. A., Clardy, J., & Lewis, K. (2019). GABA-modulating bacteria of the human gut microbiota. *Nature Microbiology, 4*(3), 396–403. https://doi .org /10 .1038 /s41564 -018 -0307-3

42. Briguglio, M., Dell'Osso, B., Panzica, G., Malgaroli, A., Banfi, G., Dina, C. Z., Galentino, R., & Porta, M. (2018). Dietary neurotransmitters: A narrative review on current knowledge. *Nutrients, 10*(5), 591. https://doi .org /10 .3390/ nu10050591

43. Zhang, L. S., & Davies, S. S. (2016). Microbial metabolism of dietary components to bioactive metabolites: Opportunities for new therapeutic interventions. *Genome Medicine, 8,* 46. https://doi .org /10 .1186 / s13073 -016 -0296 -x

44. Hill-Burns, E. M., Debelius, J. W., Morton, J. T., Wissemann, W. T., Lewis, M. R., Wallen, Z. D., Peddada, S. D., Factor, S. A., Molho, E., Zabetian, C. P., Knight, R., & Payami, H. (2017). Parkinson's disease and Parkinson's disease medications have distinct signatures of the gut microbiome. *Movement Disorders, 32*(5), 739–749. https://doi .org /10 .1002 /mds .26942

45. Nguyen, T. T., Hathaway, H., Kosciolek, T., Knight, R., & Jeste, D. V. (2019). Gut microbiome in serious mental illnesses: A systematic review and critical evaluation. *Schizophrenia Research, 234,* 24–40. https://doi .org /10 .1016 /j .schres .2019 .08 .026

46. Chen, J.-J., Zheng, P., Liu, Y.-Y., Zhong, X.-G., Wang, H.-Y., Guo, Y.-J., Xie, P. (2018). Sex differences in gut microbiota in patients with major depressive disorder. *Neuropsychiatric Disease and Treatment, 14*, 647–655. https://doi .org/10 .2147 /NDT .S159322

47. La Merrill, M. A., Vandenburg, L. N., Smith, M. T., Goodson, W., Browne, P., Patisaul, H. B., Guyton, K. Z., Kortenkamp, A., Cogliano, V. J., Woofruff, T. J., Rieswijk, L., Sone, H., Korach, K. S., Gore, A. C., Zeise, L., & Zoeller, R. T. (2020). Consensus on the key characteristics of endocrine-disrupting chemicals as a basis for hazard identification. *Nature Reviews Endocrinology, 16*(1), 45–57. https://doi .org /10 .1038 / s41574 -019 -0273 -8

48. Brucker-Davis, F., Thayer, K., & Colborn, T. (2001). Significant effects of mild endogenous hormonal changes in humans: Considerations for low-dose testing. *Environmental Health Perspectives, 109*(Suppl. 1), 21–26. https://doi .org /10.1289 /ehp .01109s121

49. Hampl, R., & Stárka, L. (2020). Endocrine disruptors and gut microbiome interactions. *Physiological Research, 69*(Suppl. 2), S211–S223. https://doi .org /10.33549 /physiolres .934513

50. Winkler, J., Liu, P., Phong, K., Hinrichs, J. H., Ataii, N., Williams, K., Hadler-Olsen, E., Samson, S., Gartner, Z. J., Fisher, S., & Werb, Z. (2022). Bisphenol A replacement chemicals, BPF and BPS, induce protumorigenic changes in human GutCheck_9780062911773_Final-Revised_OO1031_cc21.indd 264 10/31/23 10:13 AM mammary gland organoid morphology and proteome. *Proceedings of the National Academy of Sciences of the United States of America, 119*(11), e2115308119.

51. Evariste, L., Barret, M., Mottier, A., Mouchet, F., Gauthier, L., & Pinelli, E.(2019). Gut microbiota of aquatic organisms: A key endpoint for ecotoxicological studies. *Environmental Pollution, 248*, 989–999. https://doi .org /10 .1016 /j.envpol .2019 .02 .101

52. Nowak, K., Jabło ska, E., & Rataczak-Wrona, W. (2019). Immunomodulatory effects of synthetic endocrine disrupting chemicals on the

development and functions of human immune cells. *Environment International*, *125*, 350–364. https://doi .org /10 .1016 /j .envint .2019 .01 .078

53. Hampl, R., & Starka, L. (2020). Endocrine disruptors and gut microbiome interactions. *Physiological Research*, *69*(Suppl. 2), S211–S223. https://doi .org /10.33549 /physiolres .934513

54. De Punder, K., & Pruimboom, L. (2013). The dietary intake of wheat and other cereal grains and their role in inflammaton. *Nutrients*, *5*(3), 771–787. https://doi .org /10 .3390 /nu5030771

55. Schumacher, U., Gräfin von Armansperg, N., Kreipe, H., & Welsch, U. (1996). Lectin binding and uptake in human (myelo)monocytic cell lines: HL60 and U937. *Ultrastructural Pathology*, *20*(5), 463–471. https://doi .org /10 .3109/01913129609016350

56. Kataoka, H., Ushiyama, A., Kawakami, H., Akimoto, Y., Matsubara, S., & Iijim, T. (2016). Fluorescent imaging of endothelial glycocalyx layer with wheat germ agglutinin using intravital microscopy. *Microscopy Research and Technique*, *79*(1), 31–37. https://doi .org /10 .1002 /jemt .22602

57. Mochizuki, H., Fukui, M., Hatou, S., Yamada, M., & Tsubota, K. (2010). *Clinical Ophthalmology*, *4*, 925–930. https://doi .org /10 .2147 /opth .s12648

58. Plattner, V. E., Germann, B., Neuhaus, W., Noe, C. R., Gabor, F., & Wirth, M. (2010). Characterization of two blood-brain barrier mimicking cell lines: Distribution of lectin-binding sites and perspectives for drug delivery. *International Journal of Pharmaceutics*, *387*(1–2), 34–41. https://doi .org /10 .1016 /j .ijpharm .2009 .11 .030

59. Somasundaram, S., Rafi, S., Hayllar, J., Sigthorsson, G., Jacob, M., Price, A., Macpherson, A., Mahmod, T., Scott, D., Wrigglesworth, J., & Bjarnason, I. (1997). Mitochondrial damage: A possible mechanism of the "topical" phase of NSAID induced injury to the rat intestine. *Gut*,

41(3), 344–353.

60. Rogers, M.A.M., & Aronoff, D. M. (2016). The influence of non-steroidal anti-inflammatory drugs on the gut microbiome. *Clinical Microbiology and Infection, 22*(2), 178.E1–178.E9. https://doi .org /10 .1016 /j .cmi .2015 .10 .003

61. Somasundaram, S., Rafi, S., Hayllar, J., Sigthorsson, G., Jacob, M., Price, A., Macpherson, A., Mahmod, T., Scott, D., Wrigglesworth, J., & Bjarnason, I. (1997). Mitochondrial damage: A possible mechanism of the "topical" phase of NSAID induced injury to the rat intestine. *Gut, 41*(3), 344–353.

62. Coxib and Traditional NSAID Trialists' (CNT) Collaboration. (2013). Vascular and upper gastrointestinal effects of non-steroidal anti-inflammatory drugs: Meta-analyses of individual participant data from randomised trials. *The Lancet, 382*(9894), 769–779. GutCheck_9780062911773_FinalRevised_OO1031_cc21.indd 265 10/31/23 10:13 AM

63. Neuroscience News. (2022, November 21). NSAIDs may worsen arthritis inflammation. https://neurosciencenews.com /nsaids -arthritis-inflammation-21905/

64. Riordan, S. M., McIver, C. J., Wakefield, D., Thomas, M. C., Duncombe, V. M., & Bolin, T. D. (1999). Serum immunoglobulin and soluble IL-2 receptor levels in small intestinal overgrowth with indigenous gut flora. *Digestive Diseases and Sciences, 44*(5), 939–944.

65. Jackson, M. A., Goodrich, J. K., Maxan, M. E., Freedberg, D. E., Abrams, J. A., Poole, A. C., Sutter, J. L., Welter, D., Ley, R. E., Bell, J. T., Spector, T. D., & Steves, C. J. (2016). Proton pump inhibitors alter the composition of the gut microbiota. *Gut, 65*(5), 749–756. https:// doi .org /10 .1136 /gutjnl -2015 -310861

66. Clooney, A. G., Bernstein, C. N., Leslie, W. D., Vagianos, K., Sargent, M., Laserna-Mendieta, E. J., Claesson, M. J., & Targownik, L. E.

(2016). A comparison of the gut microbiome between long-term users and non-users of proton pump inhibitors. *Alimentary Pharmacology & Therapeutics, 43*(9), 974–984.

67. Haenisch, B., von Holt, K., Wiese, B., Prokein, J., Lange, C., Ernst, A., Brettschneider, C., König, H.-H., Werle, J., Weyerer, S., Luppa, M., Riedel-Heller, S. G., Fuchs, A., Pentzek, M., Weeg, D., Bickel, H., Broich, K., Jessen, F., Wolfgang, M., & Scherer, M. (2015). Risk of dementia in elderly patients with the use of proton pump inhibitors. *European Archives of Psychiatry and Clinical Neuroscience, 265*(5), 419–428.

68. Bateman, B. T., Bykov, K., Choudhry, N. K., Schneeweiss, S., Gagne, J. J., Polinski, J. M., Franklin, J. M., Doherty, M., Fischer, M. A., & Rassen, J. A. (2013). Type of stress ulcer prophylaxis and risk of nosocomial pneumonia in cardiac surgical patients: Cohort study. *The British Medical Journal, 347*, f5416.

69. Klatte, D.C.F., Gasparini, A., Xu, H., de Deco, P., Trevisan, M., Johansson, A.L.V., Wettermark, B., Ärnlöv, J., Janmaat, C. J., Lindholm, B., Dekker, F. W., Coresh, J., Grams, M. E., & Carrero, J. J. (2017). Association between proton pump inhibitor use and risk of progression of chronic kidney disease. *Gastroenterology, 153*(3), 702–710.

70. Shah, N. H., LePendu, P., Bauer-Mehren, A., Ghebremariam, Y. T., Iyer, S. V., Marcus, J., Nead, K. T., Cooke, J. P., & Leeper, N. J. (2015). Proton pump inhibitor usage and the risk of myocardial infarction in the general population. *PLOS ONE, 10*(6), e0124653.

71. Freedberg, D. E., Kim, L. S., & Yang, Y.-X. (2017). The risks and benefits of long-term use of proton pump inhibitors: Expert review and best practice advice from the American Gastroenterological Association. *Gastroenterology, 152*(4), 706–715.

72. Cox, K. D., Covernton, G. A., Davies, H. L., Dower, J. F., Juanes, F., & Dudas, S. E. (2019). Human consumption of microplastics. *Environmental Science & Technology, 53*(12), 7068–7074.

73. Buhyan, S. (2022). Effects of microplastics on fish and in human health. *Frontiers in Environmental Science, 10*, article 827289. https://doi .org /10 .3389 /fenvs.2022 .827289

74. Schwabl, P., Köppel, S., Königshofer, P., Bucsics, T., Trauner, M., Reiberger, T., & Liebmann, B. (2019). Detection of various microplastics in human stool: A GutCheck_9780062911773_FinalRevised_ OO1031_cc21.indd 266 10/31/23 10:13 AM Prospective Case Series. *Annals of Internal Medicine, 171*(7), 453–457. https://doi .org /10 .7326 /M19 -0618

75. Tamargo, A., Molinero, N., Reinosa, J. J., Alcolea-Rodriguez, V., Portela, R., Banares, M. A., Fernandez, J. F., & Moreno-Arribas, M. V. (2022). PET microplastics affect human gut microbiota communities during simulated gastrointestinal digestion, first evidence of plausible polymer biodegradation during human digestion. *Scientific Reports, 12*, 528. https://doi .org /10 .1038 /s41598-021 -04489 -w

76. Tamargo, A., Molinero, N., Reinosa, J. J., Alcolea-Rodriguez, V., Portela, R., Bañares, M. A., Fernández, J. F., & Moreno-Arribas, M. V. (2022). PET microplastics affect human gut microbiota communities during simulated gastrointestinal digestion, first evidence of plausible polymer biodegradation during human digestion. *Scientific Reports, 12*, 528. https://doi .org /10 .1038 /s41598-021 -04489 -w

77. Zhang, X., Wang, H., Peng, S., Kang, J., Xie, Z., Tang, R., Xing, Y., He, Y., Yuan, H., Xie, C., & Liu, Y. (2022). Effect of microplastics on nasal and intestinal microbiota of the high-exposure population. *Frontiers in Public Health, 10*, article 1005535. https://doi .org /10 .3389 /fpubh .2022 .1005535

78. Deng, Y., Zhang, Y., Lemos, B., & Ren, H. (2017). Tissue accumulation of microplastics in mice and biomarker responses suggest widespread health risks of exposure. *Scientific Reports, 7*, article 46687. https://doi .org /10 .1038 /srep46687

79. Medley, E. A., Spratlen, M. J., Yan, B., Herbstman, J. B., & Deyssen-

roth, M. A. (2023, February 27). A systematic review of the placental translocation of micro-and nanoplastics. *Current Environmental Health Reports*.(Epub ahead of print.) https://doi .org /10 .1007 /s40572 -023 -00391 -x

5장. 히포크라테스가 옳았다

01. McGee, M. D., Weber, D., Day, N., Vitelli, C., Crippen, D., Herndon, L. A., Hall, D. H., & Melov, S. (2011). Loss of intestinal nuclei and intestinal integrity in aging C. elegans. *Aging Cell, 10*(4), 699–710. https://doi .org /10 .1111 /j.1474 -9726 .2011 .00713 .x

02. Gundry, S. R. (2018). Remission/cure of autoimmune diseases by a lectin limited diet supplemented with probiotics, prebiotics, and polyphenols, *Circulation, 137*(Suppl. 1), abstract AP238.

03. Wang, X., Chen, Z., Qiao, S., Zhu, Q., Zuo, Z., & Guo, B. (2022). Analysis of alterations of the gut microbiota in moderate to severe psoriasis patients using 16S rRNA gene sequencing. *Indian Journal of Dermatology, 67*(5), 495–503. https://doi .org /10 .4103 /ijd .ijd 297 22

04. Brewer, R. C., Lanz, T. V., Hale, C. R., Sepich-Poore, G. D., Martino, C., Swafford, A. D., Carroll, T. S., Kongpachith, S., Blum, L. K., Elliott, S. E., Blachere, N. E., Parveen, S., Fak, J., Yao, V., Troyanskaya, O., Frank, M. O., Bloom, M. S., Jahanbani, S., Gomez, A. M., . . . Orange, D. E. (2023). Oral mucosal breaks trigger anti-citrullinated bacterial and human protein antibody responses in rheumatoid arthritis. *Science Translational Medicine, 15*(684), eabq8476. https://doi .org /10 .1126 /scitranslmed .abq8476 GutCheck_9780062911773_FinalRevised_ OO1031_cc21.indd 267 10/31/23 10:13 AM

05. Yoon, H., Shaw, J. L., Haigis, M. C., & Greka, A. (2021). Lipid metabolism in sickness and in health: Emerging regulators of lipotoxicity. *Molecular Cell, 81*(18), 3708–3730.

06. van den Munckhof, I.C.L., Kurilshikov, A., ter Horst, R., Riksen, N. P.,

Joosten, L.A.B., Zhernikova, J., Fu, J., Keating, S. T., Netea, M. G., de Graaf, J., & Rutten, J.H.W. (2018). Role of gut microbiota in chronic low-grade inflammation as potential driver for atherosclerotic cardiovascular disease: A systematic review of human studies. *Obesity Reviews, 19*(12),1719–1734. https://doi .org /10.1111 /obr .12750

07. Banks, W. A., Sharma, P., Bullock, K. M., Hansen, K. M., Ludwig, N., & Whiteside, T. L. (2020). Transport of extracellular vesicles across the blood-brain barrier: Brain pharmacokinetics and effects of inflammation. *International Journal of Molecular Sciences, 21*(12), 4407. https://doi .org /10 .3390/ijms21124407

08. Farnum, C. E., & Wilsman, N. J. (1984). Lectin-binding histochemistry of non-decalcified growth plate cartilage: A postembedment method for light microscopy of epon-embedded tissue. *The Journal of Histochemistry and Citochemistry, 32*(6), 593–607.

09. Edfeldt, K., Swedenborg, J., Hansson, G. K., & Yan, Z.-Q. (2002). Expression of toll-like receptors in human atherosclerotic lesions: a possible pathway for plaque activation. *Circulation, 105*(10), 1158–1161.

10. Carnevale, R., Nocella, C., Petrozza, V., Cammisotto, V., Pacini, L., Sorrentino, V., Martinelli, O., Irace, L., Sciarretta, S., Frati, G., Pastori, D., & Violi, F. (2018). Localization of lipopolysaccharide from Escherichia coli into human atherosclerotic plaque. *Scientific Reports, 8*(1), 3598. https://doi .org /10 .1038/s41598 -018 -22076 -4

11. Aguilar, E. C., Santos, L. C., Leonel, A. J., de Oliveira, J. S., Santos, E. A., Navia-Pelaez, J. M., da Silva, J. F., Mendes, B. P., Capettini, L.S.A., Teixeira, L. G., Lemos, V. S., & Alvarez-Leite, J. I. (2016). Oral butyrate reduces oxidative stress in atherosclerotic lesion sites by a mechanism involving NADPH oxidase down-regulation in endothelial cells. *The Journal of Nutritional Biochemistry, 34*, 99–105. https://doi .org /10 .1016 /j .jnutbio .2016 .05 .002

12. Ghosh, S. S., Wang, J., Yannie, P. J., Cooper, R. C., Sandhu, Y. K., Kakiyama, G., Korzun, W. J., & Ghosh, S. (2021). Over-expression of

intestinal alkaline phosphatase attenuates atherosclerosis. *Circulation Research, 128*(11), 1646–1659.

13. Lehtiniemi, J., Karhunen, P. J., Goebeler, S., Nikkari, S., & Nikkari, S. T. (2005). Identification of different bacterial DNAs in human coronary arteries. *European Journal of Clinical Investigation, 35*(1), 13–16. https:// doi .org /10 .1111 /j.1365 -2362 .2005 .01440 .x

14. Ott, S. J., El Mokhtari, N. E., Musfeldt, M., Hellmig, S., Freitag, S., Rehman, A., Kühbacher, T., Nikolaus, S., Namsolleck, P., Blaut, M., Hampe, J., Sahly, H., Reinecke, A., Haake, N., Günther, R., Krüger, D., Lins, M., Herrmann, G., Fölsch, U. R., . . . Schreiber, S. (2006). Detection of diverse bacterial signatures in atherosclerotic lesions of patients with coronary heart disease. *Circulation, 113*(7), 929–937. https://doi .org /10 .1161 /CIRCULATIONAHA .105.579979 Gut-Check_9780062911773_FinalRevised_OO1031_cc21.indd 268 10/31/23 10:13 AM

15. Qi, Y., Wu, H.-M., Yang, Z., Zhou, Y.-F., Jin, L., Yang, M.-F., & Wang, F.-Y. (2022). New insights into the role of oral microbiota dysbiosis in the pathogenesis of inflammatory bowel disease. *Digestive Diseases and Sciences, 67*(1), 42–55. https://doi .org /10 .1007 /s10620 -021 -06837 -2

16. Seymour, G. J., Ford, P. J., Cullinan, M. P., Leishman, S., & Yamazaki, K. (2007). Relationship between periodontal infections and systemic disease. *Clinical Microbiology and Infection, 13*(Suppl. 4), 3–10.

17. Ridker, P. M, Bhatt, D., Pradhan, A., Glynn, R. J., MacFadyen, J. G., & Nissen, S. E. (2023). Inflammation and cholesterol as predictors of cardiovascular events among patients receiving statin therapy: A collaborative analysis of three randomised trials. *The Lancet, 401*(10384), P1293–P1301. https://doi .org /10 .1016 /S0140 -6736(23)00215 -5

18. Gundry, S. R. (2019). Dietary lectins cause coronary artery disease via an autoimmune endothelial attack mediated by interleukin 16. *Arteriosclerosis, Thrombosis, and Vascular Biology, 38*(Suppl. 1), abstract 412.

https://doi .org /10 .1161 /atvb .38 .suppl 1 .412

19. Gundry, S. R. (2015). Twelve year followup for managing coronary artery disease using a nutrigenomics based diet and supplement program with quarterly assessment of biomarkers. *Arteriosclerosis, Thrombosis, and Vascular Biology, 35*(Suppl. 1), abstract 309. https://doi .org /10 .1161 / atvb .35 .suppl 1 .309

20. Kawashima, H., Serruys, P. W., Ono, M., Hara, H., O'Leary, N., Mack, M. J., Holmes, D. R., Morice, M. C., Head, S. J., Kappetein, A. P., Thuijs, D.J.F.M., Milojevic, M., Noack, T., Mohr, F. W., Davierwala, P. M., Sharif, F., McEvoy, J. W., & Onuma, Y. (2021). Impact of optimal medical therapy on 10-year mortality after coronary revascularization. *Journal of the American College of Cardiology, 78*(1), 27–38. https://doi .org /10 .1016 /j .jacc .2021 .04 .087

21. Methe, H., Kim, J. O., Kofler, S., Nabauer, M., & Weis, M. (2005). Statins decrease toll-like receptor 4 expression and downstream signaling in human CD14+ monocytes. Arteriosclerosis, *Thrombosis, and Vascular Biology, 25*(7), 1439–1445. https://doi .org /10 .1161 /01 .ATV .0000168410 .44722 .86

22. Zhang, Y., Zhang, S., Li, B., Luo, Y., Gong, Y., Jin, X., Zhang, J., Zhou, Y., Zhuo, X., Wang, Z., Zhao, X., Han, X., Gao, Y., Yu, H., Liang, D., Zhao, S., Sun, D., Wang, D., Xu, W., . . . Li, Y. (2022). Gut microbiota dysbiosis promotes age-related atrial fibrillation by lipopolysaccharide and glucose-induced activation of NLRP3-inflammasome. *Cardiovascular Research, 118*(3) 785–797. https://doi .org /10 .1093 /cvr /cvab114

23. Li, J., Zhao, F., Wang, Y., Chen, J., Tao, J., Tian, G., Wu, S., Liu, W., Cui, Q., Geng, B., Zhang, W., Weldon, R., Auguste, K., Yang, L., Liu, X., Chen, L., Yang, X., Zhu, B., & Cai, J. (2017). Gut microbiota dysbiosis contributes to the development of hypertension. *Microbiome, 5*(1), 14. https://doi .org /10 .1186 /s40168 -016 -0222 -x

24. Li, Q., Gao, B., Siqin, B., He, Q., Zhang, R., Meng, X., Zhang, N., Zhang, N., & Li, M. (2021). Gut microbiota: A novel regulator of

cardiovascular disease and key factor in the therapeutic effects of flavonoids. *Frontiers in Pharmacology, 12*, article 651926. https://doi .org /10 .3389 /fphar .2021 .651926

25. Li, J., Zhao, F., Wang, Y., Chen, J., Tao, J., Tian, G., Wu, S., Liu, W., Cui, Q., GutCheck_9780062911773_FinalRevised_OO1031_cc21.indd 269 10/31/23 10:13 AM Geng, B., Zhang, W., Weldon, R., Auguste, K., Yang, L., Liu, X., Chen, L., Yang, X., Zhu, B., & Cai, J. (2017). Gut microbiota dysbiosis contributes to the development of hypertension. *Microbiome, 5*(1), 14. https://doi .org /10 .1186 /s40168 -016 -0222 -x

26. Brandsma, E., Kloosterhuis, N. J., Koster, M., Dekker, D. C., Gijbels, M.J.J., van der Velden, S., Ríos-Morales, M., van Fassen, M.J.R., Loreti, M. G., de Bruin, A., Fu, J., Kuipers, F., Bakker, B. M., Westerterp, M., de Winther, M.P.J., Hofker, M. H., van de Sluis, B., & Koonen, D.P.Y. (2019). A proinflammatory gut microbiota increases systemic inflammation and accelerates atherosclerosis. *Circulation Research, 124*(1), 94–100.

27. Cani, P. D., Amar, J., Iglesias, M. A., Poggi, M., Knauf, C., Bastelica, D., Neyrinck, A. M., Fava, F., Tuohy, K. M., Chabo, C., Waget, A., Delmée, E., Cousin, B., Sulpice, T., Chamontin, B., Ferrières, J., Tanti, J.-F., Gibson, G. R., Casteilla, L., . . . Burcelin, R. (2007). Metabolic endotoxemia initiates obesity and insulin resistance. *Diabetes, 56*(7), 1761–1772.

28. Trøseid, M., Nestvold, T. K., Rudi, K., Thoresen, H., Nielsen, E. W., & Lappegård, K. T. (2013). Plasma lipopolysaccharide is closely associated with glycemic control and abdominal obesity: Evidence from bariatric surgery. *Diabetes Care, 36*(11), 3627–3632.

29. Sonnenburg, J. L., & Bäckhed, F. (2016). Diet-microbiota interactions as moderators of human metabolism. *Nature, 535*(7610), 56–64.

30. Huang, Z. Y., Stabler, T., Pei, F. X., & Kraus, V. B. (2016). Both systemic and local lipopolysaccharide (LPS) burden are associated with

knee OA severity and inflammation. *Osteoarthritis and Cartilege, 24*(10), 1769–1775.

31. Ramasamy, B., Magne, F., Tripathy, S. K., Venugopal, G., Mukherjee, D., & Balamurugan, R. (2021). Association of gut microbiome and vitamin D deficiency in knee osteoarthritis patients: A pilot study. *Nutrients, 13*(4), 1272. https://doi .org /10 .3390 /nu13041272

32. Li, R., Boer, C. G., Oei, L., & Medina-Gomez, C. (2021). The gut microbiome: A new frontier in musculoskeletal research. *Current Osteoporosis Reports, 19*(3), 347–357. https://doi .org /10 .1007 /s11914 -021 -00675 -x

33. Lei, M., Guo, C., Wang, D., Zhang, C., & Hua, L. (2017). The effect of probiotic Lactobacillus casei Shirota on knee osteoarthritis: A randomised double-blind, placebo-controlled clinical trial. *Beneficial Microbes, 8*(5), 697–703.

34. Schott, E. M., Farnsworth, C. W., Grier, A., Lillis, J. A., Soniwala, S., Dadourian, G. H., Bell, R. D., Doolittle, M. L., Villani, D. A., Awad, H., Ketz, J. P., Kamal, F., Ackeret-Bicknell, C., Ashton, J. M., Gill, S. R., Mooney, R. A., & Zuscik, M. J. (2018). Targeting the gut microbiome to treat the osteoarthritis of obesity. *JCI Insight, 3*(8), e95997.

35. Kare, S. K., Vinay, V., Maresz, K., Prisk, V., & Vik, H. (2022). Tamarindus indica seed extract–based botanical compositions alleviate knee pain and improve joint function in mild-to-moderate osteoarthritis: A randomized, double-blind, placebo-controlled clinical study. *Evidence-Based Complementary and Alternative Medicine, 2022,* article 2226139. https:// doi .org /10 .1155 /2022 /2226139

36. Kasai, C., Sugimoto, K., Moritani, I., Tanaka, J., Oya, Y., Inoue, H., Tameda, M., Shiraki, K., Ito, M., Takei, Y., & Takase, K. (2015). Comparison of the gut GutCheck_9780062911773_FinalRevised_ OO1031_cc21.indd 270 10/31/23 10:13 AM microbiota composition between obese and non-obese individuals in a Japanese population, as analyzed by terminal restriction fragment length polymorphism and

next-generation sequencing. *BMC Gastroenterology, 15*, 100. https://doi .org /10 .1186 /s12876 -015 -0330 -2

37. Daisley, B. A., Koenig, D., Engelbrecht, K., Doney, L., Hards, K., Al, K. F., Reid, G., & Burton, J. P. (2021). Emerging connections between gut microbiome bioenergetics and chronic metabolic diseases. *Cell Reports, 37*(10), 110087. https://doi .org /10 .1016 /j .celrep .2021 .110087

38. Hu, J., Guo, P., Mao, R., Ren, Z., Wen, J., Yang, Q., Yan, T., Yu, J., Zhang, T., & Liu, Y. (2022). Gut microbiota signature of obese adults across different classifications. *Diabetes, Metabolic Syndrome and Obesity: Targets and Therapy, 15*, 3933–3947. https://doi .org /10 .2147 /DMSO .S387523

39. Singh, P., Rawat, A., Alwakeel, M., Sharif, E., & Al Khodor, S. (2020). The potential role of vitamin D supplementation as a gut microbiota modifier in healthy individuals. *Scientific Reports, 10*, article 21641. https://doi .org /10 .1038 /s41598 -020 -77806 -4

40. Han, H., Yi, B., Zhong, R., Wang, M., Zhang, S., Ma, J., Yin, Y., Yin, J., Chen, L., & Zhang, H. (2021). From gut microbiota to host appetite: gut microbiota-derived metabolites as key regulators. *Microbiome, 9*(1), 162. https://doi .org /10 .1186 /s40168 -021 -01093 -y

41. Delzenne, N. M., & Cani, P. D. (2011). Gut microbiota and the pathogenesis of insulin resistance. *Current Diabetes Reports, 11*(3), 154–159. https://doi .org /10 .1007 /s11892 -011 -0191 -1

42. Sato, J., Kanazawa, A., Ikeda, F., Yoshihara, T., Goto, H., Abe, H., Komiya, K., Kawaguchi, M., Shimizu, T., Ogihara, T., Tamura, Y., Sakurai, Y., Yamamoto, R., Mita, T., Fujitani, Y., Fukuda, H., Nomoto, K., Takahashi, T., Asahara, T., . . . Watada, H. (2014). Gut dysbiosis and detection of "live gut bacteria" in blood of japanese patients with type 2 diabetes. *Diabetes Care, 37*(8), 2343–2350.

43. Wu, H., Esteve, E., Tremaroli, V., Khan, M. T., Caesar, R., Mannerås-Holm, L., Ståhlman, M., Olsson, L. M., Serino, M., Planas-Félix,

M., Xifra, G., Mercader, J. M., Torrents, D., Burcelin, R., Ricart, W., Perkins, R., Fernández-Real, J. M., & Bäckhed, F. (2017). Metformin alters the gut microbiome of individuals with treatment-naive type 2 diabetes, contributing to the therapeutic effects of the drug. *Nature Medicine, 23*(7), 850–858. https://doi.org/10.1038/nm.4345

44. Yang, Y., Ren, R., Chen, Q., Zhang, Q., Wu, J., & Yin, D. (2022). Coptis chinensis polysaccharides dynamically influence the paracellular absorption pathway in the small intestine by modulating the intestinal mucosal immunity microenvironment. *Phytomedicine, 104*, article 154322. https://doi.org/10.1016/j.phymed.2022.154322

45. Zhang, X.-Y., Chen, J., Yi, K., Peng, L., Xie, J., Gou, X., Peng, T., & Tang, L. (2020). *Gut Microbes, 12*(1), article 1842990. https://doi.org/10.1080/19490976.2020.1842990

46. Nilsson, U., Rickard, Ö., Jägerstad, M., & Birkhed, D. (1988). Cereal fructans: In vitro and in vivo studies on availability in rats and humans. *The Journal of Nutrition, 118*(11), 1325–1330.

47. Matheus, V. A., Monteiro, L., Oliveira, R. B., Maschio, D. A., & Collares-Buzato, GutCheck_9780062911773_FinalRevised_OO1031_cc21.indd 271 10/31/23 10:13 AM C. B. (2017). Butyrate reduces high-fat diet-induced metabolic alterations, hepatic steatosis and pancreatic beta cell and intestinal barrier dysfunctions in prediabetic mice. *Experimental Biology and Medicine, 242*(12), 1214–1226. https://doi.org/10.1177/1535370217708188

48. Sjögren, K., Engdahl, C., Henning, P., Lerner, U. H., Tremaroli V., Lagerquist, M. K., Bäckhed, F., & Ohlsson, C. (2012). The gut microbiota regulates bone mass in mice. *Journal of Bone and Mineral Research, 27*(6), 1357–1367. https://doi.org/10.1002/jbmr.1588

49. Xu, Z., Xie, Z., Sun, J., Huang, S., Chen, Y., Li, C., Sun, X., Xia, B., Tian, L., Guo, C., Li, F., & Pi, G. (2020). Gut microbiome reveals specific dysbiosis in primary osteoporosis. *Frontiers in Cellular and Infection Microbiology, 10*, 160. https://doi.org/10.3389/fcimb.2020.00160

50. Das, M., Cronin, O., Keohane, D. M., Cormac, E. M., Nugent, H., Nugent, M., Molloy, C., O'Toole, P. W., Shanahan, F., Molloy, M. G., & Jeffery, I. B. (2019). Gut microbiota alterations associated with reduced bone mineral density in older adults. *Rheumatology, 58*(12), 2295–2304. https://doi .org /10 .1093 /rheumatology /kez302

51. Sjögren, K., Engdahl, C., Henning, P., Lerner, U. H., Tremaroli, V., Lagerquist, M. K., Bäckhed, F., & Ohlsson, C. (2012). The gut microbiota regulates bone mass in mice. *Journal of Bone and Mineral Research, 27*(6), 1357–1367. https:// doi .org /10 .1002 /jbmr .1588

52. Cho, I., Yamanishi, S., Cox, L., Methé, B. A., Zavadil, J., Li, K., Gao, Z., Mahana, D., Raju, K., Teitler, I., Li, H., Alekseyenko, A. V., & Blaser, M. J. (2012). Antibiotics in early life alter the murine colonic microbiome and adiposity. *Nature, 488*(7413), 621–626. https://doi .org /10 .1038 /nature11400

53. Pytlik, M., Folwarczna, J., & Janiec, W. (2004). Effects of doxycycline on mechanical properties of bones in rats with ovariectomy-induced osteopenia. *Calcified Tissue International, 75*(3), 225–230. https://doi .org /10 .1007 /s00223 -004 -0097 -x

54. Li, J.-Y., Chassaing, B., Tyagi, A. M., Vaccaro, C., Luo, T., Adams, J., Darby, T. M., Weitzmann, M. N., Mulle, J. G., Gewirtz, A. T., Jones, R. M., & Pacifici, R. (2016). Sex steroid deficiency–associated bone loss is microbiota dependent and prevented by probiotics. *The Journal of Clinical Investigation, 126*(6), 2049–2063.

55. Carson, J. A., & Manolagas, S. C. (2015). Effects of sex steroids on bones and muscles: Similarities, parallels, and putative interactions in health and disease. *Bone, 80*, 67–78.

56. Lucas, S., Omata, Y., Hofmann, J., Bottcher, M., Iljazovic, A., Sarter, K., Albrecht, O., Schulz, O., Krishnacoumar, B., Krönke, G., Herrmann, M., Mougiakakos, D., Strowig, T., Schett, G., & Zaiss, M. M. (2018). Short-chain fatty acids regulate systemic bone mass and protect from pathological bone loss. *Nature Communications, 9*(1), 55. https://

doi.org /10 .1038 /s41467 -017 -02490 -4

57. Jansson, P.-A., Curiac, D., Ahrén, I. L., Hansson, F., Niskanen, T. M., Sjögren, K., & Ohlsson, C. (2019). Probiotic treatment using a mix of three Lactobacillus strains for lumbar spine bone loss in postmenopausal women: A randomised, GutCheck_9780062911773_FinalRevised_ OO1031_cc21.indd 272 10/31/23 10:13 AM double-blind, placebo-controlled, multicentre trial. *The Lancet Rheumatology, 1*(3), E154–E162. https://doi.org /10 .1016 /S2665 -9913(19)30068 -2

58. Dzutsev, A., Goldszmid, R. S., Viaud, S., Zitvogel, L., & Trinchieri, G. (2015). The role of the microbiota in inflammation, carcinogenesis, and cancer therapy. *European Journal of Immunology, 45*(1), 17–31. https:// doi.org /https://doi.org /10 .1002 /eji .20144497

59. Saffarian, A., Mulet, C., Regnault, B., Amiot, A., Tran-Van- Nhieu, J., Ravel, J., Sobhani, I., Sansonetti, P. J., & Pédron, T. (2019). Crypt-and mucosa-associated core microbiotas in humans and their alteration in colon cancer patients. *MBio, 10*(4), e01315–e01319. https://doi.org /10 .1128 /mBio .01315 -19

60. Wang, H., Hu, J., Wu, J., Ji, P., Shang, A., & Li, D. (2022). The function and molecular mechanism of commensal microbiome in promoting malignant progression of lung cancer. *Cancers, 14*(21), 5394. https://doi.org /10 .3390 /cancers14215394

61. Guidi, R., Guerra, L., Levi, L., Stenerlöw, B., Fox, J. G., Josenhans, C., Masucci, M. G., & Frisan, T. (2013). Chronic exposure to the cytolethal distending toxins of gram-negative bacteria promotes genomic instability and altered DNA damage response. *Cellular Microbiology, 15*(1), 98–113.

62. Castro-Mejía, J. L., Muhammed, M. K., Kot, W., Neve, H., Franz, C. M., Hansen, L. H., Vogensen, F. K., & Nielsen, D. S. (2015). Optimizing protocols for extraction of bacteriophages prior to metagenomic analyses of phage communities in the human gut. *Microbiome, 3*, 64.

63. Wilson, M. R., Jiang, Y., Villalta, P. W., Stornetta, A., Boudreau, P. D., Carrá, A., Brennan, C. A., Chun, E., Ngo, L., Samson, L. D., Engelward, B. P., Garrett, W. S., Balbo, S., & Balskus, E. P. (2019). The human gut bacterial genotoxin colibactin alkylates DNA. *Science, 363*(4628), eaar7785.

64. Chen, F., Zhuang, X., Lin, L., Yu, P., Wang, Y., Shi, Y., Hu, G., & Sun, Y. (2015). New horizons in tumor microenvironment biology: Challenges and opportunities. *BMC Medicine, 13*(1), 45. https://doi.org/10.1186/s12916-015-0278-7

65. Gamallat, Y., Meyiah, A., Kuugbee, E. D., Hago, A. M., Chiwala, G., Awadasseid, A., Bamba, D., Zhang, X., Shang, X., Luo, F., & Xin, Y. (2016). Lactobacillus rhamnosus induced epithelial cell apoptosis, ameliorates inflammation and prevents colon cancer development in an animal model. *Biomedicine & Pharmacotherapy, 83*, 536–541. https://doi.org/10.1016/j.biopha.2016.07.001

66. Veziant, J., Gagnière, J., Jouberton, E., Bonnin, V., Sauvanet, P., Pezet, D., Barnich, N., Miot-Noirault, E., & Bonnet, M. (2016). Association of colorectal cancer with pathogenic Escherichia coli: Focus on mechanisms using optical imaging. *World Journal of Clinical Oncology, 7*(3), 293–301. https://doi.org/10.5306/wjco.v7.i3.293

67. Merali, Z. (2014, October 2). Physicists' model proposes evolutionary role for cancer. *Nature.* https://doi.org/10.1038/nature.2014.16068

68. Giovannini, C., Scazzocchio, B., Varì, R., Santangelo, C., D'Archivio, M., & Masella, R. (2007). Apoptosis in cancer and atherosclerosis: Polyphenol activities. *Annali dell'Istituto Superiore di Sanità, 43*(4), 406–416. GutCheck_9780062911773_FinalRevised_OO1031_cc21.indd 273 10/31/23 10:13 AM

69. Takashina, M., Inoue, S., Tomihara, K., Tomita, K., Hattori, K., Zhao, Q. L., Suzuki, T., Noguchi, M., Ohashi, W., & Hattori, Y. (2017). Different effect of resveratrol to induction of apoptosis depending on the type of human cancer cells. *International Journal of Oncology, 50*(3),

787–797.

70. Kumar, S., Eroglu, E., Stokes, J. A. 3rd, Scissum-Gunn, K., Saldanha, S. N., Singh, U. P., Manne, U., Ponnazhagan, S., & Mishra, M. K. (2017). Resveratrol induces mitochondria-mediated, caspase-independent apoptosis in murine prostate cancer cells. *Oncotarget, 8*(13), 20895–20908.

71. Wang, L., Jiang, G., Jing, N., Liu, X., Li, Q., Liang, W., & Liu, Z. (2020). Bilberry anthocyanin extracts enhance anti-PD- L1 efficiency by modulating gut microbiota. *Food & Function, 11*(4), 3180–3190.

72. Griffin, L. E., Kohrt, S. E., Rathore, A., Kay, C. D., Grabowska, M. M., & Neilson, A. P. (2022). Microbial metabolites of flavanols in urine are associated with enhanced anti-proliferative activity in bladder cancer cells in vitro. *Nutrition and Cancer, 74*(1), 194–210. https://doi .org /10 .1080 /01635581. 2020. 1869277

73. Kaźmierczak-Siedlecka, K., Marano, L., Merola, E., Roviello, F., & Połom, K. (2022). Sodium butyrate in both prevention and supportive treatment of colorectal cancer. *Frontiers in Cellular and Infection Microbiology, 10*, article 2013806. https://doi .org /10 .3389 /fcimb .2022 .1023806

74. Jin, Y., Dong, H., Xia, L., Yang, Y., Zhu, Y., Shen, Y., Zheng, H., Yao, C., Wang, Y., & Lu, S. (2019). The diversity of gut microbiome is associated with favorable responses to anti–programmed death 1 immunotherapy in Chinese patients with NSCLC. *Journal of Thoracic Oncology, 14*(8), 1378–1389.

75. Matson, V., Fessler, J., Bao, R., Chongsuwat,T., Zha, Y., Alegre, M.-L., Luke, J. J., & Gajewski, T. F. (2018). The commensal microbiome is associated with anti-PD- 1 efficacy in metastatic melanoma patients. *Science, 359*(6371), 104– 108.

76. Geller, L. T., Barzily-Rokni, M., Danino, T., Jonas, O. H., Shental, N., Nejman, D., Gavert, N., Zwang, Y., Cooper, Z. A., Shee, K., Thaiss, C. A., Reuben, A., Livny, J., Avraham, R., Frederick, D. T., Ligorio,

M., Chatman, K., Johnston, S. E., Mosher, C. M., . . . Straussman, R. (2017). Potential role of intratumor bacteria in mediating tumor resistance to the chemotherapeutic drug gemcitabine. *Science, 357*(6356), 1156–1160. https://doi .org /10 .1126 /science .aah5043

77. Al-Qadami, G., Van Sebille, Y., Le, H., & Bowen, J. (2019). Gut microbiota: Implications for radiotherapy response and radiotherapy-induced mucositis. *Expert Review of Gastroenterology & Hepatology, 13*(5), 485–496. https://doi .org /10 .1080 /17474124 .2019 .1595586

78. Nejman, D., Livyatan, I., Fuks, G., Gavert, N., Zwang, Y., Geller, L. T., Rotter-Maskowitz, A., Weiser, R., Mallel, G., Gigi, E., Meltser, A., Douglaas, G. M., Kamer, I., Gopalakrishnan, V., Dadosh, T., Levin-Zaidman, S., Avnet, S., Atlan, T., Cooper, Z. A., . . . Straussman, R. (2020). The human tumor microbiome is composed of tumor type–specific intracellular bacteria. *Science, 368*(6494), 973–980.

79. Dejea, C. M., Fathi, P., Craig, J. M., Boleij, A., Taddese, R., Geis, A. L., Wu, X., DeStefano Shields, C. E., Hechenbleikner, E. M., Huso, D. L., Anders, R. A., Gardielo, F. M., Wick, E. C., Want, H., Wu, S., Pardoll, D. M., Housseau, F., & GutCheck_9780062911773_FinalRevised_OO1031_cc21.indd 274 10/31/23 10:13 AM Sears, C. (2018). Patients with familial adenomatous polyposis harbor colonic biofilms containing tumorigenic bacteria. *Science, 359*(6375), 592–597.

80. Goodwin, A. C., DeStefano Shields, C. E., Wu, S., Huso, D. L., Wu, X., Murray-Stewart, T. R., Hacker-Prietz, A., Rabizadeh, S., Woster, P. M., Sears, C. L., & Casero, R. A. Jr. (2011). Polyamine catabolism contributes to enterotoxigenic Bacteroides fragilis–induced colon tumorigenesis. *Proceedings of the National Academy of Sciences of the United States of America, 108*(37), 15354–15359.

81. Bullman, S., Pedamallu, C. S., Sicinska, E., Clancy, T. E., Zhang, X., Cai, D., Neuberg, D., Huang, K., Guevara, F., Nelson, T., Chipashvili, O., Hagan, T., Walker, M., Ramachandran, A., Diosdado, B., Serna, G., Mulet, N., Landolfi, S., Ramón y Cajal, S., . . . Meyerson, M. (2017).

Analysis of Fusobacterium persistence and antibiotic response in colorectal cancer. *Science, 358*(6369), 1443–1448.

82. Kostic, A. D., Chu, E., Robertson, L., Glickman, J. N., Gallini, C. A., Michaud, M., Clancy, T. E., Chung, D. C., Lochhead, P., Hold, G. L., El-Omar, E. M., Brenner, D., Fuchs, C. S., Meyerson, M., Garrett, W. S. (2013). Fusobacterium nucleatum potentiates intestinal tumorigenesis and modulates the tumor-immune microenvironment. *Cell Host & Microbe, 14*(2), 207–215.

83. Zhang, S.,Yang, Y., Weng, W., Guo, B., Cai, G., Ma, Y., & Cai, S. (2019). Fusobacterium nucleatum promotes chemoresistance to 5-fluorouracil by upregulation of BIRC3 expression in colorectal cancer. *Journal of Experimental & Clinical Cancer Research, 38*(1), 14.

84. Jin, C., Lagoudas, G. K., Zhao, C., Bullman, S., Bhutkar, A., Hu, B., Ameh, S., Sandel, D., Liang, X. S., Mazzili, S., Whary, M. T., Meyerson, M., Germain, G. R., Blainey, P. C., Fox, J. G., & Jacks, T. (2019). Commensal microbiota promote lung cancer development via $\gamma\delta$ T cells. *Cell, 176*(5), 998–1013.e16.

85. Bai, R., Lv, Z., Xu, D., & Cui, J. (2020). Predictive biomarkers for cancer immunotherapy with immune checkpoint inhibitors. *Biomarker Research, 8*, article 34.

86. Zheng, D.-W., Deng, W.-W., Song, W.-F., Wu, C.-C., Liu, J., Hong, S., Zhuang, Z.-N., Cheng, H., Sun, Z.-J., & Zhang, X.-Z. (2021). Biomaterial-mediated modulation of oral microbiota synergizes with PD-1 blockade in mice with oral squamous cell carcinoma. *Nature Biomedical Engineering, 6*(1), 32–43.

87. Ahn, J., Chen, C. Y., & Hayes, R. B. (2012). Oral microbiome and oral and gastrointestinal cancer risk. *Cancer Causes & Control, 23*(3), 399–404.

88. Han, Y. W., Shi, W., Huang, G. T.-J., Haake, S. K., Park, N.-H., Kuramitsu, H., & Genco, R. J. (2000). Interactions between periodontal

bacteria and human oral epithelial cells: Fusobacterium nucleatum adheres to and invades epithelial cells. *Infection and Immunity, 68*(6), 3140–3146.

89. Schmidt, B. L., Kuczynski, J., Bhattacharya, A., Huey, B., Corby, P. M., Queiroz, E.L.S., Nightingale, K., Kerr, A. R., DeLacure, M. D., Veeramachaneni, R., Olshen, A. B., & Albertson, D. G. (2014). Changes in abundance of oral microbiota associated with oral cancer. *PLOS ONE, 9*(6), e98741.

90. Irfan, M., Delgado, R.Z.R., & Frias-Lopez, J. (2020). The oral microbiome and cancer. *Frontiers in Immunology, 11*, article 591088. GutCheck_9780062911773_FinalRevised_OO1031_cc21.indd 275 10/31/23 10:13 AM

91. Karpiński, T. M. (2019). Role of oral microbiota in cancer development. *Microorganisms, 7*(1), 20. https://doi .org /10 .3390 /microorganisms7010020

92. Garrett, W. S. (2019). The gut microbiota and colon cancer. *Science, 364*(6446), 1133–1135.

93. Pushkalkar, S., Hundeyin, M., Daley, D., Zambirinis, C. P., Kurz, E., Mishra, A., Mohan, N., Aykut, B., Usyk, M., Torres, L. E., Werba, G., Zhang, K., Guo, Y., Li, Q., Akkad, N., Lall, S., Wadowski, B., Gutierrez, J., Rossi, J.A.K., . . . Miller, G. (2018). The pancreatic cancer microbiome promotes oncogenesis by induction of innate and adaptive immune suppression. *Cancer Discovery, 8*(4), 403–416.

94. Zhao, Y., Liu, Y., Li, S., Peng, Z., Liu, X., Chen, J., & Zheng, X. (2021). Role of lung and gut microbiota on lung cancer pathogenesis. *Journal of Cancer Research and Clinical Oncology, 147*(8), 2177–2186. https://doi .org /10 .1007 /s00432 -021-03644 -0

6장. 장 누수 = 뇌 누수

01. Plattner, V., Germann, B., Neuhaus, W., Noe, C., Gabor, F., & Wirth, M. (2010). Characterization of two blood-brain barrier mimicking cell lines: Distribution of lectin-binding sites and perspectives for drug delivery. *International Journal of Pharmaceutics, 387*(1–2), 34–41. https://doi.org/10.1016/j.ijpharm.2009.11.030

02. Banks, W. A., Sharma, P., Bullock, K. M., Hansen, K. M., Ludwig, N., & Whiteside, T. L. (2020). Transport of extracellular vesicles across the blood-brain barrier: Brain pharmacokinetics and effects of inflammation. *International Journal of Molecular Sciences, 21*(12), 4407. https://doi.org/10.3390/ijms21124407

03. Schepici, G., Silvestro, S., Bramanti, P., & Mazzon, E. (2019). The gut microbiota in multiple sclerosis: An overview of clinical trials. *Cell Transplantation, 28*(12), 1507–1527. https://doi.org/10.1177/0963689719873890

04. Anand, N., Gorantla, V. R., & Chidambaram, S. B. (2023). The role of gut dysbiosis in the pathophysiology of neuropsychiatric disorders. *Cells, 12*(1), 54. https://doi.org/10.3390/cells12010054

05. Obrenovich, M.E.M. (2018). Leaky gut, leaky brain? *Microorganisms, 6*(4), 107. https://doi.org/10.3390/microorganisms6040107

06. Sun, Z., Song, Z.-G., Liu, C., Tan, S., Lin, S., Zhu, J., Dai, F.-H., Gao, J., She, J.-L., Mei, Z., Lou, T., Zheng, J.-J., Liu, Y., He, J., Zheng, Y., Ding, C., Qian, F., Zheng, Y., & Chen, Y.-M. (2022). Gut microbiome alterations and gut barrier dysfunction are associated with host immune homeostasis in COVID-19 patients. *BMC Medicine, 20*(1), 24. https://doi.org/10.1186/s12916-021-02212-0

07. Powell, N., Walker, M. M., & Talley, N. J. (2017). The mucosal immune system: Master regulator of bidirectional gut-brain communications. *Nature Reviews Gastroenterology & Hepatology, 14*(3), 143–159. https://

doi .org /10 .1038 /nrgastro .2016 .191

08. Forsythe, P., Bienenstock, J., & Kunze, W. A. (2014). Vagal pathways for microbiome-brain- gut axis communication. *Advances in Experimental Medicine and Biology, 817,* 115–133. https://doi .org /10 .1007 /978 -1 -4939 -0897 -4 5 GutCheck_9780062911773_FinalRevised_OO1031_ cc21.indd 276 10/31/23 10:13 AM

09. Tubbs, R. S., Rizk, E., Shoja, M. M., Loukas, M., Barbaro, N., & Spinner, R. J. (Eds.). (2015). *Nerves and nerve injuries*(Vol. 1). Academic Press.

10. Braniste, V., Al-Asmakh, M., Kowal, C., Anuar, F., Abbaspour, A., Tóth, M., Korecka, A., Bakocevic, N., Ng, L. G., Kundu, P., Gulyás, B., Halldin, C., Hultenby, K., Nilsson, H., Hebert, H., Volpe, B. T., Diamond, B., & Pettersson, S. (2014). The gut microbiota influences blood-brain barrier permeability in mice. *Science Translational Medicine, 6*(263), 263ra158. https://doi .org /10 .1126 /scitranslmed .3009759. Erratum (2014) in: Science Translational Medicine, 6(266), 266er7.

11. Soret, R., Chevalier, J., De Coppet, P., Poupeau, G., Derkinderen, P., Segain, J. P., & Neunlist, M. (2010). Short-chain fatty acids regulate the enteric neurons and control gastrointestinal motility in rats. *Gastroenterology, 138*(5), 1772– 1782.

12. Liu, H., Wang, J., He, T., Becker, S., Zhang, G., Li, D., & Ma, X. (2018). Butyrate: A double-edged sword for health? Advances in Nutrition, 9(1), 21–29. 13. Resende, W. R., Valvassori, S. S., Réus, G. Z., Varela, R. B., Arent, C. O., Ribeiro, K. F., Bavaresco, D. V., Andersen, M. L., Zugno, A. I., & Quevedo, J. (2013). Effects of sodium butyrate in animal models of mania and depression: Implications as a new mood stabilizer. *Behavioural Pharmacology, 24*(7), 569–579.

14. Valvassori, S. S., Resende, W. R., Budni, J., Dal-Pont, G. C., Bavaresco, D. V., Réus, G. Z., Carvalho, A. F., Conçalves, C. L., Furlanetto, C. B., Streck, E. L., & Quevedo, J. (2015). Sodium butyrate, a histone deacetylase inhibitor, reverses behavioral and mitochondrial alterations

in animal models of depression induced by early-or late-life stress. *Current Neurovascular Research, 12*(4), 312–320.

15. Gao, K., Pi, Y., Mu, C.-L., Peng, Y., Huang, Z., & Zhu, W.-Y. (2018). Antibiotics-induced modulation of large intestinal microbiota altered aromatic amino acid profile and expression of neurotransmitters in the hypothalamus of piglets. *Journal of Neurochemistry, 146*(3), 219–234. https://doi.org/10.1111/jnc.14333

16. Caspani, G., & Swann, J. (2019). Small talk: Microbial metabolites involved in the signaling from microbiota to brain. *Current Opinion in Pharmacology, 48*, 99–106. https://doi.org/10.1016/j.coph.2019.08.001

17. Wikoff, W. R., Anfora, A. T., Liu, J., Schultz, P. G., Lesley, S. A., Peters, E. C., & Siuzdak, G. (2009). Metabolomics analysis reveals large effects of gut microflora on mammalian blood metabolites. *Proceedings of the National Academy of Sciences of the United States of America, 106*(10), 3698–3703. https://doi.org/10.1073/pnas.0812874106

18. Matsumoto, M., Ooga, T., Kibe, R., Aiba, Y., Koga, Y., & Benno, Y. (2017). Colonic absorption of low-molecular- weight metabolites influenced by the intestinal microbiome: A pilot study. *PLOS ONE, 12*(1), e0169207. https://doi.org/10.1371/journal.pone.0169207

19. Gao, K., Pi, Y., Mu, C.-L., Peng, Y., Huang, Z., & Zhu, W.-Y. (2018). Antibiotics-induced modulation of large intestinal microbiota altered aromatic amino acid profile and expression of neurotransmitters in the hypothalamus GutCheck_9780062911773_FinalRevised_OO1031_cc21.indd 277 10/31/23 10:13 AM of piglets. *Journal of Neurochemistry, 146*(3), 219–234. https://doi.org/10.1111/jnc.14333

20. Fujisaka, S., Avila-Pacheco, J., Soto, M., Kostic, A., Dreyfuss, J. M., Pan, H., Ussar, S., Altindis, E., Li, N., Bry, L., Clish, C. B., & Kahn, C. R. (2018). Diet, genetics, and the gut microbiome drive dynamic changes in plasma metabolites. *Cell Reports, 22*(11), 3072–3086. https://doi.org/10.1016/j.celrep.2018.02.060

21. Frost, G., Sleeth, M. L., Sahuri-Arisoylu, M., Lizarbe, B., Cerdan, S., Brody, L., Anastasovska, J., Ghourab, S., Hankir, M., Zhang, S., Carling, D., Swann, J. R., Gibson, G., Viardot, A., Morrison, D., Thomas, E. L., & Bell, J. E. (2014). The short-chain fatty acid acetate reduces appetite via a central homeostatic mechanism. *Nature Communications, 5*, 3611. https://doi .org /10 .1038 /ncomms4611

22. Kaelberer, M. M., Rupprecht, L. E., Liu, W. W., Weng, P., & Bohórquez, D. V. (2020). Neuropod cells: The emerging biology of gut-brain sensory transduction. *Annual Review of Neuroscience, 43*, 337–353. https://doi .org /10 .1146 /annurev -neuro -091619 -022657

23. Kaelberer, M. M., Buchanan, K. L., Klein, M. E., Barth, B. B., Montoya, M. M., Shen, X., & Bohórquez, D. V. (2018). A gut-brain neural circuit for nutrient sensory transduction. *Science, 361*(6408), eaat5236. https://doi .org /10 .1126 /science .aat5236

24. Checa-Ros, A., Jeréz-Calero, A., Molina-Carballo, A., Campoy, C., & Muñoz-Hoyos, A. (2021). Current evidence on the role of the gut microbiome in ADHD pathophysiology and therapeutic implications. *Nutrients, 13*(1), 249. https://doi .org /10 .3390 /nu13010249

25. Bruckner, J. J., Stednitz, S. J., Grice, M. Z., Zaidan, D., Massaquoi, M. S., Larsch, J., Tallafuss, A., Guillemin, K., Washbourne, P., & Eisen, J. S. (2022). The microbiota promotes social behavior by modulating microglial remodeling of forebrain neurons. *PLOS Biology, 20*(11), e3001838. https://doi .org /10 .1371 /journal .pbio .3001838

26. Li, Q., & Barres, B. A. (2018). Microglia and macrophages in brain homeostasis and disease. *Nature Reviews Immunology, 18*(4), 225–242.

27. Zhan, Y., Paolicelli, R. C., Sforazzini, F., Weinhard, L., Bolasco, G., Pagani, F., Vyssotski, A. L., Bifone, A., Gozzi, A., Ragozzino, D., & Gross, C. T. (2014). Deficient neuron-microglia signaling results in impaired functional brain connectivity and social behavior. *Nature Neuroscience, 17*(3), 400–406.

28. Smith, C. J. (2021). Emerging roles for microglia and microbiota in the development of social circuits. *Brain, Behavior, & Immunity—Health, 16*, 100296.

29. Butler, C. A., Popescu, A. S., Kitchener, E.J.A., Allendorf, D. H., Puigdellívol, M., & Brown, G. C. (2021). Microglial phagocytosis of neurons in neurodegeneration, and its regulation. *Journal of Neurochemistry, 158*(3), 621–639. https://doi.org/10.1111/jnc.15327

30. Cooke, M. B., Catchlove, S., & Tooley, K. L. (2022). Examining the influence of the human gut microbiota on cognition and stress: A systematic review of the literature. *Nutrients, 14*(21), 4623. https://doi.org/10.3390/nu14214623

31. Meldrum, B. S. (2000). Glutamate as a neurotransmitter in the brain: Review of physiology and pathology. *The Journal of Nutrition, 130*(4) Suppl.), S1007– S1015. https://doi.org/10.1093/jn/130.4.1007S GutCheck_9780062911773_FinalRevised_OO1031_cc21.indd 278 10/31/23 10:13 AM

32. Brekke, E., Morken, T. S., Walls, A. B., Waagepetersen, H., Schousboe, A., & Sonnewald, U. (2016). Anaplerosis for glutamate synthesis in the neonate and in adulthood. *Advances in Neurobiology, 13*, 43–58. https://doi.org/10.1007/978-3-319-45096-4_3

33. Kaelberer, M. M., Buchanan, K. L., Klein, M. E., Barth, B. B., Montoya, M. M., Shen, X., & Bohórquez, D. V. (2018). A gut-brain neural circuit for nutrient sensory transduction. *Science, 361*(4608), eaat5236. https://doi.org/10.1126/science.aat5236

34. Mitani, H., Shirayama, Y., Yamada, T., Maeda, K., Ashby, C. R. Jr., & Kawahara, R. (2006). Correlation between plasma levels of glutamate, alanine and serine with severity of depression. *Progress in Neuro-psychopharmacology & Biological Psychiatry, 30*(6), 1155–1158.

35. Holemans, S., De Paermentier, F., Horton, R. W., Crompton, M. R., Katona, C. L., & Maloteaux, J. M. (1993). NMDA glutamatergic re-

ceptors, labelled with [3H]MK-801, in brain samples from drug-free depressed suicides. *Brain Research, 616*(1–2), 138–143.

36. Frye, M. A., Tsai, G. E, Huggins, T., Coyle, J. T., & Post, R. M. (2007). Low cerebrospinal fluid glutamate and glycine in refractory affective disorder. *Biological Psychiatry, 61*(2), 162–166.

37. Lydiard, R. B. (2003). The role of GABA in anxiety disorders. *The Journal of Clinical Psychiatry, 64*, 21–27.

38. Lee, S.-E., Lee, Y., & Lee, G. H. (2019). The regulation of glutamic acid decarboxylases in GABA neurotransmission in the brain. *Archives of Pharmacal Research, 42*(12), 1031–1039. https://doi .org /10 .1007 / s12272 -019 -01196 -z

39. Frost, G., Sleeth, M. L., Sahuri-Arisoylu, M., Lizarbe, B., Cerdan, S., Brody, L., Anastasovska, J., Ghourab, S., Hankir, M., Zhang, S., Carling, D., Swann, J. R., Gibson, G., Viardot, A., Morrison, D., Thomas, E. L., & Bell, J. D. (2014). The short-chain fatty acid acetate reduces appetite via a central homeostatic mechanism. *Nature Communications, 5*, 3611. https://doi .org /10 .1038 /ncomms4611

40. Picciotto, M. R., Higley, M. J., & Mineur, Y. S. (2012). Acetylcholine as a neuromodulator: Cholinergic signaling shapes nervous system function and behavior. *Neuron, 76*(1), 116–129. https://doi .org /10 .1016 / j .neuron .2012 .08 .036

41. Koussoulas, K., Swaminathan, M., Fung, C., Bornstein, J. C., & Foong, J.P.P. (2018). Neurally released GABA acts via GABAC receptors to modulate Ca2+ transients evoked by trains of synaptic Inputs, but not responses evoked by single stimuli, in myenteric neurons of mouse ileum. *Frontiers in Physiology, 9*, 97. https://doi .org /10 .3389 /fphys .2018 .00097

42. Horiuchi, Y., Kimura, R., Kato, N., Fujii, T., Seki, M., Endo, T., Kato, T., & Kawashima, K. (2003). Evolutional study on acetylcholine expression. Life Sciences, 72(15), 1745–1756. https://doi .org

/10 .1016 /S0024 -3205(02)02478 -5 43. Amenta, F., & Tayebati, S. K. (2008). Pathways of acetylcholine synthesis, transport and release as targets for treatment of adult-onset cognitive dysfunction. *Current Medicinal Chemistry, 15*(5), 488–498. https://doi .org /10 .2174 /092986708783503203

44. Ferreira-Vieira, T. H., Guimaraes, I. M., Silva, F. R., & Ribeiro, F. M. (2016). GutCheck_9780062911773_FinalRevised_OO1031_cc21.indd 279 10/31/23 10:13 AM Alzheimer's disease: Targeting the cholinergic system. *Current Neuropharmacology, 14*(1), 101–115. https://doi .org /10 .2174 /1570159X13666150716165726

45. Wang, C., Zheng, D., Weng, F., Jin, Y., & He, L. (2022). Sodium butyrate ameliorates the cognitive impairment of Alzheimer's disease by regulating the metabolism of astrocytes. *Psychopharmacology, 239*(1), 215–227. https://doi .org /10 .1007 /s00213 -021 -06025 -0

46. Binosha Fernando, W.M.A.D., Martins, I. J., Morici, M., Bharadwaj, P., Rainey-Smith, S. R., Lim, W.L.F., & Martins, R. N. (2020). Sodium butyrate reduces brain amyloid-β bevels and improves cognitive memory performance in an Alzheimer's disease transgenic mouse model at an early disease stage. *Journal of Alzheimer's Disease, 74*(1), 91–99. https://doi .org /10 .3233 /JAD -190120

47. Eisenhofer, G., Aneman, A., Friberg, P., Hooper, D., Fandriks, L., Lonroth, H., Hunyady, B., & Mezey, E. (1997). Substantial production of dopamine in the human gastrointestinal tract. *The Journal of Clinical Endocrinology & Metabolism, 82*(11), 3864–3871. https://doi .org /10 .1210 /jcem .82 .11 .4339

48. Meyer, J. H., Krüger, S., Wilson, A. A., Christensen, B. K., Goulding, V. S., Schaffer, A., Minifie, C., Houle, S., Hussey, D., & Kennedy, S. (2001). Lower dopamine transporter binding potential in striatum during depression. *NeuroReport, 12*(18), 4121–4125. https://doi .org /10 .1097 /00001756 -200112210 -00052

49. Vaughan, C. J., Aherne, A. M., Lane, E., Power, O., Carey, R. M., &

O'Connell, D. P. (2000). Identification and regional distribution of the dopamine D(1A) receptor in the gastrointestinal tract. *American Journal of Physiology: Regulatory, Integrative and Comparative Physiology, 279*(2), R599–R609. https://doi .org /10 .1152 /ajpregu .2000 .279 .2 .R599

50. Gershon, M. D. (2013). 5-Hydroxytryptamine (serotonin) in the gastrointestinal tract. *Current Opinion in Endocrinology & Diabetes, 20*(1), 14–21.

51. Helton, S. G., & Lohoff, F. W. (2015). Serotonin pathway polymorphisms and the treatment of major depressive disorder and anxiety disorders. *Pharmacogenomics, 16*(5), 541–553. https://doi .org /10 .2217 / pgs .15 .15

52. Booij, L., Van der Does, W., Benkelfat, C., Bremner, J. D., Cowen, P. J., Fava, M., Gillin, C., Leyton, M., Moore, P., Smith, K. A., & Van der Kloot, W. A. (2002). Predictors of mood response to acute tryptophan depletion: A reanalysis. *Neuropsychopharmacology, 27*(5), 852–861. https://doi .org /10 .1016 /S0893 -133X(02)00361 -5

53. Yano, J. M., Yu, K., Donaldson, G. P., Shastri, G. G., Ann, P., Ma, L., Nagler, C. R., Ismagilov, R. F., Mazmanian, S. K., & Hsiao, E. Y. (2015). Indigenous bacteria from the gut microbiota regulate host serotonin biosynthesis. *Cell, 161*(2), 264–276. https://doi .org /10 .1016 /j .cell .2015 .02 .047

54. Glavin, G. B., & Szabo, S. (1990). Dopamine in gastrointestinal disease. *Digestive Diseases and Sciences, 35*(9), 1153–1161. https://doi .org /10 .1007 /BF01537589

55. Luqman, A., Nega, M., Nguyen, M.-T., Ebner, P., & Gotz, F. (2018). SadA-expressing staphylococci in the human gut show increased cell adherence and internalization. *Cell Reports, 22*(2), 535–545. https://doi .org /10 .1016 /j .celrep .2017 .12 .058 GutCheck_9780062911773_FinalRevised_OO1031_cc21.indd 280 10/31/23 10:13 AM

56. Barnett, J. A., & Gibson, D. L. (2020). Separating the empirical wheat

from the pseudoscientific chaff: A critical review of the literature surrounding glyphosate, dysbiosis and wheat-sensitivity. *Frontiers in Microbiology, 11*, article 556729. https://doi .org /10 .3389 /fmicb .2020 .556729

57. Winter, G., Hart, R. A., Charlesworth, R.P.G., & Sharpley, C. F. (2018). Gut microbiome and depression: What we know and what we need to know. *Reviews in the Neurosciences, 29*(6), 629–643.

58. Liu, L., Wang, H., Zhang, H., Chen, X., Zhang, Y., Wu, J., Zhao, L., Wang, D., Pu, J., Ji, P., & Xie, P. (2022). Toward a deeper understanding of gut microbiome in depression: The promise of clinical applicability. *Advanced Science, 9*(35), article 202203707. https://doi .org /10 .1002 /advs .202203707

59. Liu, L., Wang, H., Zhang, H., Chen, X., Zhang, Y., Wu, J., Zhao, L., Wang, D., Pu, J., Ji, P., & Xie, P. (2022). Toward a deeper understanding of gut microbiome in depression: The promise of clinical applicability. *Advanced Science, 9*(35), article 202203707. https://doi .org /10 .1002 /advs .202203707

60. Jiang, H.-Y., Zhang, X., Yu, Z.-H., Zhang, Z., Deng, M., Zhao, J.-H., & Ruan, B. (2018). Altered gut microbiota profile in patients with generalized anxiety disorder. *Journal of Psychiatric Research, 104*, 130–136. https://doi .org /10 .1016 /j .jpsychires .2018 .07 .007

61. Zheng, P., Zeng, B., Zhou, C., Liu, M., Fang, Z., Xu, X., Zeng, L., Chen, J., Fan, S., Du, X., Zhang, X., Yang, D., Yang, Y., Meng, H., Li, W., Melgiri, N. D., Licinio, J., Wei, H., & Xie, P. (2016). Gut microbiome remodeling induces depressive-like behaviors through a pathway mediated by the host's metabolism. *Molecular Psychiatry, 21*(6), 786–796. https://doi .org /10 .1038 /mp .2016 .44

62. Radjabzadeh, D., Bosch, J. A., Uitterlinden, A. G., Zwinderman, A. H., Ikram, M. A., van Meurs, J.B.J., Luik, A. I., Nieuwdorp, M., Lok, A., van Duijn, C. M., Kraaij, R., & Amin, N. (2022). Gut microbiome-wide association study of depressive symptoms. *Nature Communi-*

cations, *13*(1), 7128. https://doi .org /10 .1038 /s41467 -022 -34502 -3

63. Safadi, J. M., Quinton, A.M.G., Lennox, B. R., Burnet, P.W.J., & Minichino, A. (2022). Gut dysbiosis in severe mental illness and chronic fatigue: a novel trans-diagnostic construct? A systematic review and meta-analysis. *Molecular Psychiatry, 27*(1), 141–153. https://doi .org /10 .1038 /s41380 -021 -01032 -1

64. Stevens, B. R., Goel, R., Seungbum, K., Richards, E. M., Holbert, R. C., Pepine, C. J., & Raizada, M. K. (2018). Increased human intestinal barrier permeability plasma biomarkers zonulin and FABP2 correlated with plasma LPS and altered gut microbiome in anxiety or depression. *Gut, 67*(8), 1555–1557. https://doi .org /10 .1136 /gutjnl -2017 -314759

65. Navarro-Tapia, E., Almeida-Toledano, L., Sebastiani, G., Serra-Delgado, M., García-Algar, Ó., & Andreu-Fernández, V. (2021). Effects of microbiota imbalance in anxiety and eating disorders: Probiotics as novel therapeutic approaches. *International Journal of Molecular Sciences. 22*(5), 2351. https://doi .org /10 .3390 /ijms22052351

66. Yang, Y.-J., Chen, C.-N., Zhan, J.-Q., Liu, Q.-S., Liu, Y., Jiang, S.-Z., & Wei, B. (2021). Decreased plasma hydrogen sulfide level is associated with the GutCheck_9780062911773_FinalRevised_OO1031_cc21.indd 281 10/31/23 10:13 AM severity of depression in patients with depressive disorder. *Frontiers in Psychiatry, 12*, article 765664. https://doi .org /10 .3389 /fpsyt .2021 .765664

67. Zimmermann, M., Zimmermann-Kogadeeva, M., Wegmann, R., & Goodman, A. (2019). Mapping human microbiome drug metabolism by gut bacteria and their genes. *Nature, 570*(7762), 462–467.

68. Shen, Y., Yang, X., Li, G., Gao, J., & Liang, Y. (2021). The change of gut microbiota in MDD patients under SSRIs treatment. *Scientific Reports, 11*, article 14918. https://doi .org /10 .1038 /s41598 -021 -94481 -1

69. Lyte, M., & Brown, D. R. (2018). Evidence for PMAT-and OCT-like biogenic amine transporters in a probiotic strain of Lactobacillus: Implications for interkingdom communication within the microbiota-gut-brain axis. *PLOS ONE, 13*(1), e0191037.

70. Li, B., Xu, M., Wang, Y., Feng, L., Xing, H., & Zhang, K. (2023). Gut microbiota: A new target for traditional Chinese medicine in the treatment of depression. *Journal of Ethnopharmacology, 303*, article 116038. https://doi.org/10.1016/j.jep.2022.116038

71. Warnecke, T., Schäfer, K. H., Claus, I., Del Tredici, K., & Jost, W. H. (2022). Gastrointestinal involvement in Parkinson's disease: Pathophysiology, diagnosis, and management. *NPJ Parkinson's Disease, 8*(1), 31.

72. Rolli-Derkinderen, M., Leclair-Visonneau, L., Bourreille, A., Coron, E., Neunlist, M., & Derkinderen, P. (2019). Is Parkinson's disease a chronic low-grade inflammatory bowel disease? *Journal of Neurology, 267*(8), 2207–2213.

73. Sun, M.-F., & Shen, Y.-Q. (2018). Dysbiosis of gut microbiota and microbial metabolites in Parkinson's disease. *Ageing Research Reviews, 45*, 53–61. https://doi.org/10.1016/j.arr.2018.04.004

74. Baert, F., Matthys, C., Maselyne, J., Van Poucke, C., Van Coillie, E., Bergmans, B., & Vlaemynck, G. (2021). Parkinson's disease patients' short chain fatty acids production capacity after in vitro fecal fiber fermentation. *NPJ Parkinson's Disease, 7*, article 72. https://doi.org/10.1038/s41531-021-00215-5

75. Aho, V.T.E., Houser, M. C., Pereira, P.A.B., Chang, J., Rudi, K., Paulin, L., Hertzberg, V., Auvinen, P., Tansey, M. G., & Scheperjans, F. (2021). Relationships of gut microbiota, short-chain fatty acids, inflammation, and the gut barrier in Parkinson's disease. *Molecular Neurodegeneration, 16*(1), 6. https://doi.org/10.1186/s13024-021-00427-6

76. Yang, X., Ai, P., He, X., Mo, C., Zhang, Y., Xu, S., Lai, Y., Qian, Y., & Xiao, Q. (2022). Parkinson's disease is associated with impaired gut-

blood barrier for short-chain fatty acids. *Movement Disorders, 37*(8), 1634–1643.

77. Chen, S.-J., Chi, Y.-C., Ho, C.-H., Yang, W.-S., & Lin, C.-H. (2021). Plasma lipopolysaccharide-binding protein reflects risk and progression of Parkinson's disease. *Journal of Parkinson's Disease, 11*(3), 1129–1139.

78. Selkoe, D. J. (2003). Folding proteins in fatal ways. *Nature, 426*(6968), 900–904.

79. Sitia, R., & Braakman, I. (2003). Quality control in the endoplasmic reticulum protein factory. *Nature, 426*(6968), 891–894.

80. Taylor, J. P., Hardy, J., & Fischbeck, K. H. (2002). Toxic proteins in neurodegenerative disease. *Science, 296*(5575), 1991–1995. Gut-Check_9780062911773_FinalRevised_OO1031_cc21.indd 282 10/31/23 10:13 AM

81. Kalia, L. V., & Lang, A. E. (2015). Parkinson's disease. *The Lancet, 386*(9996), 896–912.

82. Goedert, M., Spillantini, M. G., Del Tredici, K., & Braak, H. (2013). 100 years of Lewy pathology. *Nature Reviews Neurology, 9*(1), 13–24.

83. Wang, C., Lau, C. Y., Ma, F., & Zheng, C. (2021). Genome-wide screen identifies curli amyloid fibril as a bacterial component promoting host neurodegeneration. *Proceedings of the National Academy of Sciences of the United States of America, 118*(34), e2106504118. https://doi .org /10 .1073 /pnas .2106504118

84. Friedland, R. P., & Chapman, M. R. (2017). The role of microbial amyloid in neurodegeneration. *PLOS Pathogens, 13*(12), e1006654. https:// doi .org /10 .1371 /journal .ppat .1006654

85. Walker, A. C., Bhargava, R., Vaziriyan-Sani, A. S., Pourciau, C., Donahue, E. T., Dove, A. S., Gebhardt, M. J., Ellward, G. L., Romeo, T., & Czyż, D. M. (2021). Colonization of the Caenorhabditis elegans gut with human enteric bacterial pathogens leads to proteostasis disruption

that is rescued by butyrate. *PLOS Pathogens, 17,* e1009510. https://doi .org /10 .1371 /journal .ppat .1009510

86. Cherny, I., Rockah, L., Levy-Nissenbaum, O., Gophna, U., Ron, E. Z., & Gazit, E. (2005). The formation of Escherichia coli Curli amyloid fibrils is mediated by prion-like peptide repeats. *Journal of Molecular Biology, 352*(2), 245–252. https://doi .org /10 .1016 /j .jmb .2005 .07 .028

87. Friedland, R. P., & Chapman, M. R. (2017). The role of microbial amyloid in neurodegeneration. *PLOS Pathogens, 13*(12), e1006654. https:// doi .org /10 .1371 /journal .ppat .1006654

88. Zaborina, O., Kohler, J. E., Wang, Y., Bethel, C., Shevchenko, O., Wu, L., Turner, J. R., & Alverdy, J. C. (2006). Identification of multi-drug resistant Pseudomonas aeruginosa clinical isolates that are highly disruptive to the intestinal epithelial barrier. *Annals of Clinical Microbiology and Antimicrobials, 5, 14.* https://doi .org /10 .1186 /1476 -0711 -5 -14

89. Voth, S., Gwin, M., Francis, C. M., Balczon, R., Frank, D. W., Pittet, J.-F., Wagener, B. M., Moser, S. A., Alexeyev, M., Housley, N., Audia, J. P., Piechocki, S., Madera, K., Simmons, A., Crawford, M., & Stevens, T. (2020). Virulent Pseudomonas aeruginosa infection converts antimicrobial amyloids into cytotoxic prions. *The FASEB Journal, 34*(7), 9156–9179. https://doi .org /10 .1096 /fj .202000051RRR

90. Balczon, R., Morrow, K. A., Zhou, C., Edmonds, B., Alexeyev, M., Pittet, J.-F., Wagener, B. M., Moser, S. A., Leavesley, S., Zha, X., Frank, D. W., & Stevens, T. (2017). Pseudomonas aeruginosa infection liberates transmissible, cytotoxic prion amyloids. *The FASEB Journal, 31*(7), 2785–2796. https://doi .org /10 .1096 /fj .201601042RR

91. Murros, K. E., Huynh, V. A., Takala, T. M., & Saris, P.E.J. (2021). Desulfovibrio bacteria are associated with Parkinson's disease. *Frontiers in Cellular and Infection Microbiology, 11,* article 652617. https://doi .org /10 .3389 /fcimb .2021 .652617

92. Holmqvist, S., Chutna, O., Bousset, L., Aldrin-Kirk, P., Li, W., Björklund, T., Wang, Z.-Y., Roybon, L., Melki, R., & Li, J.-Y. (2014). Direct evidence of GutCheck_9780062911773_FinalRevised_OO1031_cc21.indd 283 10/31/23 10:13 AM Parkinson pathology spread from the gastrointestinal tract to the brain in rats. *Acta Neuropathologica, 128*(6), 805–820.

93. Zhao, Y., Dua, P., & Lukiw, W. J. (2015). Microbial sources of amyloid and relevance to amyloidogenesis and Alzheimer's disease (AD). *Journal of Alzheimer's Disease & Parkinsonism, 5*, 177.

94. Friedland, R. P. (2015). Mechanisms of molecular mimicry involving the microbiota in neurodegeneration. *Journal of Alzheimer's Disease, 45*(2), 349–362. https://doi .org /10 .3233 /JAD -142841

95. Friedland, R. P. (2015). Mechanisms of molecular mimicry involving the microbiota in neurodegeneration. *Journal of Alzheimer's Disease, 45*(2), 349–362. https://doi .org /10 .3233 /JAD -142841

96. Bunyoz, A. H., Christensen, R.H.B., Orlovska-Waast, S., Nordentoft, M., Mortensen, P. B., Petersen, L. V., & Benros, M. E. (2022). Vagotomy and the risk of mental disorders: A nationwide population-based study. *Acta Psychiatrica Scandinavica, 145*(1), 67–78. https://doi .org /10 .1111 /acps .13343

97. Pan-Montojo, F., Schwarz, M., Winkler, C., Arnhold, M., O'Sullivan, G. A., Pal, A., Said, J., Marsico, G., Verbavatz, J.-M., Rodrigo-Angulo, M., Gille, G., Funk, R.H.W., & Reichmann, H. (2012). Environmental toxins trigger PD-like progression via increased alpha-synuclein release from enteric neurons in mice. *Scientific Reports, 2*(1), 898.

98. Kim, S., Kwon, S.-H., Kam, T.-I., Panicker, N., Karuppagounder, S. S., Lee, S., Lee, J. H., Kim, W. R., Kook, M., Foss, C. A., Shen, C., Lee, H., Kulkami, S., Pasricha, P. J., Lee, G., Pomper, M. G., Dawson, V. L., Dawson, T. M., & Ko, H. S. (2019). Transneuronal propagation of pathologic α-synuclein from the gut to the brain models Parkinson's disease. *Neuron, 103*(4), 627–641.e7.

99. Kumar, D.K.V., Choi, S. H., Washicosky, K. J., Eimer, W. A., Tucker, S., Ghofrani, J., Lefkowitz, A., McColl, G., Goldstein, L. E., Tanzi, R. E., & Moir, R. D. (2016). Amyloid-β peptide protects against microbial infection in mouse and worm models of Alzheimer's disease. *Science Translational Medicine, 8*(340), article 340ra72. https://doi .org /10 .1126 /scitranslmed .aaf1059

100. Zhao, Y., Jaber, V., & Lukiw, W. J. (2017). Secretory products of the human GI tract microbiome and their potential impact on Alzheimer's disease (AD): Detection of lipopolysaccharide (LPS) in AD hippocampus. *Frontiers in Cellular and Infection Microbiology, 7*, 318. https://doi .org /10 .3389 /fcimb .2017 .00318

101. Zhao, Y., Dua, P., & Lukiw, W. J. (2015). Microbial sources of amyloid and relevance to amyloidogenesis and Alzheimer's disease (AD). *Journal of Alzheimer's Disease & Parkinsonism, 5*, 177.

102. Paasila, P. J., Aramideh, J. A., Sutherland, G. T., & Graeber, M. B. (2022). Synapses, microglia, and lipids in Alzheimer's disease. *Frontiers in Neuroscience, 15*, article 778822. https://doi .org /10 .3389 /fnins .2021 .778822

103. Kesika, P., Suganthy, N., Sivamaruthi, B. S., & Chaiyasut, C. (2021). Role of gut-brain axis, gut microbial composition, and probiotic intervention in Alzheimer's disease. *Life Sciences, 264*, article 118627. https:// doi .org /10 .1016 /j .lfs .2020 .118627 GutCheck_9780062911773_FinalRevised_OO1031_cc21.indd 284 10/31/23 10:13 AM

104. Friedland, R. P. (2015). Mechanisms of molecular mimicry involving the microbiota in neurodegeneration. *Journal of Alzheimer's Disease, 45*(2), 349–362. https://doi .org /10 .3233 /JAD -142841

105. Jain, T., & Li, Y.-M. (2023). Gut microbes modulate neurodegeneration, *Science, 379*(6628), 142–143. https://doi .org10 .1126 /science .adf9548

106. Bozelli, J. C. Jr., Azher, S., & Epand, R. M. (2021). Plasmalogens

and chronic inflammatory diseases. *Frontiers in Psychiatry, 12,* article 730829. https://doi .org /10 .3389 /fphys .2021 .730829

107. Bizeau, J.-B., Albouery, M., Grégoire, S., Buteau, B., Martine, L., Crépin, M., Bron, A. M., Berdeaux, O., Acar, N., Chassaing, B., & Bringer, M.-A. (2022). Dietary inulin supplementation affects specific plasmalogen species in the brain. *Nutrients, 14*(15), 3097.

108. Kaiser, J. (2021, October 7). The most common Alzheimer's risk gene may also protect against memory loss. *Science.* https://www .science .org /content /article /most -common -alzheimer -s -risk -gene -may -also -protect -against -memory -loss.

109. Patrick, R. P. (2019). Role of phosphatidylcholine-DHA in preventing APOE4-associated Alzheimer's disease. *The FASEB Journal, 33*(2), 1554–1564. doi:10.1096/fj.201801412R

110. Calder, P. C. (2016). The DHA content of a cell membrane can have a significant influence on cellular behaviour and responsiveness to signals. *Annals of Nutrition & Metabolism, 69,* 8.

111. Barberger-Gateau, P., Samieri, C., Féart, C., & Plourde, M. (2011). Dietary omega 3 polyunsaturated fatty acids and Alzheimer's disease: Interaction with apolipoprotein E genotype. *Current Alzheimer Research, 8*(5), 479–491. https:// doi .org /10 .2174 /156720511796391926

112. Qin, Y., Havulinna, A. S., Liu, Y., Jousilahti, P., Ritchie, S. C., Tokolyi, A., Sanders, J. G., Valsta, L., Brozyńska, M., Zhu, Q., Tripathi, A., Vázquez-Baeza, Y., Loomba, R., Cheng, S., Jain, M., Niiranen, T., Lahti, L., Knight, R., Salomaa, V., . . . Guillaume, M. (2022). Combined effects of host genetics and diet on human gut microbiota and incident disease in a single population cohort. *Nature Genetics, 54*(5), 134–142. https://doi .org /10 .1038 /s41588 -021 -00991 -z

113. Grieneisen, L., Dausani, M., Gould, T., Björk, J. R., Grenier, J.-C., Yotova, V., Jansen, D., Gottel, N., Gordon, J. B., Learn, N. H., Gesquiere, L. R., Wango, T. L., Mututua, R. S., Warutere, J. K., Siodi, L.,

Gilbert, J. A., Barreiro, L. B., Alberts, S. C., Tung, J., . . . Blekhman, R. (2021). Gut microbiome heritability is nearly universal but environmentally contingent. *Science, 373*(6551), 181–186.

114. Tran, T.T.T., Corsini, S., Kellingray, L., Hegarty, C., Le Gall, G., Narbad, A., Müller, M., Tejera, N., O'Toole, P. W., Minihane, A.-M., & Vauzour, D. (2019). APOE genotype influences the gut microbiome structure and function in humans and mice: Relevance for Alzheimer's disease pathophysiology. *The FASEB Journal, 33*(7), 8221–8231. https://doi.org/10.1096/fj.201900071R

115. Seo, D.-O., O'Donnell, D., Jain, N., Urich, J. D., Herz, J., Li, Y., Lemieux, M., Cheng, J., Hu, H., Serrano, J. R., Bao, X., Franke, E., Karlsson, M., Meier, M., Deng, S., Desai, C., Dodiya, H., Lelwala-Guruge, J., Handley, S. A., . . . GutCheck_9780062911773_FinalRevised_OO1031_cc21.indd 285 10/31/23 10:13 AM Holtzman, D. M. (2023). ApoE isoform-and microbiota-dependent progression of neurodegeneration in a mouse model of tauopathy. *Science, 379*(7), eadd1236.

116. Nichols, R. G., & Davenport, E. R. (2021). The relationship between the gut microbiome and host gene expression: A review. *Human Genetics, 140*(5), 747–760. https://doi.org/10.1007/s00439-020-02237-0

7장. 장 누수 = 호르몬 누수

01. Mudd, A. T., Berding, K., Wang, M., Donovan, S. M., & Dilger, R. N. (2017). Serum cortisol mediates the relationship between fecal Ruminococcus and brain N-acetylaspartate in the young pig. *Gut Microbes, 8*(6), 589–600. https://doi.org/10.1080/19490976.2017.1353849

02. Almand, A. T., Anderson, A. P., Hitt, B. D., Sitko, J. C., Joy, R. M., Easter, B. D., & Almand, E. A. (2022). The influence of perceived stress on the human microbiome. *BMC Research Notes, 15*(1), article 193. https://doi.org/10.1186/s13104-022-06066-4

03. Madison, A., & Kiecolt-Glaser, J. K. (2019). Stress, depression, diet,

and the gut microbiota: human-bacteria interactions at the core of psychoneuroimmunology and nutrition. *Current Opinion in Behavioral Science, 28*, 105–110. https:// doi .org /10 .1016 /j .cobeha .2019 .01 .011

04. Org, E., Mehrabian, M., Parks, B. W., Shipkova, P., Liu, X., Drake, T. A., & Lusis, A. J. (2016). Sex differences and hormonal effects on gut microbiota composition in mice. *Gut Microbes, 7*(4), 313–322. https:// doi .org /10 .1080 /19490976 .2016 .1203502

5. Nuriel-Ohayon, M., Belogovski, A., Komissarov, S., Ben Izhak, M., 0Shtossel, O., Neuman, H., Ziv, O., Turjeman, S., Bel, S., Louzoun, Y., & Koren, O. (2021, October 6). *Progesterone supplementation in mice leads to microbiome alterations and weight gain in a sex-specific manner.* (Preprint.) bioRxiv, article 463337. https://doi .org /10 .1101 /2021 .10 .06 .463337

06. Harada, N. (2018). Role of androgens in energy metabolism affecting on body composition, metabolic syndrome, type 2 diabetes, cardiovascular disease, and longevity: Lessons from a meta-analysis and rodent studies. *Bioscience, Biotechnology, Biochemistry, 82*(10), 1667–1682. https://doi .org /10 .1080 /09168451 .2018 .1490172

07. Collden, H., Landin, A., Wallenius, V., Elebring, E., Fandriks, L., Nilsson, M. E., Ryberg, H., Poutanen, M., Sjögren, K., Vandenput, L., & Ohlsson, C. (2019). The gut microbiota is a major regulator of androgen metabolism in intestinal contents. *American Journal of Physiology: Endocrinology and Metabolism, 317*(6), E1182–E1192. https://doi .org /10 .1152 /ajpendo .00338 .2019

08. Cross, T.-W. L., Kasahara, K., & Rey, F. E. (2018). Sexual dimorphism of cardiometabolic dysfunction: Gut microbiome in the play? *Molecular Metabolism, 15*, 70–81.

09. Durmaz, E., Ozmert, E. N., Erkekoglu, P., Giray, B., Derman, O., Hincal, F., & Yurdakök, K. (2010). Plasma phthalate levels in pubertal gynecomastia. *Pediatrics, 125*(1), e122–e129. https://doi .org /10

10. Koren, O., Goodrich, J. K., Cullender, T. C., Spor, A., Laitinen, K., Bäckhed, H. K., Gonzalez, A., Werner, J. J., Angenent, L. T., Knight, R., Bäckhed, F., Isolauri, E., Salminen, S., & Ley, R. E. (2012). Host remodeling of the gut microbiome and metabolic changes during pregnancy. *Cell, 150*(3), 470–480.

11. Mueller, S., Saunier, K., Hanisch, C., Norin, E., Alm, L., Midtvedt, T., Cresci, A., Silvi, S., Orpianesi, C., Verdenelli, M. C., Clavel, T., Koebnick, C., Zunft, H.-J. F., Doré, J., & Blaut, M. (2006). Differences in fecal microbiota in different European study populations in relation to age, gender, and country: A cross-sectional study. *Applied and Environmental Microbiology, 72*(2), 1027– 1033. https://doi .org /10 .1128 / AEM .72 .2 .1027 -1033 .2006

12. Peters, B. A., Lin, J., Qi, Q., Usyk, M., Isasi, C. R., Mossavar-Rahmani, Y., Derby, C. A., Santoro, N., Perreira, K. M., Daviglus, M. L., Kominiarek, M. A., Cai, J., Knight, R., Burk, R. D., & Kaplan, R. C. (2022). Menopause is associated with an altered gut microbiome and estrobolome, with implications for adverse cardiometabolic risk in the Hispanic community health study/study of Latinos. *mSystems, 7*(3), e0027322. https://doi .org /10 .1128 /msystems .00273 -22

13. Kaliannan, K., Robertson, R. C., Murphy, K., Stanton, C., Kang, C., Wang, B., Hao, L., Bhan, A. K., & Kang, J. X. (2018). Estrogen-mediated gut microbiome alterations influence sexual dimorphism in metabolic syndrome in mice. *Microbiome, 6*(1), 205.

14. Homma, H., Hoy, E., Xu, D.-Z., Lu, Q., Feinman, R., & Deitch, E. A. (2005). The female intestine is more resistant than the male intestine to gut injury and inflammation when subjected to conditions associated with shock states. *American Journal of Physiology: Gastrointestinal and Liver Physiology, 288*(3), G466– G472. https://doi .org /10 .1152 /ajpgi .00036 .2004

15. Shieh, A., Epeldegui, M., Karlamangla, A. S., & Greendale, G. A. (2020). Gut permeability, inflammation, and bone density across the menopause transition. *JCI Insight, 5*(2), e134092. https://doi .org /10 .1172 /jci .insight .134092

16. Baker, J. M., Al-Nakkash, L., & Herbst-Kralovetz, M. M. (2017). Estrogen-gut microbiome axis: Physiological and clinical implications. *Maturitas, 103*, 45–53. https://doi .org /10 .1016 /j .maturitas .2017 .06 .025

17. Adlercreutz, H., Pulkkinen, M. O., Hämäläinen, E. K., & Korpela, J. T. (1984). Studies on the role of intestinal bacteria in metabolism of synthetic and natural steroid hormones. *Journal of Steroid Biochemistry, 20*(1), 217–229. https://doi .org /10 .1016 /0022 -4731(84)90208 -5

18. Plottel, C. S., & Blaser, M. J. (2011). Microbiome and malignancy. *Cell Host & Microbe. 10*(4), 324–335. https://doi .org /10 .1016 /j .chom .2011 .10 .003

19. Ervin, S. M., Li, H., Lim, L., Roberts, L. R., Liang, X., Mani, S., & Redinbo, M. R. (2019). Gut microbial β-glucuronidases reactivate estrogens as components of the estrobolome that reactivate estrogens. *Journal of Biological Chemistry, 294*(49), 18586–18599. https://doi .org /10 .1074 /jbc .RA119 .010950

20. Alizadehmohajer, N., Shojaeifar, S., Nedaeinia, R., Esparvarinha, M., Mohammadi, F., Ferns, G. A., Ghayour-Mobarhan, M., Manian, M., & Balouchi, A. (2020). Association between the microbiota and women's cancers—Cause or consequences? *Biomedicine & Pharmacotherapy, 127*, 110203. GutCheck_9780062911773_FinalRevised_OO1031_cc21. indd 287 10/31/23 10:13 AM

21. Baker, J. M., Al-Nakkash, L., & Herbst-Kralovetz, M. M. (2017). Estrogen-gut microbiome axis: Physiological and clinical implications. *Maturitas, 103*, 45–53. https://doi .org /10 .1016 /j .maturitas .2017 .06 .025

22. Baker, J. M., Al-Nakkash, L., & Herbst-Kralovetz, M. M. (2017). Estrogen-gut microbiome axis: Physiological and clinical implications. *Maturitas, 103*, 45–53. https://doi .org /10 .1016 /j .maturitas .2017 .06 .025

23. Anderson, G. (2019). Endometriosis pathoetiology and pathophysiology: Roles of vitamin A, estrogen, immunity, adipocytes, gut microbiome and melatonergic pathway on mitochondria regulation. *Biomolecular Concepts, 10*(1), 133–149. https://doi .org /10 .1515 /bmc -2019 -0017

24. Ata, B., Yildiz, S., Turkgeldi, E., Brocal, V. P., Dinleyici, E. C., Moya, A., & Urman, B. (2019). The Endobiota Study: Comparison of vaginal, cervical and gut microbiota between women with stage 3/4 endometriosis and healthy controls. *Scientific Reports, 9*(1), 2204.

25. Rosean, C. B., Bostic, R. R., Ferey, J.C.M., Feng, T.-Y., Azar, F. N., Tung, K. S., Dozmorov, M. G., Smirnova, E., Bos, P. D., & Rutkowski, M. R. (2019). Preexisting commensal dysbiosis is a host-intrinsic regulator of tissue inflammation and tumor cell dissemination in hormone receptor-positive breast cancer. *Cancer Research, 79*(14), 3662–3675. https://doi .org /10 .1158 /0008 -5472 .CAN -18 -3464

26. Parida, S., & Sharma, D. (2020). Microbial alterations and risk factors of breast cancer: Connections and mechanistic insights. *Cells, 9*(5), 1091.

27. Mikó, E., Kovács, T., Sebő, É., Tóth, J., Csonka, T., Ujlaki, G., Sipos, A., Szabó, J., Méhes, G., & Bai, P. (2019). Microbiome–microbial metabolome–cancer cell interactions in breast cancer—familiar, but unexplored. *Cells, 8*(4), 293. https:// doi .org /10 .3390 /cells8040293

28. Kwa, M., Plottel, C. S., Blaser, M. J., & Adams, S. (2016). The intestinal microbiome and estrogen receptor–positive female breast cancer. *Journal of the National Cancer Institute, 108*(8), article djw029. https:// doi .org /10 .1093 /jnci /djw029

29. Endocrine Society. (2022, June 11). *Probiotic bacteria may enhance*

tamoxifen effectiveness in treatment of ER+ breast cancer. https://admin .endocrine .org /news -and -advocacy /news -room /2022 /probiotic -bacteria -may -enhance -tamoxifen -effectiveness -in -treatment -of -er -breast -cancer

30. Parida, S., & Sharma, D. (2019). The microbiome-estrogen connection and breast cancer risk. *Cells, 8*(12), 1642. https://doi .org /10 .3390 / cells8121642

31. Toumazi, D., El Daccache, S., & Constantinou, C. (2021). An unexpected link: The role of mammary and gut microbiota on breast cancer development and management (review). *Oncology Reports, 45*(5), 80. https://doi .org /10 .3892 /or .2021 .8031

32. Tzeng, A., Sangwan, N., Jia, M., Liu, C.-C., Keslar, K. S., Downs-Kelly, E., Fairchild, R. L., Al-Hilli, Z., Grobmyer, S. R., & Eng, C. (2021). Human breast microbiome correlates with prognostic features and immunological signatures in breast cancer. *Genome Medicine, 13*(1), 60. https://doi .org /10 .1186 /s13073 -021 -00874 -2

33. Mikó, E., Kovács, T., Sebő, É., Tóth, J., Csonka, T., Ujlaki, G., Sipos, A., Szabó, GutCheck_9780062911773_FinalRevised_OO1031_cc21. indd 288 10/31/23 10:13 AM J., Méhes, G., & Bai, P. (2019). Microbiome–microbial metabolome–cancer cell interactions in breast cancer— familiar, but unexplored. *Cells, 8*(4), 293. https:// doi .org /10 .3390 / cells8040293

34. Vital, M., Howe, A. C., & Tiedje, J. M. (2014). Revealing the bacterial butyrate synthesis pathways by analyzing (meta) genomic data. mBio, 5(2), e00889–14. 35. Shrode, R. L., Knobbe, J. E., Cady, N., Yadav, M., Hoang, J., Cherwin, C., Curry, M., Garje, R., Vikas, P., Sugg, S., Phadke, S., Filardo, E., & Mangalam, A. K. (2023). Breast cancer patients from the Midwest region of the United States have reduced levels of short-chain fatty acid–producing gut bacteria. *Scientific Reports, 13*(1), 526. https://doi .org /10 .1038 /s41598 -023 -27436 -3

36. Wang, Q., Zhao, L., Han, L., Fu, G., Tuo, X., Ma, S., Li, Q., Wang, Y.,

Liang, D., Tang, M., Sun, C., Wang, Q., Song, Q., & Li, Q. (2020). The differential distribution of bacteria between cancerous and noncancerous ovarian tissues in situ. *Journal of Ovarian Research, 13*(1), 8.

37. Park, G. B., Chung, Y. H., & Kim, D. (2017). Induction of galectin-1 by TLR-dependent PI3K activation enhances epithelial-mesenchymal transition of metastatic ovarian cancer cells. *Oncology Reports, 37*(5), 3137–3145.

38. Kashani, B., Zandi, Z., Bashash, D., Zaghal, A., Momeny, M., Poursani, E. M., Pourbagheri-Sigaroodi, A., Mousavi, S. A., & Ghaffari, S. H. (2020). Small molecule inhibitor of TLR4 inhibits ovarian cancer cell proliferation: new insight into the anticancer effect of TAK-242 (resatorvid). *Cancer Chemotherapy and Pharmacology, 85*(1), 47–59.

39. Łaniewski, P., Ilhan, Z. E., & Herbst-Kralovetz, M. M. (2020). The microbiome and gynaecological cancer development, prevention and therapy. *Nature Reviews Urology, 17*(4), 232–250.

40. Dhingra, A., Sharma, D., Kumar, A., Singh, S., & Kumar, P. (2022). Microbiome and development of ovarian cancer. *Endocrine, Metabolic & Immune Disorders Drug Targets, 22*(11), 1073–1090. https://doi.org/10.2174/1871530322666220509034847

41. Terao, Y., Nishida, J., Horiuchi, S., Rong, F., Ueoka, Y., Matuda, T., Kato, H., Furugen, Y., Yoshida, K., Kato, K., & Wake, N. (2001). Sodium butyrate induces growth arrest and senescence-like phenotypes in gynecologic cancer cells. *International Journal of Cancer, 94*(2), 257–267.

42. Lamb, R., Ozsvari, B., Lisanti, C. L., Tanowitz, H. B, Howell, A., Martinez-Outschoorn, U. E., Sotgia, F., & Lisanti, M. P. (2015). Antibiotics that target mitochondria effectively eradicate cancer stem cells, across multiple tumor types: Treating cancer like an infectious disease. *Oncotarget, 6*(7), 4569–4584.

43. Wang, W., Qin, X., Hu, D., Huang, J., Guo, E., Xiao, R., Li, W., &

Sun, C. (2022). Akkermansia supplementation reverses the tumor-promoting effect of the fecal microbiota transplantation in ovarian cancer. *Cell Reports, 41*(13), article 111890. https://doi .org /10 .1016 /j .celrep .2022 .111890

44. Montjean, D., Neyroud, A. S., Yefimova, M. G., Benkhalifa, M., Cabry, R., & Ravel, C. (2022). Impact of endocrine disruptors upon non-genetic inheritance. *International Journal of Molecular Sciences, 23*(6), 3350. https://doi .org /10 .3390 /ijms23063350 GutCheck_9780062911773_FinalRevised_OO1031_cc21.indd 289 10/31/23 10:13 AM

45. Eskenazi, B., Ames, J., Rauch, S., Signorini, S., Brambilla, P., Mocarelli, P., Siracusa, C., Holland, N., & Warner, M. (2021). Dioxin exposure associated with fecundability and infertility in mothers and daughters of Seveso, Italy. *Human Reproduction, 36*(3), 794–807. https://doi .org /10 .1093 /humrep /deaa324

46. Kirchhof, M. G., & de Gannes, G. C. (2013). The health controversies of parabens. *Skin Therapy Letter, 18*(2), 5–7.

47. Golden, R., Gandy, J., & Vollmer, G. (2005). A review of the endocrine activity of parabens and implications for potential risks to human health. *Critical Reviews in Toxicology, 35*(5), 435–458. https://doi .org /10 .1080 /10408440490920104

48. Forte, M., Di Lorenzo, M., Carrizzo, A., Valiante, S., Vecchione, C., Laforgia, V., & De Falco, M. (2016). Nonylphenol effects on human prostate non tumorigenic cells. *Toxicology, 357–358*, 21–32. https://doi .org /10 .1016 /j .tox .2016 .05 .024

49. Alwadi, D., Felty, Q., Roy, D., Yoo, C., & Deoraj, A. (2022). Environmental phenol and paraben exposure risks and their potential influence on the gene expression involved in the prognosis of prostate cancer. *International Journal of Molecular Sciences. 23*(7), 3679. https://doi .org /10 .3390 /ijms23073679

50. López-Carrillo, L., Hernández-Ramírez, R. U., Calafat, A. M., Tor-

res-Sánchez, L., Galván-Portillo, M., Needham, L. L., Ruiz-Ramos, R., & Cebrián, M. E. (2010). Exposure to phthalates and breast cancer risk in northern Mexico. *Environmental Health Perspectives, 118*(4), 539–544. https://doi .org /10 .1289 /ehp .0901091

51. Ahern, T. P., Broe, A., Lash, T. L., Cronin-Fenton, D. P., Ulrichsen, S. P., Christiansen, P. M., Cole, B. F., Tamimi, R. M., Sørensen, H. T., & Damkier, P. (2019). Phthalate exposure and breast cancer incidence: A Danish nationwide cohort study. *Journal of Clinical Oncology, 37*(21), 1800–1809. https://doi .org /10 .1200 /JCO .18 .02202

52. Radke, E. G., Braun, J. M., Meeker, J. D., & Cooper, G. S. (2018). Phthalate exposure and male reproductive outcomes: A systematic review of the human epidemiological evidence, *Environment International, 121*(1), 764–793. https:// doi .org /10 .1016 /j .envint .2018 .07 .029

53. Peng, M. Q., Karvonen-Gutierrez, C. A., Herman, W. H., Mukherjee, B., & Park, S. K. (2023). Phthalates and incident diabetes in midlife women: The Study of Women's Health Across the Nation (SWAN). *The Journal of Clinical Endocrinology & Metabolism, dgad033*. (Preprint ahead of publication.) https:// doi .org /10 .1210 /clinem /dgad033

54. Edwards, L., McCray, N. L., VanNoy, B. N., Yau, A., Geller, R. J., Adamkiewicz, G., & Zota, A. R. (2022). Phthalate and novel plasticizer concentrations in food items from U.S. fast food chains: A preliminary analysis. *Journal of Exposure Science & Environmental Epidemiology, 32*(1), 366–373. https://doi .org /10 .1038 /s41370 -021 -00392 -8

55. Gan, W., Zhou, M., Xiang, Z., Han, X., & Li, D. (2015). Combined effects of nonylphenol and bisphenol A on the human prostate epithelial cell line RWPE-1. *International Journal of Environmental Research and Public Health, 12*(4), 4141–4155. https://doi .org /10 .3390 /ijerph120404141

56. Crobeddu, B., Ferraris, E., Kolasa, E., & Plante, I. (2019). Di(2-ethylhexyl) GutCheck_9780062911773_FinalRevised_OO1031_cc21.indd 290 10/31/23 10:13 AM phthalate (DEHP) increases proliferation of

epithelial breast cancer cells through progesterone receptor dysregulation. *Environmental Research, 173*, 165–173. https://doi .org /10 .1016 /j .envres .2019 .03 .037

57. Wetherill, Y. B., Akingbemi, B. T., Kanno, J., McLachlan, J. A., Nadal, A., Sonnenschein, C., Watson, C. S., Zoeller, R. T., & Belcher, S. M. (2007). In vitro molecular mechanisms of bisphenol A action. *Reproductive Toxicology, 24*(2), 178–198. https://doi .org /10 .1016 /j .reprotox .2007 .05 .010

58. Lee, H. J., Chattopadhyay, S., Gong, E.-Y., Ahn, R. S., & Lee, K. (2003). Antiandrogenic effects of bisphenol A and nonylphenol on the tunction of androgen receptor. *Toxicological Sciences, 75*(1), 40–46. https://doi .org /10 .1093 /toxsci /kfg150

59. Seachrist, D. D., Bonk, K. W., Ho, S.-M., Prins, G. S., Soto, A. M., & Keri, R. A. (2016). A review of the carcinogenic potential of bisphenol A. *Reproductive Toxicology, 59*, 167–182. https://doi .org /10 .1016 /j .reprotox .2015 .09 .006

60. Nicolopoulou-Stamati, P., Maipas, S., Kotampasi, C., Stamatis, P., & Hens, L. (2016). Chemical pesticides and human health: The urgent need for a new concept in agriculture. *Frontiers in Public Health, 4*, 148. https://doi .org /10 .3389 /fpubh .2016 .00148

61. Liu, J., Zhao, M., Zhuang, S., Yang, Y., Yang, Y., & Liu, W. (2012). Low concentrations of o,p′-DDT inhibit gene expression and prostaglandin synthesis by estrogen receptor–independent mechanism in rat ovarian cells. *PLOS ONE, 7*(11), e49916. https://doi .org /10 .1371 / journal .pone .0049916

62. Cohn, B. A., Cirillo, P. M., & Terry, M. B. (2019). DDT and breast cancer: Prospective study of induction time and susceptibility windows. *Journal of the National Cancer Institute, 111*(8), 803–810. https://doi .org /10 .1093 /jnci /djy198

63. Perry, M. J., Young, H. A., Grandjean, P., Halling, J., Petersen, M. S.,

Martenies, S. E., Karimi, P., & Weihe, P. (2016). Sperm aneuploidy in Faroese men with lifetime exposure to dichlorodiphenyldichloroethylene (p,p′-DDE) and polychlorinated biphenyl (PCB) pollutants. *Environmental Health Perspectives, 124*(7), 951–956.

64. Maness, S. C., McDonnell, D. P., & Gaido, K. W. (1998). Inhibition of androgen receptor–dependent transcriptional activity by DDT isomers and methoxychlor in HepG2 human heptaoma cells. *Toxicology and Applied Pharmacology, 151*(1),135–142. https://doi .org /10 .1006 /taap .1998 .8431

65. Maness, S. C., McDonnell, D. P., & Gaido, K. W. (1998). Inhibition of androgen receptor–dependent transcriptional activity by DDT isomers and methoxychlor in HepG2 human heptaoma cells. *Toxicology and Applied Pharmacology, 151*(1),135–142. https://doi .org /10 .1006 /taap .1998 .8431

66. Xiagedeer, B., Hou, X., Zhang, Q., Hu, H., Kang, C., Xiao, Q., & Hao, W. (2020). Maternal chlormequat chloride exposure disrupts embryonic growth and produces postnatal adverse effects. *Toxicology, 442*, article 152534.

67. Evans, S., Temkin, A., & Naidenko, O. (2023, January 31). E*WG investigation: Dangerous agricultural chemical chlormequat found in popular oat-based products.* Environmental Working Group. https://www .ewg .org /research /ewg -investigation -dangerous -agricultural -chemical -chlormequat -found -popular -oat -based GutCheck_9780062911773_FinalRevised_OO1031_cc21.indd 291 10/31/23 10:13 AM

8장. 담배, 육류, 치즈: 장수의 비결은 생각과는 조금 다르다

01. Rampelli, S., Soverini, M., D'Amico, F., Barone, M., Tavella, T., Monti, D., Capri, M., Astolfi, A., Brigidi, P., Biagi, E., Franceschi, C., Turroni, S., & Candela, M. (2020). Shotgun metagenomics of gut microbiota in humans with up to extreme longevity and the increasing role of xenobiotic degradation. *mSystems, 5*(2), e00124-20. https://doi .org /10 .1128 /mSystems .00124 -20

02. Newman, S. J. (2018). Plane inclinations: A critique of hypothesis and model choice in Barbi et al. *PLOS Biology, 16*(12), e3000048. https:// doi .org /10 .1371 /journal .pbio .3000048

03. Newman, S. J. (2020). Supercentenarian and remarkable age records exhibit patterns indicative of clerical errors and pension fraud. bioRxiv, article 704080. (Preprint ahead of publication.)

04. CIA. CIA World Factbook, 2013. https://www .cia .gov /the -world -factbook/ 5. Chetty, R., Stepner, M., Abraham, S., Lin, S., Scuderi, B., Turner, N., Bergeron, A., & Cutler, D. (2016). The association between income and life expectancy in the United States, 2001–2014. *The Journal of the American Medical Association, 315*(16), 1750–1766. https:// doi .org /10 .1001 /jama .2016 .4226

06. Poulain, M., Herm, A., & Pes, G. (2013). The Blue Zones: Areas of exceptional longevity around the world. Vienna Yearbook of Population Research, 11, 87–108. https://doi .org /10 .1553 /populationyearbook2013s87

07. Panagiotakos, D. B., Chrysohoou, C., Siasos, G., Zisimos, K., Skoumas, J., Pitsavos, C., & Stefanadis, C. (2011). Sociodemographic and lifestyle statistics of oldest old people (>80 years) living in Ikaria island: The Ikaria study. *Cardiology Research and Practice*, article 679187. https://doi .org /10 .4061 /2011 /679187

08. Martínez-González, M. A., García-López, M., Bes-Rastrollo, M., Tole-

do, E., Martínez-Lapiscina, E. H., Delgado-Rodriguez, M., Vazquez, Z., Benito, S., & Beunza, J. J. (2011). Mediterranean diet and the incidence of cardiovascular disease: A Spanish cohort. *Nutrition, Metabolism & Cardiovascular Diseases, 21*(4), 237–244. https://www .ncbi .nlm .nih .gov /pubmed /20096543

09. Schünke, M., Schumacher, U., & Tillmann, B. (1985). Lectin-Binding in Normal and Fibrillated Articular Cartilage of Human Patellae. *Virchows Archiv A, Pathological Anatomy and Histophatology, 407*(2), 221–231. https://www .ncbi .nlm .nih .gov /m /pubmed /3927585/?i=5&-from=/23214295 /related

10. Sardu, C., Cocco, E., Mereu, A., Massa, R., Cuccu, A., Marrosu, G., & Contu, P. (2012). Population based study of 12 automimmune diseases in Sardinia, Italy: Prevalence and comorbidity. *PLOS ONE, 7*(3), e32487. https://journals .plos .org /plosone /article?id=10 .1371 /journal .pone .0032487

11. Vasto, S., Scapagnini, G., Rizzo, C., Monastero, R., Marchese, A., & Caruso, C. (2012). Mediterranean diet and longevity in Sicily: Survey in a Sicani Mountains population. *Rejuvenation Research, 15*(2), 184–188. https://doi .org /10 .1089 /rej .2011 .1280

12. Demmer, E., Van Loon, M. D., Rivera, N., Rogers, T. S., Gertz, E. R., German, J. B., Smilowitz, J. T., & Zivkovic, A. M. (2016). Addition of a dairy fraction rich in milk fat globule membrane to a high–saturated fat meal reduces the GutCheck_9780062911773_FinalRevised_OO1031_cc21.indd 292 10/31/23 10:13 AM postprandial insulinaemic and inflammatory response in overweight and obese adults. *Journal of Nutritional Science, 5*, e14. https://www .ncbi .nlm .nih .gov /pmc /articles /PMC4791522/

13. Ji, X., Xu, W., Cui, J., Ma, Y., & Zhou, S. (2019). Goat and buffalo milk fat globule membranes exhibit better effects at inducing apoptosis and reduction the viability of HT-29 cells. *Scientific Reports, 9*(1), article 2577. https://www .nature .com /articles /s41598 -019 -39546 -y

14. Ardisson Korat, A. V. (2018). *Dairy products and cardiometabolic health outcomes* (Publication No. 28225720) [Doctoral dissertation, Harvard University]. Pro- Quest.

15. Pirinen, E., Kuulasmaa, T., Pietilä, M., Heikkinen, S., Tusa, M., Itkonen, P., Boman, S., Skommer, J., Virkamäki, A., Hohtola, E., Kettunen, M., Fatrai, S., Kansanen, E., Koota, S., Niiranen, K., Parkkinen, J., Levonen, A.-L., Ylä-Herttuala, S., Hiltunen, J. K., . . . Laakso, M. (2020). Enhanced polyamine catabolism alters homeostatic control of white adipose tissue mass, energy expenditure, and glucose metabolism. *Molecular and Cellular Biology, 27*(13), 4953–4967. https://mcb .asm .org /content /27 /13 /4953

16. Koskinen, T. T., Virtanen, H.E.K., Voutilainen, S., Tuomainen, T. P., Mursu, J., & Virtanen, J. K. (2018). Intake of fermented and non-fermented dairy products and risk of incident CHD: The Kuopio Ischaemic Heart Disease Risk Factor Study. *British Journal of Nutrition, 120*(11), 1288–1297. https://doi .org /10 .1017 /S0007114518002830

17. Tognon, G., Nilsson, L. M., Shungin, D., Lissner, L., Jansson, J.-H., Renström, F., Wennberg, M., Winkvist, A., & Johansson, I. (2017). Nonfermented milk and other dairy products: Associations with all-cause mortality. *The American Journal of Clinical Nutrition, 105*(6), 1502–1511. https://doi .org /10 .3945 /ajcn .116 .140798

18. Lallès, J. P. (2016). Dairy products and the French paradox: Could alkaline phosphatases play a role? *Medical Hypotheses, 92*, 7–11. https://doi .org /10 .1016 /j .mehy .2016 .04 .033

19. Petyaev, I. M., & Bashmakov, Y. K. (2012). Could cheese be the missing piece in the French paradox puzzle? *Medical Hypotheses, 79*(6), 746–749. https://doi .org /10 .1016 /j .mehy .2012 .08 .018

20. Hallajzadeh, J., Eslami, R. D., & Tanomand, A. (2021). Effect of Lactobacillus delbrueckii subsp. lactis PTCC1057 on serum glucose, fetuin-A, and sestrin 3 levels in streptozotocin-induced diabetic mice. *Probiotics and Antimicrobial Proteins, 13*(2), 383–389. https://doi .org /10 .1007 /

s12602 -020 -09693 -0

21. Anggraini, H., Tongkhao, K., & Chanput, W. (2021). Reducing milk allergenicity of cow, buffalo, and goat milk using lactic acid bacteria fermentation. *AIP Conference Proceedings,* article 010001.

22. Nieddu, A., Vindas, L., Errigo, A., Vindas, J., Pes, G. M., & Dore, M. P. (2020). Dietary habits, anthropometric features and daily performance in two independent long-lived populations from Nicoya peninsula (Costa Rica) and Ogliastra (Sardinia). *Nutrients, 12*(6), 1621. https://doi .org /10 .3390 /nu12061621

23. Lutsiv, T., McGinley, J. N., Neil-McDonald, E. S., Weir, T. L., Foster, M. T., & Thompson, H. J. (2022). Relandscaping the gut microbiota with a whole food: GutCheck_9780062911773_FinalRevised_ OO1031_cc21.indd 293 10/31/23 10:13 AM Dose-response effects to common bean. *Foods, 11*(8), 1153. https://doi .org /10 .3390 /foods11081153

24. Garcia-Mantrana, I., Selma-Royo, M., Alcantara, C., & Collado, M. C. (2018). Shifts on gut microbiota associated to Mediterranean diet adherence and specific dietary intakes on general adult population. *Frontiers in Microbiology, 9,* article 890. https://doi .org /10 .3389 /fmicb .2018 .00890

25. Robine, J. M., Herrmann, F. R., Arai, Y., Willcox, D. C., Gondo, Y., Hirose, N., Suzuki, M., & Saito, Y. (2012). Exploring the impact of climate on human longevity. *Experimental Gerontology, 47*(9), 660–671. https://doi .org /10 .1016 /j .exger .2012 .05 .009

26. Willcox, B., Willcox, D. C., & Suzuki, M. (2004). *The Okinawa diet plan.* Three Rivers Press.

27. Korpela, K., Flint, H. J., Jonstone, A. M., Lappi, J., Poutanen, K., Dewulf, E., Delzenne, N., de Vos, W. M., & Salonen, A. (2014). Gut microbiota signatures predict host and microbiota responses to dietary interventions in obese individuals. *PLOS ONE, 9*(6), e90702. http://

www .oalib .com /references /8108647

28. Modinham, C. L., Frost, G. S., & Robertson, M. D. (2010). Acute ingestion of resistant starch reduces food intake in healthy adults. *British Journal of Nutrition, 103*(6), 917–922. http://journals .cambridge .org /action /displayAbstract?- fromPage=online&aid=7358712&fileId=S0007114509992534

29. Nilsson, A. C., Ostman, E. M., Holst, J. J., & Björck, I.M.E. (2008). Including indigestible carbohydrates in the evening meal of healthy subjects improves glucose tolerance, lowers inflammatory markers, and increases satiety after a subsequent standardized breakfast. *The Journal of Nutrition, 138*(4), 732–739. http://www .ncbi .nlm .nih .gov /pubmed /18356328

30. Hou, W.-C., Chen, Y.-C., Chen, H.-J., Lin, Y.-H., Yang, L.-L., & Lee, M.-H. (2001). Antioxidant activities of trypsin inhibitor, a 33 Kda root storage protein of sweet potato (Ipomoea batatas (L.) Lam cv. Tainong 57). *Journal of Agricultural and Food Chemistry, 49*(6), 2978–2981.

31. Dini, I., Tenore, G. C., & Dini, A. (2006). New polyphenol derivative in Ipomoea batatas tubers and its antioxidant activity. *Journal of Agricultural and Food Chemistry, 54*(23), 8733–8737.

32. Kano, M., Takayanagi, T., Harada, K., Makino, K., & Ishikawa, F. (2005). Antioxidative activity of anthocyanins from purple sweet potato, Ipomoea batatas cultivar Ayamurasaki. *Bioscience, Biotechnology, Biochemistry, 69*(5), 979–988.

33. Kurata, R., Adachi, M., Yamakawa, O., & Yoshimoto, M. (2007). Growth suppression of human cancer cells by polymorphenolics from sweet potato (Ipomoea batatas L.) leaves. *Journal of Agricultural and Food Chemistry, 55*(1), 185–190.

34. Frolinger, T., Sims, S., Smith, C., Wang, J., Cheng, H., Faith, J., Ho, L., Hao, K., & Pasinetti, G. M. (2019). The gut microbiota composition affects dietary polyphenols–mediated cognitive resilience in mice by mod-

ulating the bioavailability of phenolic acids. *Scientific Reports, 3*(Suppl. 1), article 3546. https://doi .org /10 .1038 /s41598 -019 -39994 -6

35. Ribeiro Pereira, P., Bertozzi de Aquino Mattos, É., Nitzsche Teixeira Fernandes Corrêa, A. C., Vericimo M. A., & Flosi Paschoalin, V. M. (2020). Anticancer and immunomodulatory benefits of taro (Colocasia esculenta) corms, an GutCheck_9780062911773_FinalRevised_ OO1031_cc21.indd 294 10/31/23 10:13 AM underexploited tuber crop. *International Journal of Molecular Sciences, 22*(1), 265. https://doi .org /10 .3390 /ijms22010265

36. Willcox, B., Willcox, D. C., & Suzuki, M. (2004). *The Okinawa diet plan.* Three Rivers Press.

37. Barbieri, F., Tabanelli, G., Montanari, C., Dall'Osso, N., Šimat, V., Možina, S. S., Baños, A., Özogul, F., Bassi, D., Fontana, C., & Gardini, F. (2021). Mediterranean spontaneously fermented sausages: Spotlight on microbiological and quality features to exploit their bacterial biodiversity. *Foods, 10*(11), 2691. https://doi .org /10 .3390 /foods10112691

38. Ruiz-Capillas, C., & Jiménez-Colmenero, F. (2004). Biogenic amines in meat and meat products. *Critical Reviews in Food Science and Nutrition, 44*(7–8), 489–499. https://doi .org /10 .1080 /10408690490489341

39. Depauw, S., Bosch, G., Hesta, M., Whitehouse-Tedd, K., Hendriks, W. H., Kaandorp, J., & Janssens, G. P. (2012). Fermentation of animal components in strict carnivores: A comparative study with cheetah fecal inoculum. *Journal of Animal Science, 90*(8), 2540–2548. https://doi .org /10 .2527 /jas .2011 -4377

40. Willcox, D. C., Willcox, B. J., Todoriki, H., & Suzuki, M. (2009). The Okinawan diet: Health implications of a low-calorie, nutrient-dense, antioxidant-rich dietary pattern low in the glycemic load. *Journal of the American College of Clinical Nutrition, 28*(Suppl.), S500–S516. https:// doi .org /10 .1080 /07315724 .2009 .10718117

41. Mei, X.-D., Cao, Y.-F., Che, Y.-Y., Li, J., Shang, Z.-P., Zhao, W.-J.,

Qiao, Y.-J., & Zhang, J.-Y. (2019). Danshen: A phytochemical and pharmacological overview. *Chinese Journal of Natural Medicines, 17*(1), 59–80. https://doi .org /10 .1016 /S1875 -5364(19)30010 -X

42. Matsunami, K., & Otsuka, H. (2018). Okinawan subtropical plants as a promising resource for novel chemical treasury. *Chemical & Pharmaceutical Bulletin, 66*(5), 519–526. https://doi .org /10 .1248 /cpb .c17 -00831

43. Shinzato, C., Inoue, M., & Kusakabe, M. (2014). A snapshot of a coral "holobiont": A transcriptome assembly of the scleractinian coral, porites, captures a wide variety of genes from both the host and symbiotic zooxanthellae. *PLOS ONE, 9*(1), e85182. https://doi .org /10 .1371 /journal .pone .0085182

44. Taguchi, C., Kishimoto, Y., Fukushima, Y., Kondo, K., Yamakawa, M., Wada, K., & Nagata, C. (2020). Dietary intake of total polyphenols and the risk of all-cause and specific-cause mortality in Japanese adults: The Takayama Study. *European Journal of Nutrition, 59*(3), 1263–1271. https://doi .org /10 .1007 /s00394 -019 -02136 -9

45. Willcox, D. C., Willcox, B. J., Todoriki, H., & Suzuki, M. (2009). The Okinawan diet: Health implications of a low-calorie, nutrient-dense, antioxidant-rich dietary pattern low in glycemic load. *Journal of the American College of Nutrition, 28*(Suppl.), S500–S516. https://doi .org /10 .1080 /07315724 .2009 .10718117

46. Biasi, F., Guina, T., Maina, M., Cabboi, B., Deiana, M., Tuberoso, C. I., Calfapietra, S., Chiarpotto, E., Sottero, B., Gamba, P., Gargiulo, S., Brunetto, V., Testa, G., Dessì, M. A., Poli, G., & Leonarduzzi, G. (2013). Phenolic compounds present in Sardinian wine extracts protect against the production of GutCheck_9780062911773_FinalRevised_ OO1031_cc21.indd 295 10/31/23 10:13 AM inflammatory cytokines induced by oxysterols in CaCo-2 human enterocyte-like cells. *Biochemical Pharmacology, 86*(1), 138–145. https://doi .org /10 .1016 /j .bcp .2013 .03 .024

47. Nieddu, A., Vindas, L., Errigo, A., Vindas, J., Pes, G. M., & Dore, M. P. (2020). Dietary habits, anthropometric features and daily performance in two independent long-lived populations from Nicoya peninsula (Costa Rica) and Ogliastra (Sardinia). *Nutrients, 12*(6), 1621. https:// doi .org /10 .3390 /nu12061621

48. Panagiotakos, D. B., Chrysohoou, C., Siasos, G., Zisimos, K., Skoumas, J., Pitsavos, C., & Stefanadis, C. (2011). Sociodemographic and lifestyle statistics of oldest old people (>80 years) living in Ikaria island: The Ikaria study. *Cardiology Research and Practice*, article 679187. https://doi .org /10 .4061 /2011 /679187

49. de Lorgeril, M., Salen, P., Martin, J. L., Monjaud, I., Delaya, J., & Mamelle, N. (1999). Mediterranean diet, traditional risk factors, and the rate of cardiovascular complications after myocardial infarction: Final report of the Lyon Diet Heart Study. *Circulation, 99*(6), 779–785. https:// doi .org /10 .1161 /01 .CIR .99 .6 .779

50. Chen, W., Yu, Y., Liu, Y., Song, C., Chen, H., Tang, C., Song, Y., & Zhang, X. (2022). Ursolic acid regulates gut microbiota and corrects the imbalance of Th17/Treg cells in T1DM rats. *PLOS ONE, 17*(11), e0277061. https://doi .org /10 .1371 /journal .pone .0277061

51. Mark, K. A., Dumas, K. J., Bhaumik, D., Schilling, B., Davis, S., Oron, T. R., Sorenen, D. J., Lucanic, M., Brem, R. B., Melov, S., Ramanathan, A., Gibson, B. W., & Lithgow, G. J. (2016). Vitamin D promotes protein homeostasis and longevity via the stress response pathway genes skn-1, ire-1, and xbp-1. *Cell Reports, 17*(5), 1227–1237. https://doi .org /10 .1016 /j .celrep .2016 .09 .086

52. Thomas, R. L., Jiang, L., Adams, J. S., Xu, Z. Z., Shen, J., Janssen, S., Ackermann, G., Vanderschueren, D., Pauwels, S., Knight, R, Orwoll, E. S., & Kado, D. M. (2020). Vitamin D metabolites and the gut microbiome in older men. *Nature Communications, 11*(2), 5997. https://doi .org /10 .1038 /s41467 -020 -19793 -8

53. Singh, P., Rawat, A., Alwakeel, M., Sharif, E., & Al Khodor, S. (2020).

The potential role of vitamin D supplementation as a gut microbiota modifier in healthy individuals. *Scientific Reports, 10*(1), article 21641. https://doi .org /10 .1038 /s41598 -020 -77806 -4

54. Kanasuo, E., Siiskonen, H., Haimakainen, S., Komulainen, J., & Harvima, I. T. (2023). Regular use of vitamin D supplement is associated with fewer melanoma cases compared to non-use: A cross-sectional study in 498 adult subjects at risk of skin cancers. *Melanoma Research, 33*(2), 126–135. https://doi .org /10 .1097 /CMR .0000000000000870

55. Shepherds Purse. (2020, July 16). *Six fascinating facts about sheep milk.* https:// blog .shepherdspurse .co .uk /blog /six -facts -benefits -sheep -milk

56. Yoshida, Y., Sakane, N., Umekawa, T., Kogure, A., Kondo, M., Kumamoto, K., Kawada, T., Nagase, I., & Saito, M. (1999). Nicotine induces uncoupling protein 1 in white adipose tissue of obese mice. *International Journal of Obesity and Related Metabolic Disorders, 23*(6), 570–575. https://pubmed .ncbi .nlm .nih .gov /10411229/ GutCheck_9780062911773_FinalRevised_OO1031_cc21.indd 296 10/31/23 10:13 AM

57. Mappin-Kasirer, B., Pan, H., Lewington, S., Kizza, J., Gray, R., Clarke, R., & Peto, R. (2020). Tobacco smoking and the risk of Parkinson disease: A 65-year follow-up of 30,000 Male British doctors. *Neurology, 94*(20), e2132–e2138. https://n .neurology .org /content /94 /20 /e2132

58. van Duijn, C. M., & Hofman, A. (1991). Relation between nicotine intake and Alzheimer's disease. *The British Medical Journal, 302*(6791), 1491–1494. https://www .ncbi .nlm .nih .gov /pmc /articles /PMC1670208/

59. Sardi, B. (2001). The two faces of vitamin C. *Science, 293*(5537), 1993–1995. https://doi .org /10 .1126 /science .293 .5537 .1993. Erratum (2001) in: Science, 294(5543), 788.

60. Willcox, B., Willcox, D. C., & Suzuki, M. (2004). *The Okinawa diet plan*. Three Rivers Press.

61. Lopez-Huertas, E., & Fonolla, J. (2017). Hydroxytyrosol supplementation increases vitamin C levels i*n vivo*: A human volunteer trial. *Redox Biology, 11*, 384–389. https://doi .org /10 .1016 /j .redox .2016 .12 .014

9장. 모든 것에는 제철이 있다

01. Li, H., Li, S., Yang, H., Zhang, Y., Zhang, S., Ma, Y., Hou, Y., Zhang, X., Niu, K., Borné, Y., & Wang, Y. (2022). Association of ultraprocessed food consumption with risk of dementia. A prospective cohort study. *Neurology, 99*(10), e1056–e1066. https://doi.org/10.1212/WNL.0000000000200871

02. Goodpaster, B. H., & Sparks, L. M. (2017). Metabolic flexibility in health and disease. *Cell Metabolism, 25*(5), 1027–1036. https://doi.org/10.1016/j.cmet.2017.04.015

03. Solanski, S., Sanchez, C., Ponnusamy, V., Kota, V., Bell, H. N., Cho, C.-S, Kowalsky, A. H., Green, M., Lee, J. H., & Shah, Y. M. (2023). Dysregulated amino acid sensing drives colorectal cancer growth and metabolic reprogramming leading to chemoresistance. *Gastroenterology, 164*(3), 376–391.E13.

04. Kitada, M., Ogura, Y., Monno, I., & Koya, D. (2019). The impact of dietary protein intake on longevity and metabolic health, *EBioMedicine, 43*, 632–640. https://doi.org/10.1016/j.ebiom.2019.04.005

05. Smits, S. A., Leach, J., Sonnenburg, E. D., Gonzalez, C. G., Lichtman, J. S., Reid, G., Knight, R., Manjurano, A., Changalucha, J., Elias, J. E., Dominguez-Bello, M. G., & Sonnenburg, J. L. (2017). Seasonal cycling in the gut microbiome of the Hadza hunter-gatherers of Tanzania. *Science, 357*(6353), 802–806. https://doi.org/10.1126/science.aan4834

06. Zhang, Y., Zhang, J., & Wang, S. (2021). The role of rapamycin in healthspan extension via the delay of organ aging. *Ageing Research Reviews, 70*, article 101376. https://doi.org/10.1016/j.arr.2021.101376

07. Harrison, D. E., Strong, R., Sharp, Z. D., Nelson, J. F., Astle, C. M., Flurkey, K., Nadon, N. L., Wilkinson, J. E., Frenkel, K., Carter, C. S., Pahor, M., Javors, M. A., Fernandez, E., & Miller, R. A. (2009). Rapa-

mycin fed late in life extends lifespan in genetically heterogeneous mice. *Nature, 460*(7253), 392–395.

08. Johnson, S. C., Yanos, M. E., Kayser, E. B., Quintana, A., Sangesland, M., Castanza, A., Uhde, L., Hui, J., Wall, V. Z., Gagnidze, A., Oh, K., Wasko, GutCheck_9780062911773_FinalRevised_OO1031_cc21.indd 297 10/31/23 10:13 AM B. M., Ramos, F. J., Palmiter, R. D., Rabinovitch, P. S., Morgan, P. G., Sedensky, M. M., & Kaeberlein, M. (2013). mTOR inhibition alleviates mitochondrial disease in a mouse model of Leigh syndrome. *Science, 342*(6165), 1524–1528. https://doi.org/10.1126/science.1244360

09. Bitto, A., Ito, T. K., Pineda, V. V., LeTexier, N. J., Huang, H. Z., Sutlief, E., Tung, H., Vizzini, N., Chen, B., Smith, K., Meza, D., Yajima, M., Beyer, R. P., Kerr, K. F., Davis, D. J., Gillespie, C. H., Snyder, J. M., Treuting, P. M., & Kaeberlein, M. (2016). Transient rapamycin treatment can increase lifespan and healthspan in middle-aged mice. *Elife, 5*, e16351. https://doi.org/10.7554/eLife.16351

10. Xu, L., Zhang, C., He, D., Jiang, N,. Bai, Y., & Xin, Y. (2020). Rapamycin and MCC950 modified gut microbiota in experimental autoimmune encephalomyelitis mouse by brain gut axis. *Life Sciences, 253*, article 117747. https://doi.org/10.1016/j.lfs.2020.117747

11. Ke, H., Li, F., Deng, W., Li, Z., Wang, S., Lv, P., & Chen, Y. (2021). Metformin exerts anti-inflammatory and mucus barrier protective effects by enriching Akkermansia muciniphila in mice with ulcerative colitis. *Frontiers in Pharmacology*, article 726707. https://doi.org/10.3389/fphar.2021.726707

12. Aliper, A., Jellen, L., Cortese, F., Artemov, A., Karpinsky-Semper, D., Moskalev, A., Swick, A. G., & Zhavoronkov, A. (2017). Towards natural mimetics of metformin and rapamycin. *Aging, 9*(11), 2245–2268. https://doi.org/10.18632/aging.101319

13. Dey, A., Chatterjee, S. S., & Kumar, V. (2018). Triethylene glycol–like effects of *Ashwagandha (Withania somnifera (L.) Dunal) root extract*

devoid of withanolides in stressed mice. *Ayu, 39*(4), 230–238. https://doi .org /10 .4103 /ayu .AYU _219 16

14. Lee, J. H., Budanov, A. V., & Karin, M. (2013). Sestrins orchestrate cellular metabolism to attenuate aging. *Cell Metabolism, 18*(3), 792–801. https://doi .org /10 .1016 /j .cmet .2013 .08 .018

15. Lanna, A., Gomes, D.C.O., Muller-Durovic, B., McDonnell, T., Escors, D., Gilroy, D. W., Lee, J. H., Karin, M., & Akbar, A. N. (2017). A sestrin-dependent Erk-Jnk- p38 MAPK activation complex inhibits immunity during aging. *Nature Immunology, 18*(3), 354–363.

16. Hu, H.-J., Shi, Z.-Y., Lin, X.-L., Chen, S.-M., Wang, Q.-Y., & Tang, S.-Y. (2015). Upregulation of Sestrin2 expression protects against macrophage apoptosis induced by oxidized low-density lipoprotein. *DNA and Cell Biology, 34*(4), 296–302.

17. Ho, A., Cho, C.-S., Namkoong, S., Cho, U.-S., & Lee, J. H. (2016). Biochemical basis of Sestrin physiological activities. *Trends in Biochemical Sciences, 41*(7), 621–632. https://doi .org /10 .1016 /j .tibs .2016 .04 .005

18. Budanov, A. V., Shoshani, T., Faerman, A., Zelin, E., Kamer, I., Kalinski, H., Grodin, S., Fishman, A., Chajut, A., Einat, P., Skaliter, R., Gudkov, A. V., Chumakov, P. M., & Feinstein, E. (2002). Identification of a novel stress-responsive gene Hi95 involved in regulation of cell viability. *Oncogene, 21*(39), 6017–6031.

19. Peng, M., Yin, N., & Li, M. O. (2014). Sestrins function as guanine nucleotide GutCheck_9780062911773_FinalRevised_OO1031_cc21 .indd 298 10/31/23 10:13 AM dissociation inhibitors for Rag GTPases to control mTORC1 signaling. *Cell, 159*(1),122–133. https://doi .org /10 .1016 /j .cell .2014 .08 .038

20. Green, C. L., & Lamming, D. W. (2019). Regulation of metabolic health by essential dietary amino acids. *Mechanisms of Ageing and Development, 177*, 186– 200.

21. Lee, J. H., Budanov, A. V., & Karin, M. (2013). Sestrins orchestrate cellular metabolism to attenuate aging. *Cell Metabolism, 18*(3), 792–801. https://doi .org /10 .1016 /j .cmet .2013 .08 .018

22. Tao, R., Xiong, X., Liangpunsakul, S., & Dong, X. C. (2015). Sestrin 3 protein enhances hepatic insulin sensitivity by direct activation of the mTORC2-Akt signaling. *Diabetes, 64*(4), 1211–1223.

23. Hallajzadeh, J., Eslami, R. D., & Tanomand, A. (2021). Effect of Lactobacillus delbrueckii subsp. lactis PTCC1057 on serum glucose, fetuin-A, and sestrin 3 levels in streptozotocin-induced diabetic mice. *Probiotics and Antimicrobial Proteins, 13*(2), 383–389. https://doi .org /10 .1007 / s12602 -020 -09693 -0

24. Kim, G. T., Lee, S. H., & Kim, Y. M. (2013). Quercetin regulates sestrin 2-AMPK-mTOR signaling pathway and induces apoptosis via increased intracellular ROS in HCT116 colon cancer cells. *Journal of Cancer Prevention, 18*(3), 264–270. https://doi .org /10 .15430 /jcp .2013 .18 .3 .264

25. Jin, S. H., Yang, J. H., Shin, B. Y., Seo, K., Shin, S. M., Cho, I. J., & Ki, S. H. (2013). Resveratrol inhibits LXRα-dependent hepatic lipogenesis through novel antioxidant Sestrin2 gene induction. *Toxicology and Applied Pharmacology, 271*(1), 95–105. https://doi .org /10 .1016 /j .taap .2013 .04 .023

26. Lu, Y.-X., Regan, J. C., Eßer, J., Drews, L. F., Weinseis, T., Stinn, J., Hahn, O., Miller, R. A., Grönke, S., & Partridge, L. (2021). A TORC1-histone axis regulates chromatin organisation and non-canonical induction of autophagy to ameliorate ageing. *eLife, 10*, e62233. https://doi .org /10 .7554 /eLife .62233

27. Steliou, K., Boosalis, M. S., Perrine, S. P., Sangerman, J., & Faller, D. V. (2012). Butyrate histone deacetylase inhibitors. *BioResearch Open Access, 1*(4), 192–198. https://doi .org /10 .1089 /biores .2012 .0223

28. Blouin, J.-M., Penot, G., Collinet, M., Nacfer, M., Forest, C., Lau-

rent-Puig, P., Coumoul, X., Barouki, R., Benelli, C., & Bortoli, S. (2011). Butyrate elicits a metabolic switch in human colon cancer cells by targeting the pyruvate dehydrogenase complex. *International Journal of Cancer, 128*(11), 2591–2601.

29. Davie, J. R. (2003). Inhibition of histone deacetylase activity by butyrate. *The Journal of Nutrition, 133*(7)(Suppl.), S2485S–S2493S. https://doi.org/10.1093/jn/133.7.2485S

10장. 대장 체크! 식사 주기

01. Li, B., Li, L., Li, M., Lam, S. M., Wang, G., Wu, Y., Zhang, H., Niu, C., Zhang, X., Liu, X., Hambly, C., Jin, W., Shui, G., & Speakman, J. R. (2019). Microbiota depletion impairs thermogenesis of brown adipose tissue and browning of white adipose tissue. *Cell Reports, 26*(10), 2720–2737.e5. https://doi .org /10 .1016 /j .celrep .2019 .02 .015 GutCheck_9780062911773_FinalRevised_OO1031_cc21.indd 299 10/31/23 10:13 AM 300 Notes

02. Speakman, J. R., Talbot, D. A., Selman, C., Snart, S., McLaren, J. S., Redman, P., Krol, E., Jackson, D. M., Johnson, M. S., & Brand, M. D. (2004). Uncoupled and surviving: Individual mice with high metabolism have greater mitochondrial uncoupling and live longer. *Aging Cell, 3*(3), 87–95. https://doi .org /10 .1111 /j .1474 -9728 .2004 .00097 .x

03. Peters, A., Krumbholz, P., Jäger, E., Heintz-Buschart, A., Çakir, M. V., Rothemund, S., Gaudl, A., Ceglarek, U., Schöneberg, T., & Stäubert, C. (2019). Metabolites of lactic acid bacteria present in fermented foods are highly potent agonists of human hydroxycarboxylic acid receptor 3. *PLOS Genetics, 15*(5), e1008145. https://doi .org /10 .1371 /journal .pgen .1008145. Erratum (2019) in: PLOS Genetics, 15(7), e1008283.

04. Taylor, B. C., Lejzerowicz, F., Poirel, M., Shaffer, J. P., Jiang, L., Aksenov, A., Litwin, N., Humphrey, G., Martino, C., Miller-Montgomery, S., Dorrestein, P. C., Veiga, P., Song, S. J., McDonald, D., Derrien, M., & Knight, R. (2020). Consumption of fermented foods is associated with systematic differences in the gut microbiome and metabolome. *mSystems, 5*(2), e00901-19.

11장. 플랜트 패러독스 2.0

01. Mu, G., Zhang, Z., Wang, J., Jiang, S., Wang, H., Xu, Y., Li, X., Chi, L., Li, Y., Tuo, Y., & Zhu, X. (2021). Antigenicity and safety evaluation of Lactiplantibacillus plantarum 7-2 screened to reduce α-casein antigen. *Foods, 11*(1), 88. https://doi .org /10 .3390 /foods11010088

02. Bashir, S., Fezeu, L. K., Leviatan Ben-Arye, S., Yehuda, S., Reuven, E. M., Szabo de Edelenyi, F., Fellah-Hebia, I., Le Tourneau, T., Imbert-Marcille, B. M., Drouet, E. B., Touvier, M., Roussel, J. C., Yu, H., Chen, X., Hercberg, S., Cozzi, E., Soulillou, J. P., Galan, P., & Padler-Karavani, V. (2020). Association between Neu5Gc carbohydrate and serum antibodies against it provides the molecular link to cancer: French NutriNet-Santé study. *BMC Medicine, 18*(1), 262. https://doi .org /10 .1186 /s12916 -020 -01721 -8

03. Bashir, S., Fezeu, L. K., Leviatan Ben-Arye, S., Yehuda, S., Reuven, E. M., Szabo de Edelenyi, F., Fellah-Hebia, I., Le Tourneau, T., Imbert-Marcille, B. M., Drouet, E. B., Touvier, M., Roussel, J. C., Yu, H., Chen, X., Hercberg, S., Cozzi, E., Soulillou, J. P., Galan, P., & Padler-Karavani, V. (2020). Association between Neu5Gc carbohydrate and serum antibodies against it provides the molecular link to cancer: French NutriNet-Santé study. *BMC Medicine, 18*(1), 262. https://doi .org /10 .1186 /s12916 -020 -01721 -8

04. Davies, L.R.L., & Varki, A. (2015). Why is N-glycolylneuraminic acid rare in the vertebrate brain? *Topics in Current Chemistry, 366*, 31–54. https://doi .org /10 .1007 /128 2013 419

05. Boligan, K. F., Oechtering, J., Keller, C. W., Peschke, B., Rieben, R., Bovin, N., Kappos, L., Cummings, R. D., Kuhle, J., von Gunten, S., & Lünemann, J. D. (2020). Xenogeneic Neu5Gc and self-glycan Neu5Ac epitopes are potential immune targets in MS. *Neurology: Neuroimmunology & Neuroinflammation, 7*(2), e676. https://doi .org /10 .1212 /NXI .0000000000000676

06. Naito-Matsui, Y., Davies, L. R., Takematsu, H., Chou, H. H., Tangvoranun- GutCheck_9780062911773_FinalRevised_OO1031_cc21.indd 300 10/31/23 10:13 AM Notes 301 takul, P., Carlin, A. F., Verhagen, A., Heyser, C. J., Yoo, S. W., Choudhury, B., Paton, J. C., Paton, A. W., Varki, N. M., Schnaar, R. L., & Varki, A. (2017). Physiological exploration of the long term evolutionary selection against expression of N-glycolylneuraminic acid in the brain. *Journal of Biological Chemistry, 292*(7), 2557–2570. https://doi .org /10 .1074 /jbc .M116 .768531

07. Le Berre, L., Salama, A., Evanno, G., Rousse, J., Nicot, A., Semana, G., Laplaud, D. A., Imbert, B.-M., Drouet, E., & Soulillou, J.-P. (2015). Increased IGM and IGG anti-NEU5GC antibodies in infectious mononucleosis (IMN): Link with multiple sclerosis (MS)? *Xenotransplantation, 22,* S86.

08. Banda, K., Gregg, C. J., Chow, R., Varki, N. M., & Varki, A. (2012). Metabolism of vertebrate amino sugars with N-glycolyl groups: Mechanisms underlying gastrointestinal incorporation of the non-human sialic acid xeno-autoantigen N-glycolylneuraminic acid. *Journal of Biological Chemistry, 287*(34), 28852– 28864. https://doi .org /10 .1074 /jbc .M112 .364182

09. Kawanishi, K., Coker, J. K., Grunddal, K. V., Dhar, C., Hsiao, J., Zengler, K., Varki, N., Varki, A., & Gordts, P.L.S.M. (2021). Dietary Neu5Ac intervention protects against atherosclerosis associated with human-like Neu5Gc loss—brief report. *Arteriosclerosis, Thrombosis, and Vascular Biology, 41*(11), 2730–2739. https://doi .org /10 .1161 /ATVBAHA .120 .315280

10. Kawanishi, K., Coker, J. K., Grunddal, K. V., Dhar, C., Hsiao, J., Zengler, K., Varki, N., Varki, A., & Gordts, P.L.S.M. (2021). Dietary Neu5Ac intervention protects against atherosclerosis associated with human-like Neu5Gc loss—brief report. *Arteriosclerosis, Thrombosis, and Vascular Biology, 41*(11), 2730–2739. https://doi .org /10 .1161 /ATVBAHA .120 .315280

11. Samraj, A. N., Läubli, H., Varki, N., & Varki, A. (2014). Involvement of a non-human sialic acid in human cancer. *Frontiers in Oncology, 4*, 33. https://doi .org /10 .3389 /fonc .2014 .00033

12. Lin, X., Yao, H., Guo, J., Huang, Y., Wang, W., Yin, B., Li, X., Wang, T., Li, C., Xu, X., Zhou, G., Voglmeir, J., & Liu, L. (2022). Protein glycosylation and gut microbiota utilization can limit the in vitro and in vivo metabolic cellular incorporation of Neu5Gc. *Molecular Nutrition & Food Research, 66*(5), article 2100615.

13. Wu, G., & Li, P. (2022). The "ideal protein" concept is not ideal in animal nutrition. *Experimental Biology and Medicine, 247*(13), 1191–1201. https://doi .org /10 .1177 /15353702221082658

14. Hu, S., He, W., & Wu, G. (2022). Hydroxyproline in animal metabolism, nutrition, and cell signaling. *Amino Acids, 54*(4), 513–528. https:// doi .org /10 .1007 /s00726 -021 -03056 -x

15. Eutamene, H., Beaufrand, C., Harkat, C., & Theodorou, V. (2022). Effect of two mucoprotectants, gelatin tannate and xyloglucan plus gelatin, on cholera toxin–induced water secretion in rats. *Gastrointestinal Disorders, 4*(4), 324–332. https://doi .org/ 10.3390/gidisord4040030

16. Gundry, S. R. (2018). Remission/cure of autoimmune diseases by a lectin limited diet supplemented with probiotics, prebiotics, and polyphenols. *Circulation, 137*(Suppl. 1), abstract AP238.

17. Labrada, M., Dorvignit, D., Hevia, G., Rodríguez-Zhurbenko, N., Hernández, GutCheck_9780062911773_FinalRevised_OO1031_cc21. indd 301 10/31/23 10:13 AM 302 Notes A. M., Vázquez, A. M., & Fernández, L. E. (2018). GM3(Neu5Gc) ganglioside: An evolution fixed neoantigen for cancer immunotherapy. *Seminars in Oncology, 45*(1–2), 41–51. https://doi .org /10 .1053 /j .seminoncol .2018 .04 .003

12장. 대장 체크! 식사 계획

01. Bernardi, S., Del Bo', C., Marino, M., Gargari, G., Cherubini, A., Andrés-Lacueva, C., Hidalgo-Liberona, N., Peron, G., González-Dominguez, R., Kroon, P., Kirkup, B., Porrini, M., Guglielmetti, S., & Riso, P. (2020). Polyphenols and intestinal permeability: Rationale and future perspectives. *Journal of Agricultural and Food Chemistry, 68*(7), 1816–1829. https://doi.org/10.1021/acs.jafc.9b02283

02. Pérez-Jiménez, J., Neveu, V., Vos, F., & Scalbert, A. (2010). Identification of the 100 richest dietary sources of polyphenols: An application of the phenol-explorer database. *European Journal of Clinical Nutrition, 64*(Suppl.), S112–S120.

03. Sharma, R., Diwan, B., Singh, B. P., Kulshrestha, S. (2022). Probiotic fermentation of polyphenols: Potential sources of novel functional foods. *Food Production, Processing and Nutrition, 4*, article 21. https://doi.org/10.1186/s43014-022-00101-4

04. Hahn, J., Cook, N. R., Alexander, E. K., Friedman, S., Walter, J., Bubes, V., Kotler, G., Lee, I. M., Manson, J. E., & Costenbader, K. H. (2022). Vitamin D and marine omega 3 fatty acid supplementation and incident autoimmune disease: VITAL randomized controlled trial. *The British Medical Journal, 376*, e066452. https://doi.org/10.1136/bmj-2021-066452

05. Ghahremani, M., Smith, E. E., Chen, H.-Y., Creese, B., Goodarzi, Z., & Ismail, Z. (2023). Vitamin D supplementation and incident dementia: Effects of sex, APOE, and baseline cognitive status. *Alzheimer's & Dementia, 15*(1), e12404. https://doi.org/10.1002/dad2.12404

06. Garland, C. F., French, C. B., Baggerly, L. L., & Heaney, R. P. (2011). Vitamin D supplement doses and serum 25-hydroxyvitamin D in the range associated with cancer prevention. *Anticancer Research, 31*(2), 607–611.

07. Tsaban, G., Shalev, A., Katz, A., Meir, A. Y., Rinott, E., Zelicha, H., Kaplan, A., Wolak, A., Bluher, M., Stampfer, M. J., & Shai, I. (2023). Effect of lifestyle modification and green Mediterranean diet on proximal aortic stiffness. *Journal of the American College of Cardiology, 81*(16), 1659–1661. https://doi .org /10 .1016 /j .jacc .2023 .02 .032

08. Bradman, A., Quirós-Alcalá, L., Castorina, R., Schall, R. A., Camacho, J., Holland, N. T., Barr, D. B., & Eskenazi, B. (2015). Effect of organic diet intervention on pesticide exposures in young children living in low-income urban and agricultural communities. *Environmental Health Perspectives, 10*, 1086–1093. https://doi .org /10 .1289 /ehp .1408660

09. Li, Y., Lai, W., Zheng, C., Babu, J. R., Xue, C., Ai, Q., & Huggins, K. W. (2022). Neuroprotective effect of stearidonic acid on amyloid β–induced neurotoxicity in rat hippocampal cells. *Antioxidants, 11*(12), 2357. https://doi .org /10 .3390 /antiox11122357 Gut-Check_9780062911773_FinalRevised_OO1031_cc21.indd 302 10/31/23 10:13 AM

10. Kawamura, A., Nemoto, K., & Sugita, M. (2023). Effect of 8-week intake of the n-3 fatty acid—rich perilla oil on the gut function and as a fuel source for female athletes: A randomised trial. *British Journal of Nutrition, 129*(6), 981– 991. https://doi .org /10 .1017 /S0007114522001805

11. Kawashima, H. (2019). Intake of arachidonic acid–containing lipids in adult humans: Dietary surveys and clinical trials. *Lipids in Health and Disease, 18*, 101. https://lipidworld .biomedcentral .com /articles /10 .1186 /s12944 -019 -1039 -y

12. Fasano, A. (2020). All disease begins in the (leaky) gut: Role of zonulin-mediated gut permeability in the pathogenesis of some chronic inflammatory diseases. *F1000 Research, 9*. https://www .ncbi .nlm .nih .gov /pmc /articles /PMC6996528/

13. Peh, M. T., Anwar, A. B., Ng, D.S.W., Atan, M.S.B.M., Kumar, S. D., & Moore, P. K. (2014). Effect of feeding a high fat diet on hydrogen

sulfide (H2S) metabolism in the mouse. *Nitric Oxide, 41*, 138–145. https://europepmc .org /article /med /24637018

14. Pinget, G., Tan, J., Janec, B., Kaakoush, N. O., Angelatos, A. S., O'Sullivan, J., Koay, Y. C., Sierro, F., Davis, J., Divakarla, S. K., Khanal, D., Moore, R. J., Stanley, D., Chrzaowski, W., & Macia, L. (2019). Impact of the food additive titanium dioxide (E171) on gut microbiota–host interaction. *Frontiers in Nutrition, 6*, article 57. https://www .frontiersin .org /articles /10 .3389 /fnut .2019 .00057 /full

15. Fauste, E., Donis, C., Panadero, M. I., Otero, P., & Bocos, C. (2021, June 1). Fructose Consumption Hampers Gasotransmitter production. *Academia Letters*, article 1380. https://doi .org /10 .20935 /AL1380 .3

16. Crescenzo, R., Mazzoli, A., Di Luccia, B., Bianco, F., Cancelliere, R., Cigliano, L., Liverin, G., Baccigalupi, L., & Iossa, S. (2017). Dietary fructose causes defective insulin signalling and ceramide accumulation in the liver that can be reversed by gut microbiota modulation. *Food & Nutrition Research, 61*(1), article 1331657. https://doi .org /10 .1080 /16546628 .2017 .1331657

17. Olson, E., Suh, J. H., Schwarz, J.-M., Noworolski, S. M., Jones, G. M., Barber, J. R., Erkin-Cakmak, A., Mulligan, K., Lustig, R. H., & Mietus-Snyder, M. (2022). Effects of isocaloric fructose restriction on ceramide levels in children with obesity and cardiometabolic risk: Relation to hepatic de novo lipogenesis and insulin sensitivity. *Nutrients, 14*(7), 1432. https://doi .org /10 .3390 /nu14071432

18. Han, Y., Kwon, E.-Y., & Choi, M.-S. (2020). Anti-diabetic effects of allulose in diet-induced obese mice via regulation of mRNA expression and alteration of the microbiome composition. *Nutrients, 12*(7), 2113. https://doi .org /10 .3390 /nu12072113

19. Han, Y., Park, H., Choi, B.-R., Ji, Y., Kwon, E.-Y., & Choi, M.-S. (2020). Alteration of microbiome profile by D-allulose in amelioration of high-fat- diet- induced obesity in mice. *Nutrients, 12*(2), 352. https:// doi .org /10 .3390 /nu12020352

20. Yao, C. K., Muir, J. G., and Gibson, P. R. (2016). Review article: Insights into colonic protein fermentation, its modulation and potential health implications. *Alimentary Pharmacology & Therapeutics, 43*, 181–196. https://onlinelibrary .wiley .com /doi /pdf /10 .1111 /apt .13456 GutCheck_9780062911773_FinalRevised_OO1031_cc21.indd 303 10/31/23 10:13 AM

21. David, L. A., Maurice, C. F., Carmody, R. N., Gootenberg, D. B., Button, J. E., Wolfe, B. E., Ling, A. V., Devlin, A. S., Varma, Y., Fischbach, M. A., Biddinger, S. B., Dutton, R. J., & Turnbaugh, P. J. (2014). Diet rapidly and reproducibly alters the human gut microbiome. *Nature, 505*(7484), 559–563. https://pubmed .ncbi .nlm .nih .gov /24336217/

22. Yao, C. K., Muir, J. G., and Gibson, P. R. (2016). Review article: Insights into colonic protein fermentation, its modulation and potential health implications. *Alimentary Pharmacology & Therapeutics, 43*, 181–196. https://onlinelibrary .wiley .com /doi /pdf /10 .1111 /apt .13456

대장 체크!

초판 1쇄 인쇄 2025년 9월 17일
초판 1쇄 발행 2025년 9월 24일

지은이 스티븐 R. 건드리
옮긴이 신동숙
펴낸이 고영성

책임편집 박유진 | **디자인** 이화연 | **저작권** 주민숙

펴낸곳 주식회사 상상스퀘어
출판등록 2021년 4월 29일 제2021-000079호
주소 경기 성남시 분당구 성남대로43번길 10, 하나EZ타워 3층 307호 상상스퀘어
팩스 02-6499-3031
이메일 publication@sangsangsquare.com
홈페이지 www.sangsangsquare-books.com

ISBN 979-11-94368-58-8 (03510)

- 상상스퀘어는 출간 도서를 한국작은도서관협회에 기부하고 있습니다.
- 이 책은 저작권법에 따라 보호를 받는 저작물이므로 무단 전재와 복제를 금지하며, 이 책 내용의 전부 또는 일부를 사용하려면 반드시 저작권자와 상상스퀘어의 서면 동의를 받아야 합니다.
- 파손된 책은 구입하신 서점에서 교환해 드리며 책값은 뒤표지에 있습니다.